中医理论体系

——经典中医普及本

主编　徐振林

上海科学技术文献出版社
Shanghai Scientific and Technological Literature Press

图书在版编目（CIP）数据

中医理论体系：经典中医普及本 / 徐振林主编．—上海：上海科学技术文献出版社，2017
ISBN 978-7-5439-7241-4

Ⅰ．① 中…　Ⅱ．①徐…　Ⅲ．①中医医学基础　Ⅳ．① R22

中国版本图书馆 CIP 数据核字 (2016) 第 281866 号

责任编辑：张　军
封面设计：赵　军

中医理论体系——经典中医普及本
主编　徐振林
出版发行：上海科学技术文献出版社
地　　址：上海市长乐路 746 号
邮政编码：200040
经　　销：全国新华书店
印　　刷：常熟市人民印刷有限公司
开　　本：787×1092　1/16
印　　张：15
字　　数：310 000
版　　次：2017 年 1 月第 1 版　2017 年 1 月第 1 次印刷
书　　号：ISBN 978-7-5439-7241-4
定　　价：42.00 元
http://www.sstlp.com

《循证国医》序

——阐明中医理论体系的重要性

世界上有整体论和还原论两大方法论所构建的两大医学体系：整体论中医学体系和还原论西医学体系。1832 年西方医药进入中国以后，西方资本瞄准了中国的医药市场。于是 1840 年鸦片战争之后西方医药全面进入中国本土[①]。西方医药的进入，正迎合了当时国内民族虚无主义思潮，"自辛亥革命起，中医药学即被视为旧文化传统的一分子，革命者反封建的强烈愿望把传统医学的精华也视同糟粕，欲将其与封建社会一起埋葬。由于买办资本的压力，自北洋政府以来至新中国成立之前的历任统治者对中医药发展均采取压制甚至消灭的政策"。一百多年来西方资本和国内民族虚无主义者在舆论上不断指责中医不科学，贬低中华文化，意在改变中华民族"治本"的社会价值观，让西方医药乃至西方文明全面占领和开辟中国市场。时至今日，以西方文明的价值观、世界观和方法论为理念构建的还原论医学，在世界范围内已经实现资本主体化和技术主体化。由于还原论医学不是治本的医学，给许多病人带来不可治愈的预后，给人类健康带来了灾害，同时资本逐利造成的过度医疗加剧了健康灾难，致使国民医疗保障成为世界性执政难题，引发了全球性医改。但是医改又因为还原论医药体制的资本基因成为世界难题。现代医学的发展已经证明还原论医学所展现的西方文化价值观、世界观、方法论的缺陷和中华整体论医学所展现的中华文化价值观、世界观、方法论的优势。正如中国科学技术信息研究所中医药课题组的《中医药战略地位研究总报告》所指出的"近百年来，是人民的信任和依赖维护了中医药的生存"。中西医之争不仅是中华民族维护健康之争，而且是国家命运、民族前途之争。现在新千年反中医逆流终于被正义的中华文化主流所湮没，从近年来国务院多次发布发展中医药的文件来看，国家已把中医药放在国家命运、民族前途、群众利益的战略高度去谋划、去发展，发扬中医药已成为国计民生大事。

追溯至 20 世纪 80 年代，科学巨匠钱学森早就从世界科学发展的战略视野指出："中医的理论和实践我们真正理解了，总结了以后，要影响整个科学技术，引起科学革命。"（参见本书《第三章　中医学方法论》）从 20 世纪末计算机互联网的发展，随着人类基因组计划的完成，分子生物学向系统生物学发展来看，从中医高等教育在西方国家遍地开花的趋势来看，还原论科学转向整体论科学，东学西渐，势所必然。世界科学的发

---

① 谢蜀生. 医学的空间——中国近现代疾病，医学史的人文解读[N]. 中华读书报，2006－06－21.

展已经印证了钱学森的预言。

但是在作为中医药故乡的中国，中医学是一门怎样的科学学科至今还未阐明。“现代科学方法就像达摩克利特之剑，一直悬在中医药学的头上，‘科学’似乎已经成为中医药难以逾越的鸿沟”。

这不但从根本上动摇中医生存的根基，更是制约中医药发展的瓶颈。也正如《中医药战略地位研究总报告》所指出的，“我们也完全有理由相信，当西方人未来在医学领域取得与传统中医历年相一致的‘开创性’科学成就，中国人所遭受的挫折感要比现在的相对落后来得更加强烈、更加彻底。”

什么是中医学？中医是怎样治病的？这两个问题是到了应该让中国亿万公众知晓的时候了。要解答这两个问题，必须展示中医的学科理论体系，阐明中医学的核心价值观、世界观、方法论和临床原理。否则中华文化的瑰宝中医药学仍然面临后继乏人、后继乏术、全盘西化、最终消弭，使人类失去保障健康法宝的结局。

一、中医理论体系没有阐明是中医被攻击的靶点

2 000 多年来中华民族公认中医基础医学以《黄帝内经》(简称《内经》，分《素问》《灵枢》两书)为经典。医圣张仲景在东汉时成书的《伤寒杂病论》序言中说：“观今之医，不思求经旨，以演其所知，各承家技，始终顺旧”。说明我国在东汉时期就以《内经》为中医学基础理论的经典，表明《内经》的成书，已经使中医从经验医学上升为理论医学。现代一百多年来反中医的势力也明白《内经》是中医基础医学的本源，于是率先从否定《内经》开始向中医进攻。到了新世纪初，反中医的势力也是从否定《内经》阴阳五行哲学作为着力点的。可见反中医势力就是利用《内经》所代表的中华文化的价值观、宇宙观、方法论及其构建的医学理论体系、科学原理尚未阐明这一点，不断向中医学发起攻击的。

二、中医理论体系没有阐明的原因

由于形成中医学理论体系的中医四大经典《内经》《伤寒论》(简称《伤寒》)、《金匮要略》(简称《金匮》)、《神农本草经》(简称《本经》)成书于公元 200 年前，特别是《内经》涉及 2 500 年前的百科知识，致使《素问》五运六气七篇大论的名词术语古奥，难以通读通解。许多中医人往往对《素问》五运六气七篇存疑不读。但是，《素问》五运六气七篇大论集中论述了整体论思维方法，解释了中医学大自然“天人合一”的基本概念、深入阐明了阴阳五行哲学模型，是中医学临床辨证论治的奠基之作。《内经》正是通过五运六气七篇大论完整地阐明整体论、方法论、宇宙和生命的终极阴阳表型理论、阴阳五行哲学数学模型、天地人的同构关系和同步变换关系、辨病、辨证、论治、中药四气五味药理、方剂君臣佐使配伍等基础医学理论体系。正是《内经》五运六气七篇大论诠释了中医学基本概念，展示了中医学所研究的对象和特殊矛盾，展示了中医自然—社会—心理—生物医疗模式，完善了中医学话语体系，从而使中医学与其他医学学科能够区别开来。考证

《内经》(包括《灵枢》《素问》)全书和东汉时成书的《伤寒》《金匮》《本经》,无不贯串着《素问》五运六气七篇大论的理论,这既证明运气七篇大论是《内经》原文,也证明五运六气理论是中医理论体系的核心。因此,《素问》五运六气七篇大论成书是中医学理论体系形成的标志,五运六气理论是中医师的必修课。《伤寒论》之所以至今数百家注解不统一,就因为《伤寒》渊源于《内经》五运六气理论,而《内经》运气七篇大论在唐代王冰发现之前一直师藏秘而不宣,唐代以前的医家对《伤寒》的理论体系难以通解是必然的。唐代王冰发现《内经》七篇运气大论以后,本来四大经典的理论体系可以明朗化,可惜唐代以后一些权威的医家不去考证《内经》全书,不去考证战国之前及战国时期的哲学、天文学等学科的发展水平以及东汉时成书的《伤寒》《金匮》《本经》,而是凭自己在学界的权威地位无根无据地纠缠《内经》五运六气七篇大论是否《内经》原文及其理论争议不休,有人(如日本学者丹波元简)甚至因为自己看不懂而主张删除七篇大论。由于唐代以后的中医学者只了解中医四大经典的一鳞半爪,以致我国东汉时完成的三部中医学经典的理论渊源得不到诠释。由于对《内经》五运六气七篇及其理论体系没有解读,以致未能通解中医四大经典的全貌。因此要求古人在《内经》五运六气七篇大论通解之前,梳理出中医四大经典内涵的中医理论体系,是不可能的。

25年前出版的《内经五运六气学》引论指出:“中国医学是一个伟大的宝库,《黄帝内经》五运六气理论是这个宝库中最璀璨的瑰宝。它的产生,标志着完整的中国医学理论体系的形成。”[①]为此,请《内经五运六气学》一书的作者,在25年后,再写一本阐明中医学理论体系的著作。作者说,面对新千年反中医逆流的沉渣泛起,反思我们中医界自身也有责任。揭示中医四大经典内涵的中医理论体系,是浙南经方派大师们生前的愿望,继承先师的遗愿编写《中医理论体系》也是我等待了25年的宿愿。作者考据《内经》《伤寒》《金匮》《本经》,主编了阐明中医四大经典内涵的《中医理论体系》一书,实现了我们关注中医理论体系的读者的夙愿。

三、中医理论体系没有阐明与文化侵略、弱国心态有关

之所以在五四运动前后的新文化运动中,一些文化界领头羊误读经典中医学,误以为阴阳五行哲学和中医是封建糟粕的一分子,是因为阴阳五行的概念不清,中医四大经典内涵的中医学理论体系及其固有的东方整体论的方法论尚未阐明。这当然与古代中医学者没有通解中医学四大经典有关。也由于经典中医理论体系尚未阐明,假中医也不乏其人,让人误以为中医不科学。但是更主要的是这些文化界领头羊自称为中华文化人,实则对中华文化肤浅末学,缺乏中华文化的底气。近代新文化运动开启了白话文的新时代,中医四大经典早就可以准确地翻译成白话文。但是由于“新文化运动的发动者们相信,为了救中国,就必需摒弃中国传统文化而代之以西方的科学和民主。而他们

---

① 徐振林. 内经五运六气学[M]. 上海,上海科学技术文献出版社,1990-5. 第1版.

在医学界的追随者们也真诚地相信，要强壮中国人的体质就必需‘废止中医’而全盘接受‘科学的’西方医学。”近代以来中国多数知识分子接受西方文化教育后，对中华文化的世界观方法论不自信，当西方文明随着主权侵略、资源控制和经济掠夺而扩张全球，西方社会价值观以及经济、科技发展的理论超越国界和民族而日益兴盛时，迷失了方向，一些文化界领头羊对西方文化的世界观方法论奉若神明，以致因为中医学不符合西方文化的价值观、方法论，就认定不科学，优秀的中华文化竟被当做打击的对象，这就是弱国心态和文化侵略。因而中医四大经典没有随着新文化运动开创的白话文时代而为大众所知晓，通俗阐述四大中医经典所建立的中医理论体系的专著在近代更不可能出现。到了 20 世纪，原本可以采用科学的类加种差的形式逻辑，用白话文整理出中医四大经典内涵的理论体系，让公众知晓中医学的学科全貌。但是由于从近代到现代的近二百年间，西方资本和中国国内民族虚无主义者打着西方还原论科学旗帜，一再掀起反中医的逆流，不断地打压着中医。由于西方哲学的排他性，大多数学了还原论医学的中国医生站在还原论角度鄙夷中医，对中医学的整体论方法不认同。没有多少学了西方还原论科学知识的中国知识分子会认为中医是科学，反中医的逆流几乎被当成主流。新中国成立前由于中医被反中医势力打压，生存困难，中医界一直疲于应对，致使中医学的理论体系一直没有系统地阐明。虽然新中国成立后中医得到政府的保护，生存条件有了改善，但是由《内经》《伤寒》金匮》《本经》四大中医经典在 2 000 年前构建的中医学理论体系，在新中国成立以后到 20 世纪末，经过半个世纪，还没有阐明。从这一事实来看，中医界也欠缺中华文化的自信。当然这也与中医被长期打压造成后继人才不多，富有学术造诣和临床经验的老一辈中医师在新中国成立时年事已高有关。

四、阐明中医理论体系的紧迫性

从科学的角度来说，没有一个理论体系的知识，是不成学科的。中医如果没有理论体系，是不能称为中医学的。

但是不成学科的医学知识不可能是全科的和经得起历史检验的。中医牢牢地根植于民间，“酒香不怕巷子深”地传承了数千年，而且不怕近代至现代反中医势力的打压，足以证明中医知识早已有自己的理论基石和理论体系，从中医四大经典的成书年代来看，早在 2 000 年前中医已是一门完整的学科。然而到了现代，中医学科的世界观、方法论、理论体系仍然不能以现代语言阐明，现代人关于中医是否科学的怀疑就难以避免。这不能怪古人，只能怪今人不作为。至今连中医师都不明了四大中医经典所构建的中医理论体系，实在是说不过去的。这必然带来中医后继乏术、后继乏人、最终消弭的结果。因而在当今阐明四大中医经典所内涵的理论体系，已经刻不容缓。

从医学学术的角度来说，中医学界有责任把成书于 2 000 年前以《内经》为基础理论的四大中医经典，尽快地翻译成通俗易懂的现代语言，将其内涵的理论体系公诸于世，让公众走进中医学的大门了解在 2 000 年前以《内经》为基础构建的中医理论体系。

让公众知晓中医世界观、方法论、理论体系和临床原理，是当代中医、中西医结合学者的历史使命。虽然中医药提供服务应以"先国内后国外"为序，如果西方学界出于自己的世界观方法论对中医学不理解，可以不在乎。只要中医界提高中医药疗效，服务好亿万中华儿女，已是中医药的价值所在。但是随着经济全球化，应对大规模流行性疾病的全球性挑战，和医改难题的全球性，东学西渐势所必然。中医大学在西方国家雨后春笋般出现，是中华文化软实力的展现，说明让中医走出国门为全人类服务已是世界的期待，阐明中医四大经典内涵的中医理论体系，是当代中医人责无旁贷的历史责任。

从服务国内民生的角度来说，人们不懂中医理论体系，就无法正确地向中医寻医问药。中医管理人员不懂中医理论体系，就难以引领中医药的发展；中医医务人员不懂中医理论体系，就很难做好临床工作和科研工作，必然造成中医后继乏术、后继乏人，直至被全盘西化而最终消弭的结局。中医学这颗东方文明的璀璨明珠，是一门实践性很强的学科，需要老一辈中医师的传承、带教。现在，富有学术造诣和临床经验的老中医已经不多。一方面是世界对中医的期待，一方面是中医会不会在原创的故乡中国失传，已成了亟待应对的现实问题。

编写四大中医经典中医理论体系的著作，是中医传承的需要，更是普及中医学知识的需要。在医疗保健市场化的大潮中，人人应该懂西医，也应该懂中医。这样，医疗需求者才不会因为医疗市场信息不对等，在过度的医疗保健商业化中受骗。现在屡屡曝光的中成药或中药保健品添加化学药蒙人坑人事件，就是无良资本集团自己不懂中医，又利用中国和外国绝大多数人不懂中医理论体系的情势，为资本逐利而造成的。许多抹黑中医的中医假大师之所以能够招摇过市，就因为中医理论体系没能让大众知晓。

基于以上的出发点和现实，我们请经方派名医的门生、经典中医学研究者、《内经五运六气学》的作者为建立中医学理论的逻辑体系，考据中医四大经典，再编写《中医理论体系》一书。本书初稿形成后，已经逐篇在网络上发表以征询意见，现在得知《中医理论体系》已经定稿，受主编之托，特此作序。期待本书出版后再倾听网友们的意见，我们的共同目标是通过中医药的复兴，复兴中华文化。通过中华文化的真正复兴，全面复兴中华民族。这是中国青年一代的历史使命。

新浪博客《循证国医》 **徐　靓**

2015 年 9 月 3 日

温州循证医学研究所序

2013年6月30日在首届岐黄论坛上人类基因组学科学家、前中国卫生部长、现全国人大副委员长陈竺说:“众所周知中医药是中华民族的瑰宝,几千年来,中医药不仅为中华民族的繁衍昌盛做出了巨大贡献,而且也对世界文明产生了积极影响,时至今日,仍然在为维护人民健康发挥着重要的作用。中医药不仅仅是国家重要的卫生资源,也是优秀的文化资源,有潜力的经济资源和具有原创优势的科技资源。”

中医药是不是一门科学的学科,在西医药传入中国后,从近代到现代的近二百年来一直争论不休。但是,世界上没有哪一门医药能像中医药这样经得起数千年的历史检验。中医药的安全有效性是中国人民认同的。正如中国科学技术信息研究所中医药课题组的《中医药战略地位研究总报告》所指出的“近百年来,是人民的信任和依赖维护了中医药的生存。”2013年6月30日陈竺副委员长在首届岐黄论坛上的讲话是对中医药的充分肯定和极高评价。

近代以来中医科学之争的原因之一是中医学奠基之作是中医学经典《黄帝内经》(简称《内经》),但是《内经》五运六气七篇大论的五运六气名词术语文辞古奥,连国内大多数中医人都无法通读通解,更何况西方人和崇洋媚外者。而《内经》五运六气七篇大论是《内经》中医理论的核心部分,整部《内经》充满了七篇大论理论思想,东汉时成书的《伤寒》《金匮》《本经》无不贯穿着运气七篇大论的理论思想。浙南中医泰斗经方家吴国栋、经方派名医谷振声、许国华教授等诸位经方派大师认为五运六气学是中医学的精华,《内经》运气七篇大论的问世,是中医学理论体系形成的标志,也是读懂《内经》、阐明四大中医经典内涵的中医理论体系的拦路虎。要振兴中医,首先要把《内经》分散、杂乱的经文归纳为集中、系统的论述,建立五运六气逻辑体系,普及《内经》五运六气学。作为吴国栋、谷振声、许国华教授的门生徐振林医师,在诸位名师的指导下,用了13年的时间通读通解了《黄帝内经》,编写了《黄帝内经通解》初稿,在此基础上著成了《内经五运六气学》。接着又通读通解了《伤寒》《金匮》《本经》。1990年5月《内经五运六气学》一书在中国上海出版。该书在问世前得到上海中医文献馆张仁主编的好评。该书出版后,收到了程士德、孟景春、李今庸等国内《内经》学名家的来信,得到了一致好评,同时收到了著名科学家钱学森教授的热情洋溢的来信。随后,徐医师因忙于医疗卫生的行政工作和临床业务,一直没有空暇的时间坐下来把《黄帝内经通解》《伤寒论通解》《金匮要略通解》《神农本草经通解》,以及早年从师学习写下来的《濒湖脉学鉴别诊断》书稿

（1975年）整理出版。2005年他参与组建了温州循证医学研究所。面对精神神经疾病在我国疾病负担中排名逐步居前（2013年已居首位）[①]、全球性代谢综合征各组分疾病流行的局面，不得不先致力于研发抗应激反应和抗胰岛素抵抗的中药专病专方专药。由于过度劳累，在抗胰岛素抵抗的中药专方专药即将研发完成时，不幸患上脑出血。此后才有时间静下来反思新千年初反中医逆流沉渣泛起的原因。应新浪《循证国医》博主的邀请，撰写了《中医理论体系》一书。主编作者说，中医学之所以难以理解，是因为中医《内经》《伤寒》《金匮》《本经》四大经典著作在2 000年前成书。以《内经》为基础医学，以《伤寒》《金匮》为临床医学，以《本经》为药学的中医学理论体系还没有系统整理出来展示在世人面前。系统整理中医理论体系这个课题又需要通读通解中医学四大经典，同时能够解释中医经典理论的原理的中医师。因为自己从师学习时通读通解过《黄帝内经》《伤寒论》《金匮要略》《神农本草经》，又是信奉过还原论的西医临床执业医师，所以有责任继承先师的遗志，把四大中医经典内涵的中医理论体系整理出来予以面世。本书在交给出版社之前，先在互联网上逐篇发表以征求意见。发完之日正是中华民族传统节日端午节，《循证国医》依据本书连续发表了五篇为中医平反的评论，对本书多有阐发。《小宇博客》并予以连续转载。为中医平反的评论也得到《李门医药》等博主的支持，在此，主编对新浪网诸位支持中医学的博主深表谢意！

本书是考据中医四大经典，系统而简明扼要地阐述中医理论体系的著作，可作中医科普书，可供对中医原理、中医基本概念有兴趣的学者阅读。既可作为自学中医、师承中医的入门书，又可为中医研究人员提供深入研究中医学的线索；也可供中医、西医、中西医结合医师临床参考和医药院校学生参考。

温州循证医学研究所　**徐　盛**

2015年9月3日

---

① 吴文源.《躯体形式障碍》编写说明[M]，人民卫生出版社，第1版，2012(05)北京.

目　录

前 言

成书于我国战国时期的《黄帝内经》(简称《内经》，分《素问》《灵枢》二书)和成书于东汉时期的《伤寒论》(简称《伤寒》)《金匮要略》(简称《金匮》)《神农本草经》(简称《本经》)是中医界历代公认的中医学经典著作。这四大经典是否在 2 000 年前已经构建了完整的理论体系，创立了一门科学？也就是说在 2 000 年前，中医是否已经是一门科学的学科？

众所周知，一门学科的创立，需有两个条件：第一，确立该学科的基本概念，也就是明确该学科所研究的对象和特殊矛盾，以便和其他学科区别开来；第二，在该学科基本概念的基础上，按照一定的逻辑构成一个严密的知识体系。换句话说就是要在一定的基本原理的基础上，把相应的零散的知识联合在一个统一的体系中，具体的知识只有进入这个体系并占有一定的位置时，才成为科学的知识[①]。

《内经》中医学基本概念是大自然“天人合一”。《内经》五运六气理论阐明了人以及其他生物(包括天然药材资源的植物、动物)的生理或病理变化和宇宙各个层次的运行是同步的，人以及其他生物同宇宙的各个层次都存在阴阳生长收藏的循环。从而揭示了无法彻底还原的宇宙、生命终极物质结构和功能的阴阳表型；揭示了宇宙、生命终极物质运动的阴阳五行自然法则，定义了宇宙生命终极阴阳表型和阴阳五行哲学数学模型两个宇宙生命的本原概念。从而阐明了宇宙、生命是阴阳五行同构系统和同步变换系统的“天人合一”基本概念。所以“天人合一”这个中医学基本概念由宇宙生命终极的阴阳表型和宇宙生命终极运动的阴阳五行数学模型两个宇宙生命的本原概念组成。《内经》在“天人合一”概念基础上提出了中医学的“治病必求于本”的医学目标，并解答了治病求本的方法是神用无方，个体化地辨别疾病阴阳表型进行论治，奠定了医学辨证论治体系的理论基础。

《内经》大自然“天人合一”基本概念，是中华民族的祖先在上古时期一直到战国时期约 3 000 年中，面对白箱方法无法彻底还原的宇宙、生命复杂系统，采用整体论“从外知内”的黑箱方法观察宇宙、生命复杂的系统现象和功能表现，从中抽象出的概念。《内经》“天人合一”的概念题解了宇宙生命的终极命题，构筑了“自然—社会—心理—生物”这一至 21 世纪还是最先进的医学模式。

① 杨焕章.《简明哲学原理》[M].上海：上海人民出版社，1982.

《内经》从“天人合一”基本概念出发形成了生理学、病因学、病理生理（病机）学、养生学、诊断（病证）学、治疗学、疾病学、中药学、方剂学构筑了中医基础医学。东汉成书的《伤寒》《金匮》依据《内经》基础医学理论构建了中医临床传染病学、中医临床非传染病学、妇产科学等中医临床医学，《本经》依据《内经》中药理论著成了365个中药品种的中药经典，构筑了中药学。从而以《内经》为基础医学理论的中医四大经典在2 000年前形成了一个医学科学知识体系。这个中医知识体系又经过了2 000多年的临床实践的验证。

与西方医学注重还原论白箱方法研究生命健康和疾病现象不同，中医学的原创性在于中华民族的祖先利用宇宙、生命都是开放的自然生态信息系统的特点，在进行必要的尸体解剖以后，采用整体论黑箱方法研究生命健康和疾病现象。

承认生命的不可彻底还原性，从整体出发充分利用生命体是开放的信息系统的特点，全面地认识人类的健康和疾病，并利用整体论的方法运用从宇宙生命同构现象和同步变换现象中抽象出来的阴阳表型认知宇宙生命的终极物质的结构和功能，认知疾病的本质，运用抽象出来的阴阳五行数学模型做生理病理信息的阴阳定性定量分析工具，从阴阳表型入手从根本上治疗疾病，是中医学与还原论医学在方法论、基础理论体系上的基本区别。

中华医祖们为此锲而不舍地研究了3 000年，著成了《内经》这部不朽的科学巨作，在公元前475—前221年的战国时期构筑了中医基础医学。并以东汉时期成书的《伤寒》《金匮》为临床医学、以秦汉成书的《本经》为药学，构筑了经典中医学。

虽然2 000年来中医学在实践中不断地发展，如中医脉学、中医临床医学如传染病学、非传染病学、妇产科学、儿科学、外科学、眼科学、耳鼻咽喉口腔科学、伤骨科学、皮肤科学等和中药学、中医方剂学都有长足的进展，但是始终没有离开过以《内经》为基础的整体论中医学理论体系。

近代科学的发展使得还原论思维几乎占据了所有现代中国人的头脑，似乎唯有还原论的研究方法是科学的。其实，科学的研究方法论分整体论和还原论两种。与人类文明史同源的是整体论方法，随着科学技术的发展，然后有了物理化学的还原方法。后起的还原论方法和源远流长的整体论方法，两者是对立统一、相辅相成、不可偏废的科学研究方法。还原论是西方的主要思维方式，整体论是东方的主要思维方式。由于文化背景的不同，东西方的不同思维方式似乎随着人类进化选择而在大脑中形成了模块，西方人似乎更擅长于西方的思维方式，东方人似乎更擅长于东方的思维方式，但是东西方要互补互鉴，绝不能固执于一种方法论，排斥另一种方法论。实际上，还原论方法得出的实证需要用整体论方法去推理、去概括，而用整体论方法推理、概括出来的理论需要用还原论方法去实证。整体论方法得出的结论有整体性的优势，而且历史悠久，沉淀的知识广博；而还原论方法得出的结论历史较短，需要不断的验证，其结论有破碎化的缺陷。特别是还原论医学的化学药不断地发现严重的毒性、不断地淘汰。所以，还原论和整体论互补互鉴是必要的，排斥整体论是绝对谬误的。

20世纪末，计算机互联网的出现已经使世界发生了从还原论科学方法论回归整体论科学方法论的科学革命。随着人类基因组计划的完成，分子生物学正在向系统生物学发展，成了世界科学革命的前沿。20世纪80年代科学巨匠钱学森先生关于中医学整体论的理论和实践将影响整个科学技术，引起科学革命的预言是非常准确的。

还原论方法可以用于对无生命体的认知。而生命体是不可以任意分解或合成的，作为保护和增进人类健康的医学是一门应用科学，适合还原论方法，还是适合整体论的方法？

经过中华民族2 000多年的中医学实践，特别是近代以来经历了以还原论的西医药为主体的现代医学的发展，答案是显而易见的。全面地认知和整体地应对疾病，只能选择整体论的方法。还原论医学只能做整体论医学的补充，而不是整体论医学是还原论医学的替代医学。这是未来医学必然的发展趋势。因为安全有效毕竟是人类检验医学科学的标准。西方主流学界认为整体论医学是还原论医学的补充，这与西方主流学界从还原论思维方式出发而不了解中医药学的理论体系和临床实践，未能正确地评估西医药学有关。

当前以还原论的西医学为主体的现代医学随从生物学的还原方法深入到细胞、亚细胞、基因水平，但是仍然不能根治疾病，无法解决功能性疾病或功能病变阶段的器质性疾病的治本问题。这样以西医药为主体的现代医学就陷入无力应对大量的传染病、非传染性慢性病的困境：（一）面对人体免疫系统在传染病、非传染性感染病中的功能不全，一方面西医学无法帮助人体提高免疫功能歼灭入侵机体的病原微生物，另一方面西医学无力调节机体在应对病原微生物入侵时发生的免疫应答过度，无法修复免疫应答过度或免疫复合物造成的自身严重损伤，终至病人不治。（二）目前正在全球流行的非传染性慢性病，不论从癌前状态发展到癌症；还是从神经内分泌功能异常、代谢紊乱的肥胖、高血压、高血糖、血脂异常、微量蛋白尿这些功能性病变过渡到心脑肾器质性疾病，或从高血糖过渡到胰岛β细胞衰竭的器质性糖尿病；还是从心功能减弱发展到器质性心力衰竭；还是从各种因素引起的呼吸道功能病变过渡到器质性慢阻肺；还是从神经元功能减弱发展到器质性神经元退行性疾病；还是从骨质疏松、骨关节功能减弱过渡到器质性骨关节退行性疾病；还是从社会心理应激发展到功能性精神病和从功能性精神病发展到器质性精神病，或从精神神经躯体形式障碍发展到器质性躯体疾病等等，都只能治标不能逆转功能病变向器质疾病演变的进程，终至病人无力回天，给社会对国家带来巨大的损失和沉重的经济负担。

究其原因是现代主流医学用还原论方法，虽然能够认识疾病，但是生命体是无法彻底还原的复杂系统。疾病的发生、发展与生命体遗传的生命力有关。遗传的生命力涉及生命的终极物质。而还原论对生命的终极命题是无解的。

生命无法人工合成，这足以证明还原论方法对生命终极命题是无解的，因此还原论医学用物理化学还原论的方法干扰生命活动是很不成熟的思路。由于方法论的出错，使现代西医学陷入了只能认识疾病，不能治疗疾病，即不能治本，只能治标，甚至治标损本的困局。这样的现代主流医学是有辱使命的。从现代医学发展的历史来看，证明西医学还原论价值观、方法论是不正确的。中医学自古以来一以贯之地以"治病必求于本"为医学目标，而西医学治标不治本的困局自古恒有，这是由于价值观方法论出错所带来的。西医学掌握了医疗话语权成为世界现代主流医学，只是使全球医学领域发扬了西医学还原论的话语体系而已。但是治标不治本无论在医学还是在其他学科，只能让人类失望。全球性的彻底医改必然是人类的共同愿望。

发现传染病、非传染性感染病的病原微生物和发明杀灭病原微生物药物，曾经是还原论西医学值得夸耀的一个亮点。但是由于还原论注重部分，忽视机体整体的生命力在疾病发生发展过程中的根本作用，而把医学科学研究专注于病原微生物的发现和抗病原微生物的药物研发。由于病原微生物和人类一样是大自然的产物，人工无法模拟人体生命力与病原微生物双方的斗争过程，因此人工合成或从天然药物中提纯的抗病原微生物的药物和其他对症治标的化学药，无法应对人体各层次生态内环境的不断应激改变出现的疾病表型和病原微生物应对宿主生态内环境改变和抗病原微生物药物所发生的不断变异，以致西医药最终难以杀灭或抑制侵入人体内的耐药的细菌等病原微生物。更不要说绝大多数传染病病原微生物是至今无法杀灭的病毒。病毒的不断变异，和耐药的病原微生物的不断出现，使还原论医学招架不了传染性感染病病原微生物的入侵而不断陷入窘境。西医学往往从治标的角度出发抑制病人机体遗传的生命力的抗病反应，促使机体更加减弱消灭和抑制病原微生物的能力，因而更加依赖于抗病原微生物药。而病原微生物对药物的耐药性，使还原论医学一筹莫展。

还原论医学连应对有明确病原的疾病都如此，更难应对病因学机制尚不确定的功能性疾病和功能病变阶段的器质性疾病。

目前无法应对全球广泛流行的非传染性慢病，还原论医药正在遵循资本增值的规则，继续实践治标有效的医药价值观，为了逐利，大量制造和销售各种化学治标药。既不能治病于本，又有制造新病的风险，危机重重，致使国民医疗保障成为世界性执政难题。作为以救死扶伤为使命的医生，实在是不忍心，但又无可奈何。希望西医同行们共同学习中医药，救病人于困厄之中。只有这样，医生才有救死扶伤的成就感。

面对以西医为主体的现代医学的困局，必须反思还原论方法论是否适合医学。在很多方面需要西医学界反思，包括观察问题的方式、思考问题的方法、看待问题的视角、研究问题的技巧以及解决问题的手段等等。中医药在中华民族传承了五千年，为什么一直牢牢根植在民间，"酒香不怕巷子深"？这表明中医药能治未病保健康。这显示了中医学的世界观方法论及其理论体系符合人体发病和病愈的客观规律，是一个科学的医学体系，是值得全球借鉴的医学出路。中医药"简便廉验"，不具有投资逐利的价值，因此没有资本的基因，所以发展"慢"。但是中医学是名副其实的以人为本的健康医学，值得我国及全球普及。

近代以来，中国一些民族虚无主义者要求中华民族发扬西医，消灭中医。而事实却证明医学科学应发扬中医，改革西医。

人类应该铭记中华医祖们不畏艰辛，从纷繁的生命整体现象中，凭着才高识妙，系统地研究人类的健康和疾病，并为此做了从中国的上古时期至战国时期近 3 000 年淡泊名利锲而不舍的努力。中华医祖原创的整体的健康表型组学和疾病表型组学，辨证论治体系，为保障人类的健康提供了珍贵的法宝，是对人类最伟大的贡献，是中华民族最珍贵的文化遗产。

确实，《内经》《伤寒》《金匮》《本经》在 2 000 年前构建的中医理论体系、临床原理到现代尚得不到展示。这使人怀疑中医不科学也情有可原。21 世纪初在中国再现的中医科学之争已经被反中医人士捏造成了悖论：安全有效的医药不一定科学，而风险低效的医药不一定不科学。这已是对医学科学的亵渎。什么是医学科学，这不值得讨论吗？诚然，中医治病并非一定都有灵丹妙药，更不能说疾病发展到“神不使”的阶段仍然回天有术。何况中医是群体化医疗和个体化医疗相结合以个体化为主辨证论治的，不可能千篇一律地群体化医疗，临床有赖主治中医师的学术造诣和临床经验。如果从还原论角度、用机械论的方法看待中医学，有些人就想否定中医，这是很不科学的偏见。

当医学采用还原论方法难以全面分析生命现象、疾病本质和应对疾病时，就应该反思还原论方法是否适合医学学科。在基因组学发展的今天，医学更应该注重基因表达的功能表型，更应该明确人的躯体疾病与自然、社会、心理的关系。这就回到了整体论立场，就得使用整体论的科学方法解决医学难题。

采用整体论方法解决医学问题，中医有五千年的实践，视野非常广阔，内容非常广泛和丰富，其精华值得现代所有医学去传承、去吸纳。还原论方法已经把构成生命的物质还原成化学元素，已经把生命体结构还原到分子层面。但是众所周知，化学元素不能人工合成生命，对功能基因组的基因结构远远未能洞彻，对结构基因组的认知并不能解答还原论医学的难题等等。既然还原论的方法并不能找到医学出路，就必须牢牢树立以安全有效为医学的核心价值的价值观，不能固执地以还原论方法为价值观。无论是还原论医学还是整体论医学，只有安全有效才是真医学。在医疗服务中应该对病人实施保护性医疗。全球应该立法，制止过度医疗的行为。

医学转向东方的整体论思维，以安全有效为医学的价值取向，是历史的必然抉择。中医学的整体观是对以西医学为主体的现代医学根深蒂固的还原论观念和单纯生物医学模式的挑战。所以以西医学为主体的现代医学对中医学自然是不能接受的，中医学势必与以还原论西医学为主体的现代医学难以沟通。但是随着病理生理学的发展、成熟，现代医学已经认识到人体是一个复杂的、整体化、信息化和网络化的系统，仅用临床观察和尸体解剖、动物实验无法对人的健康和疾病有全面的深刻的认识。在这个基本共识的前提下，中西医学可以沟通了。根据 WHO《迎接 21 世纪的挑战》报告，中医学正是现代医学在21世纪的转变方向，这也是钱学森预言的科学革命的一部分。关于中医学是世界未来医学这一问题，本书已在第二十一章展开讨论。

为了人类的健康幸福，现代医学必须换一个视角，换一个思路，换一种研究问题的技巧和解决问题的手段。历经二千多年历史检验的整体论的中医学很值得现代医学借鉴。

什么是中医学，中医学是怎么治病的？站在中医门外必然看不懂。本书力图通过阐明四大中医学经典著作的内涵，系统完整地客观地展示古老的，又很现代的中医学体系，让人们了解中医学理论体系，普及经典中医学，提高中医临床水平，不让那些学了一点还原论知识的中医门外汉肆意地诋毁中医学，是本书应有的担当。

本书的编写，考据《内经》《伤寒》《金匮》《本经》四大中医经典，同时参考了1983年由国家组织编写并审定的由上海科学技术出版社出版的高等中医院校教材《温病学》《中药学》《方剂学》。

正如中国社科院中医药国情调研组执行组长陈其广认为的，中医药学是我国古代文化和文明各项成就中历史最悠久、系统最完整、应用最普及的学科。没有中医药学的复兴就不可能有中华文化的真正复兴，而没有中华文化的真正复兴就不可能有中华民族的全面复兴。①

为此本人实在是不揣愚昧，主编了本书。不当之处谨请同道不吝赐教，提出宝贵意见。

参加本书编写的有我在温州循证医学研究所中医研究室的学生，在此表示感谢。

主编　徐振林

2015年5月4日

① 陈其广. 六大战略复兴中医药[N]. 中国中医药报. 2013-04-12(15).

凡　例

一、《黄帝内经》(简称《内经》)的体例是问答体。问答体围绕一个个议题展开论述，对于一个中心议题的论述显得清晰透彻。这或许是战国时期经典著作的体例基本上采用问答体的缘由。但是问答体的编写格式使全书缺乏类加种差的形式逻辑理论框架，没有用形式逻辑的形式来表达概念的确定性、无矛盾性、一贯性和论证性。这无疑是不适合阐述学术理论的体例。形式逻辑并不是哲学家的发明，而是人类认识发展到一定阶段后出现的思维方法。问答体体例缺少了形式逻辑的表述形式和框架，读者难以知道概念的确定性、一贯性，阅读起来自然觉得费力，后人的注解往往因此犯上望文生义、以偏概全的错误。为明确《内经》中的各个概念，古人对《素问》《灵枢》进行过分类合编，如隋·杨上善的《太素》、明·张介宾的《类经》。但是这种方法仍然解决不了问答体论著论述概念缺乏类加种差的形式逻辑问题。为了确定《内经》的每一个概念是否具有确定性、无矛盾性、一贯性和论证性，浙南经方家吴国栋、谷振声、许国华诸位大师生前均认为要厘清《内经》中的每一个概念，有必要把《内经》的《灵枢》《素问》两部书全部拆开，然后将《内经》这两部书中所有论述同一概念的经文集中在一起以经解经地考证。上世纪七八十年代，我在编写《内经五运六气学》之前，遵循师命通读通解了《内经》，检查作为问答体的《内经》所有的概念是否都具备确定性、无矛盾性、一贯性和论证性，研究结果证实《内经》是有严密的形式逻辑体系的，只不过是缺少形式逻辑的表述形式而已，于是在编写《黄帝内经通解》初稿的基础上，完成了《内经五运六气学》一书的编写。为还原《内经》的形式逻辑体系，本书《中医理论体系》按形式逻辑类加种差的次序，依次编排《内经》的世界观方法论哲学模型，“从外知内”的整体论黑箱方法，宇宙运行、气候、气象、物候、流行病的五运六气模型，人体解剖模型，天人合一的生理模型、病因模型、病理生理模型、病证(诊断)模型、治疗模型、中药药理模型、方剂模型、养生模型等一系列理论模型。先还原《内经》中医基础医学理论的形式逻辑体系，再依据《伤寒》《金匮》《温病学》[①](1983 年全国高等中医药教材编审委员会审定本)等中医著作还原经典中医学临床医学理论的形式逻辑体系。中药药理四气五味(温热寒凉四气，酸收、咸软、甘缓、苦泻、辛散五味)升降浮沉模型(《素问·至真要大论》“苦泻”“苦泄”“苦燥”，《素问·藏气法时论》作“苦坚”)，系依据《内经》《本经》，参考《中药学》[②](1983 年全国高等中医药教材编审委员会审定教材)编写。方剂模型出自《内

① 孟澍江. 温病学[M]. 上海：上海科学技术出版社. 第 1 版，1985－3.
② 凌一撰. 中药学[M]. 上海：上海科学技术出版社. 第 1 版，1984－6.

经》，本书参合了全国高等中医药教材编审委员会审定的《方剂学》①。

二、《内经》《伤寒》《金匮》《本经》文字洗炼精要，言简意赅，从哲学世界观方法论层面到人体解剖（如经脉在体表分布）、生理、病因、病理生理、病证、治疗方法等层面，以及养生学、中药学、方剂学等基础医药学的层面，到传染病学、非传染病学等临床医学的层面的论述，均用简练的语言把中医学理论简化成模型，这一系列理论模型对中医药学的论述起到了提纲挈领、执简驭繁的作用。《内经》经文除了五运六气名词术语显得古奥难懂外，其他的经文基本上简而不繁，通俗易懂。理论模型化是中医学的特色，这一特色，显示出中华文化的魅力。之所以读《内经》感到吃力，主要是因为其体例是问答体，而不是文辞古奥。所以《黄帝内经通解》（初稿）对经文基本上不做白话解，主要是采用以经解经的方法，把同一概念的经文编排在一起，只对首次发掘的内容和个别文辞稍作考证。本书在《黄帝内经通解》（初稿）的基础上，力图从还原《内经》的形式逻辑体系入手，通俗地解读《内经》的中医理论体系，既保持经文洗炼精要的优点，又帮助读者认识到《内经》概念的系统性、确定性、一贯性、无矛盾性。本书第一章到第十四章阐述《内经》理论系统的经文为主。第十五章、第十七章以《内经》解《伤寒》《金匮》，第十六章参考高等中医药教材《温病学》① 作《伤寒》传染病辨证论治的补充。第十八章"中医群体化和个体化医疗模式"介绍《内经》《伤寒》《金匮》因时因地因人制宜的群体化和个体化相结合以个体化为主的医疗模式，到21世纪现代中医循证医学的群体化和个体化相结合的研究。第十九章"中医自然—社会—心理—生物医学模式"介绍二十一世纪经典中医学的发展，中医学正在从经典的"自然—社会—心理—生物医学模式"进展成现代的"自然—社会—心理—生物医学模式"。编写这两章的意图是介绍经典中医学的可持续发展。第二十章辨证论治，主要是阐明中医学治疗疾病的原理和临床程序，以帮助读者分清真假中医。第二十一章是对中医学是世界未来医学的论证。

三、网络具有透明性、接地气的特点，能够广开言路、集思广益，从而使网络新媒体有公信力，不但较公允，而且检索方便。所以与以往不同，本书的注解有许多查阅了互联网"百度搜索""360 搜索"等。

四、本书引用的资料大多可以通过互联网检索。

五、《内经》藏府经脉学是中医学理论体系的重点，是中医学临床的基础。由于《黄帝内经通解》全书出版是一大工程，面世尚无时间表，而《黄帝内经通解》的藏府经脉学又是本书不可或缺的内容，所以在本书出版之际先将《黄帝内经通解》第四卷：藏府经脉学作为本书的附篇付梓。

---

① 许济群，王绵之. 方剂学[M]. 上海：上海科学技术出版社. 第1版，1985－6.

引　论

医学的思路与出路

医学定义:“医学是以保护和增进人类健康、预防和治疗疾病为研究内容的科学”。因此医学是一门应用科学,其宗旨是预防和治疗疾病,保护和增进人类健康。医学的思路基于医学的宗旨,医学的出路在于治病求本。

现代病理生理学的疾病定义:“疾病是指机体在一定条件下由病因与机体相互作用而产生的一个损伤与抗损伤斗争的有规律的过程,体内有一系列功能、代谢和形态的改变,临床出现许多不同症状与体征,机体与环境间的协调发生障碍。”①

显然,定义中的病因是指环境因素。但是根据这一定义,环境因素只有与机体相互作用才产生疾病。疾病的发生、发展、痊愈与环境因素有关,但以机体抗损伤的生命力为根本的内因。机体抗损伤的生命力是机体遗传的生命终极物质表达的功能。没有生命,就没有疾病。因此根据定义,疾病病因由环境因素和遗传因素相互作用构成。机体遗传的生命力是疾病发生、发展、痊愈的终极原因。

中华民族古代伟大思想家老子说:“为学日益,为道日损”②,就是说,掌握客观知识日益广博,掌握客观规律就日益简要。这就是大道至简。科学的常理是从纷繁的矛盾中提出和处理终极矛盾,所以科学是至简的大道。人类面对自然、社会和思维等领域中存在的纷繁的矛盾,必须寻找终极的矛盾,提出和解决终极问题,这是科学治本的含义。追求大道至简是人类共同的思想,治本是任何一门科学学科的目标。作为生命科学的医学,目标必须是治病求本,提出和处理疾病的终极问题,否则医学算不上是一门科学。

提出和解决宇宙生命终极命题是人类生命科学的共同目标。西方提出了基因的生命终极命题,虽然“基因”还不是生命终极物质,但是“基因”顾名思义是生命的终极物质的结构和功能。中华民族祖先在两千年前提出了“天地之道,万物之纲纪,变化之父母,生杀之本始”的宇宙生命终极命题。可见中华民族祖先的终极命题的视野不仅是生命的终极,而且是宇宙的终极。医学作为一门保护和增进人类健康、预防和治疗疾病的科

① 金惠铭,王建枝.病理生理学[M].北京:人民卫生出版社,第6版,2004-01.

② 老子.道德经[O].

学，必须确定疾病的终极问题予以治本。中华医祖的医学终极命题，是宇宙生命的终极命题，这一宇宙生命终极命题的视野决定了中医学模式是“自然—社会—心理—生物”的医学模式，治本的目标不仅是生命终极，而且是宇宙终极，治本基于“天人合一”的基本概念。老子提出“天之道利而不害，圣人之道为而不争”[①]的治本理念。这一治本理念不仅是医学的理念，而且是治理国家的理念。中华民族“治本”的社会价值观是中华文明的宇宙观、价值观。能治本的医术是植根于民间，受人民的信任和依赖维护的医学。“圣人之道为而不争”，圣人是为自然为社会做好事，而不争私利的人，逐利的医疗行为会是圣人之道吗？

中华医祖在2 000年前的《内经》中就提出了“治病必求于本”的医学目标。彰显了医学保护和增进人类健康的宗旨。《内经》这个医学目标并不是凭空而提，而是在题解了“天地之道，万物之纲纪，变化之父母，生杀之本始”这一宇宙生命的终极命题之后提出来的。可见，《内经》所提的疾病的“本”是宇宙生命的终极命题。《素问·阴阳应象大论》《素问·天元纪大论》说，阴阳（五运阴阳）者“神明之府也”，可见“本”这一宇宙生命的中医学终极之解是宇宙生命终极物质的表型。《素问·天元纪大论》说“阴阳不测谓之神”。“神”是“阴阳不测”之意，所以“神”是不可还原的终极，“神明之府”就是终极物质“神”的表现型。中医学利用阴阳表型整体地认知不可测的生命终极物质的结构和功能，也完整地认知人类健康和疾病与宇宙运行的关系，完整地认知机体整体各层次的结构和功能表现。由此可以推导，机体从整体到系统，从系统到组织，从组织到细胞，从细胞到亚细胞，从亚细胞到分子层次的基因，各层次的结构和功能是机体生命终极物质结构和功能的表型。因为生命是复杂的不可彻底还原的系统，欲求治本的医学，不得不选择整体论方法，利用宇宙生命终极物质的表型解决终极问题，以达到治本的目标。这是医学的宗旨决定医学的思路，医学的思路决定医学的出路。

以还原论西医学为主体的现代医学用还原论方法，虽然能够认识疾病，但是由于疾病的发生、发展以机体遗传的生命力为根本因素。遗传的生命力涉及生命的终极物质。而还原论对生命的终极命题是无解的，这样就无法用物理化学还原的方法调整机体的生命力，想要根治疾病就没有可能性。

整体论中医学治本的方法是从生命终极物质的表型入手，分辨病态表型的阴阳表里寒热虚实性质进行调理。例如中医学的“气”概念涉及生命力。《素问·气交变大论》：“善言气者，必彰于物。”指出“气”是不可还原的物质，只能通过整体的表现去认知。但是还原论非要还原“气”的物质不可。认为不能明确“气”的实质，气就不存在，是玄学的概念。可见整体论与还原论的不同之处是，整体论从“气”的表型入手调节“气”。还原论只承认“气”的物质的实证，这样还原论对不能还原的机体生命力就无从认知，即使可以推理，也无以应对。这就是医学整体论思维与方法的先进和医学还原论思维与方

① 老子. 道德经[O].

法的落后。宗旨决定思路，思路决定出路。不能治本的医药是没有出路的。

《内经》提出的治病求本的目标，是诊断治疗生命终极物质的结构和功能病变。因为生命力是生命终极物质的表型，所以《内经》提出治病求本的目标的实质是提出医学调整机体生命力的医疗任务。只有保护和增强生命力，调整机体生命的正常应激能力，才是治本的医疗技术。

由于还原论的医学不可能调整机体生命力以治本，已经陷入了不能对传染性感染病和非感染性慢病治本的困境。我们看一看现代医学科学发展的现状就可知：

科学还原论已经把构成生命的物质还原成化学元素，已经把生命体结构还原到分子层面的基因，但是由于对生命终极物质的无解，导致还原论医学对遗传因素与环境因素的相互作用的过程还原不了，更不可能用物理化学的还原方法根治生命终极物质结构和功能的病变以调整机体的生命力。因此以还原论为方法论的西医学为主体的现代医学在临床上就陷入了无法对大量的传染病、非传染性慢病治本的困境。

（一）面对人体免疫系统在传染病、非传染性感染病中的功能不全，一方面无法帮助人体提高免疫功能歼灭入侵机体的病原微生物，另一方面无力调节机体在应对病原微生物入侵时发生的免疫应答过度，无法修复免疫应答过度或免疫复合物造成的自身严重损伤，终至病人不治。

（二）目前正在全球流行的非传染性慢病，不论从癌前状态发展到癌症；还是从神经内分泌功能改变、代谢紊乱的肥胖、高血压、高血糖、血脂异常、微量蛋白尿这些功能性病变过渡到心脑肾器质性疾病；或从高血糖过渡到胰岛β细胞衰竭的器质性糖尿病；或从氧化应激、高凝状态发展到动脉硬化、血栓性疾病；还是从心功能减弱发展到器质性心力衰竭；还是从各种因素引起的呼吸道功能病变过渡到器质性慢阻肺；还是从神经元功能减弱发展到器质性神经元退行性疾病；还是从骨质疏松、骨关节功能减弱过渡到器质性骨关节退行性疾病；还是从社会心理应激发展到功能性精神疾病，和从功能性精神疾病发展到器质性精神病；或从精神神经躯体形式障碍发展到各种躯体器质性疾病等等，都只能治标，不能逆转功能病变向器质性疾病演变的进程，终至病人无力回天，给国家、给社会带来巨大损失。

发现传染病和非传染性感染病的病原微生物，发明杀灭病原微生物药，曾经是还原论医学值得夸耀的一个亮点。但是由于还原论注重部分，忽视机体整体的生命力在疾病发生发展过程中的主导作用，而把医学科学研究聚焦于病原微生物的发现和抗病原微生物药物研发上。由于病原微生物和人类一样是大自然的产物，人工无法模拟人体生命力与病原微生物双方的斗争过程，因此人工合成或从天然药物中提纯的抗病原微生物的药物和其他对症治标的化学药，无法应对病原微生物侵入人体后机体出现整体的应激反应产生的各层次生态内环境不断改变的疾病表型，也无法应对病原微生物应对宿主生态内环境改变和对抗病原微生物药物所发生的不断变异，以致西医药最终既不能调整机体的抗病反应，也无法杀灭或抑制侵入人体内的耐药的细菌等病原微生物。

更何况大多数传染病病原微生物是至今无法杀灭的病毒。病毒的不断变异，其他各种耐药的病原微生物的不断出现，使还原论医学招架不了感染病病原微生物的入侵而不断陷入窘境。事实上只要机体神经内分泌免疫功能正常，自身的生命力能够抵御、抑制和歼灭入侵的病原微生物。要不然人类是不可能在地球上生存和繁衍的。但是还原论医学往往从治标的角度出发，抑制病人机体的抗病反应，致使机体弱化消灭或抑制病原微生物的能力，因而使病人越发依赖于抗病原微生物药。在这样的情况下，如果入侵的病原微生物耐药，后果自然是病人不治身亡。目前，由于抗病原微生物药的滥用，耐药的病原微生物大量出现，抗病原微生物药品的研发速度跟不上病原微生物产生耐药的速度。

目前，抗癌的靶向药，并不能治愈癌症。通过细胞受体靶点治疗 2 型糖尿病、原发性高血压，并不能治愈 2 型糖尿病、原发性高血压。并且靶点治疗造成病人机体生态内环境失调带来明显的毒副作用。由此证明找到分子水平的靶点，并不能治病于本。

2 000 年前，《内经》就从保护和增进人类健康的医学宗旨出发，提出了“治病必求于本”的目标。“本”是环境因素与机体遗传的生命终极物质的生命力相互作用的病因。遗传的生命力在应对环境因素的斗争中应激不足或应激太过是疾病发生发展的根本内因。遗传的生命力是生命终极物质表达的功能，对生命终极物质结构和功能的病变，整体论可以从表型求解，而还原论无解。

中华医祖在上古时期到战国时代已经明白，作为一门生命科学的医学，基础理论是解开生命的终极命题。中华医祖才智过人之处，就在于通过解剖，了解了人体内脏的形态和在胸腹腔内的分布秩序后，马上领悟到用还原论白箱方法无法阐明人体生命的本原，无法阐明人体生命健康和疾病的客观规律，随即提出了“素问”探索生命的本原，采用整体论方法向宇宙的宏观方向求解生命的终极命题，是很了不起的思路。经过从上古到战国的 3 000 余年对宇宙生命的同构现象和同步变换现象的观察，在战国时期得出了科学的结论。《素问・阴阳应象大论》对宇宙生命终极命题的题解是“阴阳者，天地之道也，万物之纲纪，变化之父母，生杀之本始，神明之府也。”《素问・天元纪大论》解释说“阴阳不测谓之神”，指出“神”是不可测量，即无法还原的宇宙生命的终极物质，但是有“神明之府”的宇宙生命终极物质的表型可供人类用肉眼观测研究。《素问・阴阳应象大论》说这个表型就是阴阳。《素问・天元纪大论》说这个表型是五运阴阳，指出五行也是阴阳。这说明五行不是五种物质而是阴阳运行的过程。因此现代把五行解释为朴素唯物主义，是一种误解。

中医学治本的出路是通过建立人的全部健康表型组和病变表型组的阴阳表里寒热虚实的“证”，然后从辨别病变阴阳表型的“证”入手论治。

对感染性疾病既通过调整生命终极物质“神”的结构和功能，增强机体抗病原微生物的生命力；又通过调整生命终极物质“神”的结构和功能，调整机体免疫应答过度，提高机体清除免疫复合物的生命力，修复和改善受损的机体组织器官功能。显示了中医学逆转感染性疾病进程的治本疗效。之所以这样说，是因为以系统论的观点，系统的结构秩序和功能秩序是统一的[①]。不可还原的生命终极物质系统功能的有序化，表示生命终极物质系统结构的有序化。因而通过对终极物质表型的调节，可以达到对生命终极物质结构和功能的调整。依照《内经》的观点，有序化就是阴阳平衡。“阴平阳秘，精神乃治”才是健康的状态。中华民族先贤以中为尊，以和为贵，体现了“治本”的中华民族社会价值观。

对于非传染性慢病的治疗途径是通过辨证论治，调整生命终极物质“神”的结构和功能，改善机体整体生态内环境并通过整体生态内环境调控细胞、亚细胞、分子水平的生态微环境，使局部病灶既失去生存和发展的基础，又在复苏的生命力的作用下逐步萎缩，最终得以消弭；或通过辨证论治，调整生命终极物质“神”的结构和功能，改善神经内分泌系统功能以改善机体整体生态内环境，改善微循环、血液流变学，启动再生机制，修复并改善受损机体组织器官。显示了中医学逆转非传染性慢病进程的治本疗效。

不论对传染病或非传染性慢病，中医学都通过整体的表型进行调节治疗，原理是因为阴阳表型是生命终极物质结构和功能的表现型，系统的结构秩序和功能秩序是统一的，功能的有序化表示结构的有序化。只要表型是正常的，终极物质的结构和功能也是正常的。这是中医学“从外知内”黑箱方法的原理。

中医学对感染性疾病和非感染性慢病治本的方法都是扶正祛邪，治本的途径都是辨证论治，可知中医学是从生命终极物质结构和功能的可以通过“望闻问切”四诊确定的病变阴阳表型入手，达到调整“神”这个机体终极物质结构和功能的目标。可见“神”就是生命终极物质表达的生命力。中医学治病求本的方法都是从结构秩序和功能秩序的统一性的系统论观点出发的。

从《内经》中可以看到中华医祖在用还原论白箱方法了解了人体内脏在胸腹腔内的分布秩序和内脏形状的基础上，用“从外知内”的整体论黑箱方法向宇宙的宏观方向探索生命本原。而不是用还原论白箱方法向局部的微观方向探索。这虽然有古代没有物理化学还原工具的历史背景，但主要是取决于中华医祖的思辨能力。作为医学科学家必然认识到人是不可以分割，也不可能分割的研究对象。因此有精湛的思辨能力的中华医祖及时放弃了还原论的白箱方法，转向整体论的黑箱方法研究机体的系统现象和功能。这表明中华医祖在哲学上比西方医祖略胜一筹。东西方医祖由于医学研究的方法论不同，产生了中西医两大不同的医学体系。

《内经》(《素问》)五运六气七篇大论揭示了人以及其他生物(包括天然药材资源的植物、动物)的生理或病理变化和宇宙各个层次的运行是同步的规律，揭示了人以及其他生物，同宇宙的各个层次是一个多维的动态的综合系统。同时，人以及其他生物和宇宙的各个层次又都是相对独立的系统。无论综合的或各自独立的系统，都存在阴阳

① 徐振林.内经五运六气学——引论[M].上海：上海科技文献出版社，第1版，1990-05.

生一长一收一藏的循环[①]。从而确定了无法彻底还原的宇宙、生命终极物质结构和功能的肉眼能见的整体阴阳表型。并从宇宙生命的同构现象和同步变换现象中抽象出宇宙、生命终极物质运动的阴阳五行自然法则，建立了阴阳五行数学模型，并用此模型做整体论医学的阴阳定性定量分析工具。中华医祖由此天才地解答了无法彻底还原的宇宙生命的终极命题，用阴阳五行数学模型作工具分析生理现象、病理现象，建立了机体生理表型组和病理表型组。

《素问·阴阳应象大论》："阴阳者天地之道也，万物之纲纪，变化之父母，生杀之本始，神明之府也。治病必求于本"。

《素问·天元纪大论》："夫五运阴阳者天地之道也，万物之纲纪，变化之父母，生杀之本始，神明之府也，可不通乎！故物生谓之化，物极谓之变；阴阳不测谓之神；神用无方，谓之圣。"

这两段经文就是中医学的阴阳表型理论[②]。

《素问·阴阳应象大论》在阴阳表型理论的基础上提出了中医学的"治病必求于本"的医学目标，指出疾病的本是机体终极物质"神"的病变。机体终极物质"神"是无法还原的（所谓"阴阳不测谓之神"），但是有"神明之府"的阴阳表型可供观测。治病求本就是调节"神"的表达异常，通过调整病态阴阳表型，达到调节生命终极物质"神"的病变的目标。这里关键的是通过微观的生命终极物质在肉眼可见的表型辨别阴阳表里寒热虚实的证。《素问·天元纪大论》解释了治病求本方法是神用无方的，即治疗"神"的病变，不可能有固定的治疗方案，必须因时因地因人从病变阴阳表型入手进行论治。

整体论中医学从表型入手，既有利于诊断病证，又有利于神用无方地全程调控，随时调整治疗方案，也有利于观察临床疗效。

中医学的病变阴阳表型由病因（由环境因素与遗传因素相互作用）病机（病理生理）、特征性症状、脉象三大组分组成，于是有了通过中医望闻问切四诊可以辨别的"证"概念。因为证是不可测量的生命终极物质"神"的病变表型，对"神"的治疗是神用无方的，所以要辨证论治。《内经》就这样以神用无方的整体论辨证论治方法破解了治病求本的医学难题，找到了治本的医学出路。所以世界上唯有中医学利用表型理论通过辨证论治根治功能性疾病和治愈功能病变阶段的器质性疾病。在西医学成为世界主流医学以后，其他传统医学都被湮灭了，唯独中医学不倒。中医药一直受到人民的信赖和维护，而不畏资本强权的围剿。这是"实践是检验真理的唯一标准"的历史见证。

如上所述，《内经》用整体论方法发现了无法彻底还原的机体终极物质"神"的用肉眼可以观察的阴阳表型。治病求本就从表型入手进行调节。现代分子生物学已经在生

---

① 参见本书《第五节　中医学五运六气的测定与证治》。

② 参见本书《第三节　中医学方法论》。

物分子层面证明，生物表型①是基因型①的表现型，由此推知，阴阳表型的调整，意味着基因型乃至生命终极物质的结构和功能的调整，这是从现代生物学发展水平已经可以解释的中医学辨证论治基本原理。估计系统生物学检测方法和中医学辨证论治方法相结合，是本世纪医学的一条出路。

与现代医学对健康、疾病的认识从局部的微观方向不断深入研究的方法不同，中医学对健康、疾病的认识从整体的宏观方向进行研究，确定肉眼能见的宇宙生命终极物质结构和功能的表型，确定人体常态表型组和病态表型组，并对人体病态表型实施辨证论治，这是最古老，也是最现代的先进医学科学。

之所以研究的方法论不同，是由于医学宇宙观不同。坚信自然力量，必然采用整体论方法，向宏观方向探索；坚信人工力量，必然采用还原论方法，向微观方向探索。这形成了两大不同的方法论。

还原论方法得到的结论虽然能从局部深入到肉眼不见的某个微观层次，但是难以返回整体，证据必然不完整而破碎化。从还原论方法不能合成生命这一事实，就足以证明此点。

由于还原论无法还原生命终极，所以医学向局部的微观方向发展，必然找不到治本的出路。中华医祖向整体的宏观方向研究微观的生命终极物质在人体整体的系统表型组，通过生命终极物质的肉眼可见的表型，掌握宇宙生命终极物质的结构和功能，具有整体的优势。但是工程巨大，研究所需的样本量特大，持续研究的时间特长，没有从上古时期到战国时期的3 000多年中有精湛的思辨能力和恬淡虚无心境的中华历代医祖前赴后继的研究是不能完成的。因此《内经》是一部不朽的科学巨作。

中医学通过辨证论治之所以能够对传染性疾病和非传染性慢病治本，是因为从无法还原的生命终极物质的表型入手治疗生命终极物质结构及其功能表达的病变。中医学通过四诊获得的证是病变的阴阳表型。表型能整体地全方位地多层次地反映生命终极物质结构和功能的病变，因而《内经》阴阳表型并不局限于生物分子基因层面，而是生命终极物质的表型。阴阳表型的调整反映了基因表达乃至生命终极物质功能和结构的调整。

由于生命体是一个开放的自然生态信息系统，人类的医学科学完全可以采用整体论黑箱方法，通过收集从人体生命系统黑箱中输出的信息用阴阳五行定性定量分析工具进行组合分析，确定健康的表型和疾病的表型，也用同一个阴阳五行定性定量的分析工具对药物治疗或手法治疗信息进行阴阳五行定性定量分析。通过辨证论治，向人体生命系统黑箱输入一定的调节信息，调整病态阴阳表型，达到治疗生命终极物质功能和结构病变的目标。这是中医学在2 000年前用整体论的思路找到的治病求本的医学出路。这一医学出路，得到了2 000年来中医学的实践证明，当今还原论分子生物学已经

① 刘祖洞，乔守怡，吴燕华，等. 遗传学[M]. 北京：高等教育出版社，第3版，2013-01.

发展到人类基因组学的水平，这一科学成就已经向认识生命终极物质的方向迈进了一大步，也为中医学的辩证论治基础科学提供了研究工具。

从西医学发展史和以西医学为主体的现代医学的发展现状可以看到，医学的出路就在于以整体论为方法论的医学。

结　语

凡是科学总是大道至简的。医学这门应用科学，面对生命力终极物质的无法还原，只能选择整体论方法论，利用生命体是一个开放的自然生态信息系统的特点，先找到人体的全部表型，对疾病的表型用一定的定性定量分析工具诊断病变的性质，同时用同一定性定量的分析工具分析治疗信息，选择对应于疾病表型的治疗信息予以辨证治疗，才能调整生命终极物质的结构与功能的变异，达到治病求本的目标，原理是依照系统论的观点，结构的秩序和功能的秩序是统一的，功能的有序化表示结构的有序化。

根据《内经》所述，治病求本就是诊治生命终极物质的结构和功能的病变。分子生物学已经把生命体还原到生物分子水平的“基因”物质结构和功能。所谓“基因”顾名思义是生命体的终极物质结构和功能，但是分子层次的基因并不是生命体的终极物质。因此按照《内经》“治病必求于本”的“本”是生命终极物质的概念，即使发明可以对基因的物质结构和表达功能的病变用还原论的物理化学方法治疗，还不能达到调节生命终极物质表型的生命力以治本的目标。而以《内经》为基础医学理论的中医学在2 000年前为解决治病求本的方法找到了生命终极物质的阴阳表型，破解了宇宙生命的终极命题，同时，通过表型确定了宇宙生命终极物质运动平衡的规则，建立了阴阳五行数学模型，用作对人体生理、病理表型阴阳五行定性定量分析的工具，这一阴阳五行定性定量分析工具同时用作天然药物和自然治疗手法的阴阳五行定性定量工具。2 000年来中医学实践证明中医学是安全有效的。所以，整体论中医学是21世纪医学的出路。

概　论

一、中医学的概念

什么是中医学？中医学的理论体系是什么，中医学是一门什么学科？要明确中医学的概念，必须阐明中医学的理论体系。

（一）中医学理论体系的形成

中医学是中华民族在五千多年里亿万人用生命实践不断发现、积累、归纳、总结、验证的一门医学学科。它由《内经》的中医基础医学、《伤寒》《金匮》的中医临床医学和《本经》的中药学组成。

1. 中医学基本概念的形成

（1）从“天人相应”到“天人合一”

从《内经》中可以看到中华医祖曾经用白箱方法了解了人体内脏的分布秩序。随后提出了宇宙生命的本原之问《素问》，表明中华医祖研究人的健康和疾病，在用还原论白箱方法后，转而立足于整体，用整体论黑箱方法向宇宙的宏观方向探索生命本原，而不是用白箱方法向局部的微观方向探索生命本原。这虽然与古代没有还原论工具有关，但是更主要的是取决于中华民族祖先的精湛的思辨能力和中华民族祖先自古以来对天人相应现象的长期观察。也正因为中华民族祖先对天之道的执着研究，中国才成为自古以来的世界农业大国。

《灵枢・刺节真邪》说：人“与天地相应，与四时相副。人参天地”。《灵枢・岁露》《灵枢・经水》说：“人与天地相参也”。《素问・脉要精微论》说：人“与天地如一”。足见《内经》全书反复强调“天人相应”的理念，这表明中华医祖一直关注天地与人的相应关系。从《素问》五运六气七篇大论，可知中华医祖用六十年干支周期观察宇宙运行、气象、气候、物候、流行病变化（参见本书《第五章　中医学五运六气的测定与证治》），经上古时期至战国前的近三千年的研究，发现宇宙运行、气候、物候、人体生理变化都是阴阳生长收藏的循环系统，从中抽象出宇宙生命终极物质的阴阳表型、宇宙生命终极物质运动的阴阳五行数学模型，得出宇宙和人是阴阳五行同构系统和同步变换系统的“天人合一”的概念。

《素问・阴阳应象大论》说：“阴阳者，天地之道也，万物之纲纪，变化之父母，生杀之本始，神明之府也。”这是对宇宙生命终极（本始）物质的阴阳表型和终极物质的阴阳运动法则这两个“天人合一”的宇宙生命本原概念的定义。

《素问・天元纪大论》说：“夫五运阴阳者，天地之道也，万物之纲纪，变化之父母，生杀之本始，神明之府也”。进一步定义阴阳模型是阴阳五行模型。

《素问・气交变大论》说：“善言应者，同天地之化。”进一步指出人的生理和病理符合“天人合一”的概念。

从《素问·阴阳应象大论》《素问·天元纪大论》定义了宇宙生命终极物质阴阳表型和宇宙、生命终极物质运动自然法则的阴阳五行模型两个宇宙生命本原的概念可知，经过从上古时期到战国时期的近3 000年用整体论方法对"天人相应"的研究，中华民族医祖已经确定了中医学"天人合一"的基本概念。这一基本概念由阴阳表型和阴阳五行模型两个宇宙生命本原概念组成。

《内经》的几篇大论，特别是连接在一起的五运六气七篇大论，都是论述"天人合一"的概念。足见"天人合一"概念是中医师不能不通晓的中医学基本概念。

中医学从大自然"天人合一"概念的终极阴阳表型理论出发，用阴阳五行模型作分析工具，形成了中医基础医学理论体系。所以中华医祖能够在世界上医巫未分时已经摆脱了神灵的观念。

（2）基本概念的视野

《素问·气交变大论》："位天者，天文也。地位者，地理也。通于人气之变化者，人事也。"不仅提出健康和疾病与自然因素有关，而且与人事因素有关。可见中医学"天人合一"的概念不仅指个体的人与自然关系，同时人还指社会人事。其整体论的视野是极广阔的。

2. 中医基础医学的形成

根据《灵枢》《素问》中的人体内脏分布位置和五藏病论述，我国在《内经》成书前，即从上古时期到战国时期的3 000年中已经有了人的尸体解剖，了解了人体内脏在胸腹腔内的分布秩序和外观形态。心肝脾（胰）肺肾五藏各有所指。

在古代虽然没有物理化学方法探究器官的功能和形态学改变，但是通过对内脏的深入解剖用肉眼观察正常的内脏和形态学改变的内脏的内部结构是完全办得到的。

从《内经》五藏均有解剖学的内脏器官所指可以推知，《内经》对五藏病的命名和定义是有特定的临床症状和内脏形态学改变的。而《内经》却没有记载正常内脏和病理内脏的内部结构解剖。

从《内经》知道，中华医祖在对人体内脏解剖和躯体经脉分布规律在《灵枢》中记载以后，即提出了宇宙生命的《素问》（"素问"，本原之问），关注天地人的系统现象和功能，把自己的立足点从还原论白箱方法转移到整体论黑箱方法的基础上。从《素问》五运六气七篇大论观测以干支纪年的六十年周期的五运六气理论看到，中华民族的祖先通过上古时期至战国前长期的观察，发现了宇宙运行、气象、气候、物候和人都是阴阳生长收藏的循环系统，并存在同步变换关系，从中抽象出宇宙生命的阴阳表型和阴阳五行数学模型，确定了人与大自然是阴阳五行同构系统和同步变换系统。由此建立了宏观的"天人合一"的生理模型、病因模型、病理生理（病机）模型、诊断（病证）模型、治疗模型、中药模型、方剂模型、养生模型等基础理论。

《内经》没有记载内脏内部形态的解剖，这表明，中华医祖在战国以前通过解剖学已经明白生命这个复杂的系统和宇宙一样是不可彻底还原的，明白作为生命活体的人是不可以也不可能分割的，尸体解剖所见的内脏是无功能的，和活体内脏不可能一样。医学更应该关注活体整体的系统现象。由于人是开放的自然生态信息系统，医学完全可以采用“从外知内”的“黑箱”方法全面认知人的健康和疾病。

从贯穿《内经》全书的五运六气理论我们还看到，《内经》不仅对人体系统生理，对人的情志活动，对自然—人体采用阴阳五行模型进行阴阳定性定量的分析，而且对自然—物候—社会和人的同构关系和同步变换关系也提纲挈领地用阴阳五行模型进行阴阳定性定量的分析。

《内经》建立的整体系统生理模型有常态的藏府经脉卫气营血津液脉表型组（详见《第七章　中医生理模型》）和病态的藏府经脉阴阳表里寒热虚实的表型组（详见《第十章　中医病证模型》）。《内经》人体整体的藏府虚实病态表型组是中医临床阴阳表里寒热虚实“证”的概念。

病变表型的“证”由宏观的病因、病理生理（病机）、脉象、特征性症状组成，“证”通过望闻问切四诊（现代还可结合望触叩听诊）进行临床取证辨证，审证求因，以把握人体这个自然—社会—心理—生物自然生态系统的终极微观物质的阴阳病变表型，通过辨证直接掌握疾病宏观的病因病理生理。也通过了解病因病机（病理生理）推测应有的特征性症状和脉象，根据脉象可以推测应有的病因病机、特征性症状，根据特征性症状可以推测应有的病因病机、脉象，根据病因、脉、症相符，或病因、脉、症不符，判断病情的复杂程度。不过根据《伤寒》中医临床多以脉症审因，这在《第二十章　辨证论治》予以阐述。

“证”既是中医阴阳病变表型的诊断指标，又是中医临床的治疗标的。

《内经》对人的阴阳病变表型（证）采用阴阳五行模型进行阴阳定性定量分析的同时，对天然的药物也进行阴阳五行定性定量分析，形成具有四气五味、升降浮沉、归经、有毒无毒药性的中药理论体系，再从调节整体水平的阴阳表里虚实病态表型入手，运用中药组成君臣佐使配伍方剂的中药疗法和其他具有补泻功能的循经取穴的自然手法疗法进行治疗，以求达到调整病变的阴阳表型的目标。

中华医祖用整体论“从外知内”黑箱方法通过战国前 3 000 多年研究，构筑了自己独特的“天人合一”的生理模型、病因模型、病理生理（病机）模型、诊断（病证）模型、治疗模型、中药模型、方剂模型、养生模型等，形成原创的基础医学理论体系。在战国时期著成《黄帝内经》这部医学经典著作，从而构建了中医学这门人体整体表型医学科学。从《伤寒杂病论》自序中张仲景所说的“观今之医，不思求经旨，以演其所知，各承家技，始终顺旧”，可知在东汉时期，《内经》已是中医学的基础医学经典理论，当时已经有不遵循《内经》理论的经验医学并非中医学的共识。

从整部《内经》所论可见，中医学注重黑箱方法研究自然—社会—心理与人体生理功能和病理生理的联系，注重黑箱方法研究躯体与内脏的联系，注重黑箱方法研究内脏之间的相互关系。中华医祖根据人体健康表型和病态表型，将以内脏命名的人体功能组分为藏而不泄的五藏系统和泄而不藏的六府系统，发现五藏系统（五个藏而不泄的功能组)之间存在五行生克关系,藏而不泄的藏和泄而不藏的府之间存在阴阳表里关系,形成藏府系统。《内经》还发现藏府系统与躯体通过经脉形成网络联系。经脉的概念,主要根据穴位在躯体上系统分布的现象和功能。在描述经脉的网络功能时,用虚拟图图解内脏之间经脉的系统联系。《内经》全书对人体的生理、病理、诊断(病证)均采用了阴阳五行模型进行分析。对人体系统,对宇宙运行、气象、气候、物候、天然药物、自然手法治疗均采用阴阳五行模型进行分析,建立了自然—社会—心理—生物医学模式。

中医学"天人合一"的理论在《内经》五运六气七篇大论中集中地进行了描述。《素问》是关于宇宙生命本原问答的中医学经典,正是五运六气七篇大论使《素问》名副其实。所以浙南经方派大师们生前一致认为《内经》五运六气理论的产生,"标志着完整的中国医学理论体系的形成"(见 1990 年出版的《内经五运六气学》一书引论)。《内经》全书和《伤寒》《金匮》两部临床经典,贯穿着《内经》五运六气理论,《本经》的中药理论主要来自五运六气七篇大论。不理解五运六气理论就不能理解《内经》全书,也不能解读《伤寒》《金匮》《本经》这三部中医经典。自王冰发现师藏的《素问》五运六气七篇大论以后,后代的中医学界权威不注重考证,对七篇大论是否是《素问》原文争论不休,是学风不正的表现,所以造成中医理论体系一直不能阐明的后果。

《内经》整体论宇宙生命终极阴阳表型、阴阳五行模型、五运六气理论是中华民族的先贤在从上古时期到战国时期的三千年中采用整体论的方法锲而不舍地研究宇宙、生命复杂系统不断生长收藏的循环现象的成果。关于这方面的考证,在本书《第二章　中医阴阳五行哲学》《第三章　中医学方法论》《第四章　中医五运六气学》中阐述。

总之,《内经》阐明了中华医祖用"黑箱"方法发现的宇宙、生命系统的终极物质的结构和功能的阴阳表型,用阴阳表型理论、阴阳五行分析工具建立了人体整体的健康表型组,区别了人体整体的病态表型组。同时用阴阳五行分析工具建立了中药理论体系和其他自然疗法理论体系。

综上所述,我国战国时期《内经》的成书,形成了整体论中医学基础医学理论体系。

3. 中医临床医学的形成

东汉・张仲景的《伤寒杂病论》(分为《伤寒》《金匮》两部书)是依据《内经》基础医学理论编写的。《伤寒》《金匮》的面世,标志着传染病、非传染性慢病、妇产科等中医临床医学已成体系。

(1) 临床传染病学的形成

东汉・张仲景在《伤寒杂病论》的序言中说:"怪当今居世之士,曾不留神医药,精究方术,上以疗君亲之疾,下以救平贱之厄,中以保身长全,以养其生,但竞逐荣势,孜孜汲汲,惟名利是务,崇饰其末,忽弃其本,华其外而悴其内,皮之不存毛将附焉。猝然遭邪风之气,婴非常之疾,患及祸至,而方震栗,降志屈节,钦望巫祝,告穷归天,束手受败。""余宗族素多,向余二百,建安纪年以来犹未十稔,其死亡者,三分有二,伤寒十居其七。感往昔之伦丧,伤横夭之莫救,乃勤求古训博采众方,撰用《素问》《九卷》《八十一难》《阴阳大论》《胎胪药录》并平脉辨证，为《伤寒杂病论》合十六卷。虽未能尽愈诸病，庶可以见病知源，若能寻余所集，思过半矣。”指出了《伤寒论》是中医传染病学。根据《伤寒论》所论，其病因病机理论渊源于《内经》五运六气理论。可参见《第十五章〈伤寒〉传染病模型》。

(2) 临床非传染性慢病学的形成

东汉·张仲景在《伤寒杂病论》的序言中说：“夫天布五行，以运万类，人禀五常，以有五藏，经络府俞，阴阳会通，玄冥幽微，变化难极。自非才高识妙，岂能探其理致哉！”“观今之医，不思求经旨，以演其所知，各承家技，始终顺旧，省疾问病，务在口给，相对斯须，便处汤药，按寸不及尺，握手不及足，人迎趺阳，三部不参，动数发息，不满五十，短期未知决诊，九候曾无仿佛，明堂阙庭，尽不见察，所谓窥管而已。夫欲视死别生，实为难矣。”

“天布五行，以运万类，人禀五常，以有五藏”，明确说明《伤寒》《金匮》构建的中医临床医学的理论渊源来自《内经》五运六气理论。

传染病属于中医学三阴三阳经气病、卫气营血病，非传染性慢病属于中医学的藏府经络病。

属于传染病的三阴三阳病、卫气营血病以三阴三阳病包含卫气营血病脉证并治。属于非传染性慢病的藏府经络病以藏府经络先后病脉证并治。

相当于《金匮要略》非传染性慢病总论的《金匮要略》卷上“藏府经络先后病脉证第一”论述了五藏病的五行相生相克传变规律，五藏与四时五行的对应关系，治疗原则：补不足，损有余。接着论述“望闻问切”四诊方法。总论中解释了五运六气的主运主气的气位变化。可参见《第十七章〈金匮要略〉非传染性疾病模型》。从《金匮》所论可知，五运六气理论虽然充分考虑甲子六十年周期的年之所加，气之盛衰，虚实之所起，但是以观测五运六气以回归年主运主气的太过不及为主。可见张仲景是精通五运六气理论的。

综上所述，中医学的《伤寒》传染病、《金匮》非传染病临床体系都与《内经》五运六气理论一脉相承。

4. 中药学的形成

《内经》的问世标志着中医基础医学体系的形成，《伤寒》《金匮》的成书标志着中医临床医学体系的形成，在东汉末期(约公元200年前)中药典籍《神农本草经》(《本经》)问世，标志着中药学已经完整地形成体系。可见至迟在在公元200年前，中医理论体系已经完整地面世。

化学药是人工合成的，每一种化学药的发明史可明确断代。而每一味天然药物的功效和四气五味、升降浮沉、归经、有毒无毒的性能是长期的“神农尝百草”即老百姓在生命实践中发现并确定的，无法明确断代。根据战国时期成书的《内经》已经有了中药四气五味药性的论述，根据2 000年前成书的《伤寒杂病论》(《伤寒》《金匮》)已经使用

《本经》中记载的中药，并用中药组成方剂。所以虽然《本经》成书于东汉末期（公元 200 年前），但是，《本经》书中记载的中药药性理论和中药品种、炮制方法源远流长，远远不止于公元 200 年前。据《中药学》记载，公元前 1066—771 年我国已有专业的“医师”，以“聚毒药以供医事”[①]。因此根据《内经》《伤寒》《金匮》可以断定《本经》的中药学理论形成于 2 000 年前。

因此我们可以定论，以《黄帝内经》为基础医学，以《伤寒论》《金匮要略》为临床医学，以《神农本草经》为中药经典的中医理论体系，形成于大约 2 000 年前。

（二）中医学理论体系的特征

在古代，没有物理化学还原工具，用还原论的白箱方法还原人体整体或细胞的结构和功能是不可能的。不仅 2 000 多年前的古代不可能，就是 2 000 多年后的现代要彻底还原人体也不可能。

从《内经》可知，中医学是利用生命体是一个开放的自然生态信息系统的特点，在肉眼可见的整体，用白箱方法了解人体内脏形态、在胸腹腔内分布秩序的基础上，用黑箱方法，把从人体黑箱中输出来的信息，和在整体层面对人体黑箱输入一定的信息了解人体系统的功能，推论人体内在结构和功能的变化。由此建立了人体整体健康表型组，辨别了人体整体病态表型组。

因此中医学的特征在于中华民族的祖先采用了整体论的方法认识宇宙和人体生命活动的同构性和同步变换性，认识人体生命终极物质的表型和人体生命活动的阴阳五行常态和病态，并采用整体论阴阳五行模型分析天然药物形成整体论的中药体系，以整体论的中药疗法和整体论的其他自然手法疗法对疾病的阴阳表里寒热虚实证进行对应的治疗（参见《第十一章　中医学治疗模型》）形成了独一无二的医学临床辨证论治体系。

群体化或个体化的中医辨证论治都是采用“从外知内”的黑箱方法，从调节整体的表型入手。因此我们所看到的中医学，是**用整体论方法建立的人体表型医学**。从中医学对生理状态的认识和对疾病的检查、诊断、个体化医疗模式来看，中医是始终从整体的表型入手的。所以与**还原论西医学**不同，中医学是**整体论医学**。

从本书第二章、第三章可以看到中医学这门医学科学是中华民族祖先根据自己的宇宙观、价值观、方法论原创的，并经过中华民族两千年验证的完整的医学科学，所以中医学是中华文化的标签。这是中医学的特征。

（三）中医学的优势

在上古时期，没有物理化学等还原技术，但是中华医祖已经对尸体进行解剖，用肉

---

① 凌一撰．中药学[M]．上海：上海科学技术出版社，第 1 版，1984.

眼观察人体健康表型和病态表型。由于生命系统起源于开放的自然生态信息系统，生命系统通过与外界交流信息调节自身的生长化收藏代谢活动和行为方式。中医学正是利用生命系统是一个开放的自然生态信息系统的特点，从整体水平入手，用不打开人体黑箱的认知方法，全面掌握人体整体的健康表型组和病态表型组。由于表型是遗传型与环境因素相互作用的结果，所以阴阳病变表型具有中医学宏观的病因（含遗传内因和环境外因）、病理生理、特征性症状、群体化和个体化相结合的脉象三个"证"的证据组分，具有疾病的宏观的病因病理生理（病机）明确、认识病变的整体性和诊疗个体化的优势。

中医学所观察的整体表型所反映的生命和疾病的信息是完整的、可靠的。现代分子生物学已经在分子层面证明，肉眼能见的生物表型是遗传的基因型的表现型。由于表型是分子层面的基因型用肉眼能观察的整体表现型，由此证明中医学病变表型"证"在理论上也是完整可靠的。中医学辨证（诊断）是为了论治，诊断和治疗构成紧密相联的辨证论治体系。正如《素问・阴阳应象大论》所指出的："阴阳者……神明之府也。治病必求于本。""本"就是阴阳病变表型"证"。"证"包含病因（遗传因素、环境因素），所以治病必须辨别阴阳病变表型"证"。"证"就是"本"。

通过四诊，阴阳病变表型分辨为阴阳表里寒热虚实证，诊断后直接采用相对应的"正治""反治""调和治疗"或"补法治疗"。既有诊断成本低（经济和精神负担轻）的优势，又有无创的优势和一一对应于中医学治疗模型的优势。通过辨证，中医师即可应对病证运筹帷幄，君臣佐使地组方遣药，对人体黑箱输入具有四气五味、升降浮沉性能的天然中药，或其他具有补泻作用的自然手法疗法；观察人体黑箱输出的内部变化的信息，判断疗效，具有"安全、有效、简便、廉价"的优势。中医学通过这个独特的辨证论治方法，在战国前三千年的长期医学实践中逐步形成了理论体系。至今这个医学理论体系久经亿万人两千年历史检验，其样本量之大、验证时间之久，在医学科学中是空前绝后的，具有绝对的优势。其整体论方法敬畏自然，能够全面把握疾病，比采用物理化学人工的还原方法，安全可靠。因此中医理论体系是能够如实地反映生命的常态和病态的客观规律的科学体系。它的优点是整体把握、执简驭繁、安全有效。特别是"圣人不治已病治未病"的价值观，更见中医学的精诚。

从还原论角度认识生命系统，可以参合系统生物学、还原论医学。从整体论角度认识生命系统，可以参考经典中医学。对病灶的局部对抗治疗，还原论医学有一定优势。对机体生态内环境（包括机体整体层次、系统层次、组织细胞、亚细胞层次、分子层次生态内环境）的整体调节治疗，中医学有无可媲美的优势。整体治疗是中医治疗功能疾病（包括功能病变阶段的器质性疾病）的奥秘。对这一奥秘，我们将在《第二十章　辨证论治》中展开讨论。

关于中医学的表型理论，本书在《第三章　中医学方法论》中展开。

中医学在临床辨证的过程中充分发挥了医生的综合分析思维能力。医学这门学科必须充分发挥医生的综合分析能力，绝对不能采用机械的方法。所以中医师承教育历来都告诫学生，临床要“如临深渊，如履薄冰”。整体论的方法论对治“未病”即“功能性疾病和功能病变阶段的器质性疾病”是通过辨证论治实施的。辨证论治的重大意义，体现在安全有效地对恶性肿瘤癌前状态的防治，对心脑肾血管疾病、慢阻肺、各种退行性老年病等慢病的防治，对感染性疾病（包括传染病）进程的逆转等等。

五千年的中医学实践证明，作为面对人体活体的医学，采用整体论黑箱方法认识人体健康表型和病态表型，并采用整体论的医疗方法，是客观、全面、安全的临床技术。

在西医药还没有传入中国之前，中医药在中华大地上安全有效地服务民众数千年。虽然中医药实践不断地有新的发现，但《内经》《伤寒》《金匮》《本经》四部著作在过去的两千年中一直有效地指导着中医临床工作，被公认是中医学经典。四大中医经典在2 000年前构成的中医学的理论体系历经2 000多年被亿万人民所检验所接受。这是最大的优势，世界上没有一种医学能与中医学的历史性、人民性相媲美。

中华民族祖先的思辨能力是超前卓越的，伟大祖先留给子孙后代的以《内经》为基础理论体系的中医学是最珍贵的文化遗产。

（四）中医学定义

现在可以定义，中医学是指中华民族的祖先原创的，以《黄帝内经》为基础医学，以《伤寒论》《金匮要略》为临床医学，以《神农本草经》为药学的整体论表型医学。

中医学的内涵是中华民族原创于五千年前，在战国时期确立基础医学理论的整体论的表型医学。它的特征是采用整体论的方法研究，对人体整体黑箱输出的信息组合分析建立阴阳五行健康表型和阴阳五行疾病表型，并从整体的病变表型入手，采用具有四气五味升降浮沉性能的天然药物和具有补泻作用的自然疗法整体地进行论治。

中医学注重调节，是中华民族以和为贵的观念的体现，所以诊察方法注重无创性，治疗手段温和不粗暴。充分展现了以人为本的医学价值观。

二、中医学的科学性

近代以来随着主权侵略、资源控制和经济掠夺而扩张全球的西方文明，伴随着西方社会价值观以及经济、科技发展理论，超越国界和民族的疆域在全球化的热潮中日益兴盛。由于近代西医药进入中国，自辛亥革命起，中医药即被视为旧文化传统的一分子。或出于买办资本的压力，或出于弱国心态，也由于中华民族中少数以中华知识分子自居的文化界领头羊，对中华文化一知半解，没有民族自信，以为中医药与西方文化的方法论相左，没有采用物理化学的还原方法就不科学，在他们废除中医药的鼓噪中，自北洋政府至新中国成立前的历任统治者均对中医药发展采取压制甚至取缔的政策。

近代至现代随着西方对中国的主权侵略，西方医药资本集团和国内民族虚无主义者在国内掀起反中医的逆流的100多年中，他们以物理化学还原方法为价值取向的医药价值观强加于两千年前中华民族的祖先，全盘否定中华民族祖先5 000多年的原创，以中医不科学的陈词滥调一直诋毁着中医学。正如《中医药战略地位研究总报告》所说的“现代科学方法就像达摩克利特之剑，一直悬在中医药学的头上，‘科学’似乎已经成为中医药难以逾越的鸿沟”。其实，对科学的概念，历来是有争议的，科学不科学是不可以随意评说的，我们先来看较公允的“科学”的定义。

《现代科学技术概论》中“科学”定义：“可以简单地说，科学是如实反映客观事物固有规律的系统知识。”《现代汉语词典》：科学是“反映自然、社会、思维等的客观规律的分科的知识体系。”

中医学能否如实反映客观事物固有规律？是否有自己的知识体系？

答案都是肯定的。

正如中国社科院中医药国情调研组执行组长陈其广指出的，“中医药是我国自主原创，且经历五千年漫长岁月、亿万人世代相传的生命实践检验的一个完整的知识理论和方法技能系统。”“中医药是中华民族用数千年时间和亿万人生命实践不断发现、创造、积累、检验和完善所形成的一个原创、独立、完整的知识理论和方法技能体系”。①

根据《黄帝内经》《伤寒论》《金匮要略》《神农本草经》四大中医经典，中医的理论体系是完整的，只是需要用类加种差的形式逻辑予以系统化而已。

中医学的方法论是适合生命客观规律的，在理论上是可以论证的，在实践上是安全有效的。因此是科学的医学学科。

三、中医学的理论体系

中医理论体系涉及理论和理性两个概念，要明确中医理论体系的科学性，首先要明确理论和理性两个概念。

（一）什么叫理论？

《现代汉语词典》：“理论是指人们由实践概括出来的关于自然界和社会的知识的有系统的结论。”

中医学是一门由中华民族五千年亿万人在生命实践中概括出来的整体论的医药学科，具有自己原创的医学理论体系。这一理论体系的基石在中国战国时期已经建成，中医理论的奠基之作是被推崇为中国古代百科全书的《内经》。《内经》是一部综合了古代的哲学、天文学、历法学、气象学、地理学、物候学、数学、光学、声乐学、心理学和人体解剖学，而形成的中医基础医学理论的经典。这表明中医学是一门多学科交叉形成的综

---

① 陈其广. 六大战略复兴中医药[N]. 中国中医药报，2013-4-12，15.

合学科，在古代的世界医学领域中遥遥领先。战国时期中医"治病必求于本""治未病"的技术遥遥领先于现代医学，这是中华文化软实力的展示。那些反中医学的人士，连中医学阴阳五行的概念都不清楚，证明他们根本不懂中医学。当然中医界确实有许多不懂中医理论，甚至连基本的中医辨证论治技能，如切脉的技能、论治的技能也没有的中医"南郭先生"，把假中医指认为中医也是反中医人士反中医的惯用伎俩。

也许有人认为：中医没有采用物理化学还原论方法，所以不重理性。

（二）什么叫理性？

理性是什么？理性是指人们形成概念、进行判断、分析、综合、比较、推理、计算等方面的能力。

《现代汉语词典》：理性指属于判断、推理等活动（跟感性相对）的属性词。可见，强调物理化学方法的人并不一定都是理性的。

从中医经典《内经》看，中医的理论是将人体作为一个整体，从其内在矛盾的运动、变化及各个方面的相互联系中进行考察人体疾病，从本质上系统地、完整地认识对象，不但很理性，而且很辩证。中医学因为理性而符合客观实际，才理性地选择整体论方法，因为辩证而能准确地个体化地治疗疾病。《黄帝内经》很理性地综述了中医学的基本理论，理性地从宇宙生命不断生长收藏的循环中抽象出宇宙生命终极的阴阳表型；理性地抽象出阴阳五行这一高度抽象、简化、通用的数学模型，并用这一数学模型描述了地理时间气象的变化以及人体的疾病发生规律、治疗法则。说中医学科不理性，实在荒谬。

为什么视阴阳五行为数学模型？数学是"研究抽象结构的理论。结构，就是以初始概念和公理出发的演绎系统。"阴阳五行来自太极图，太极图本身是数学模型。

（三）中医学理论体系的组成

根据《内经》《伤寒》《金匮》《本经》四大中医学经典，中医学由基础医学和临床医学、中药学三部分组成。在战国时期成书的《内经》构建了基础中医学，东汉末年成书的《伤寒》《金匮》构建了临床中医学，秦汉时期成书的《本经》形成了中药学。这四大中医经典中最迟成书的《本经》成书时间在公元 200 年前，所以可以说，中医药在 2 000 年前已经是一门具有完整的理论体系的医学科学。

本书依据中医学四大经典，参考 1983 年由国家组织编写并审定的由上海科学技术出版社出版的高等中医院校教材《温病学》《中药学》《方剂学》，将中医理论体系基础医学部分分为医学宗旨和价值观、阴阳五行哲学、方法论、五运六气学、解剖模型、生理模型、病因模型、病机（病理生理）模型、诊断（病证）模型、治疗模型、中药理论模型、中药方剂理论模型、养生模型，临床医学部分分为传染病辨病脉证治模型、非传染性慢病辨病脉证治模型、群体化和个体化医疗模式、自然—社会—心理—生物医学模式、辨证论治等。

值得一提的是，随着还原论医学的技术主体化和资本主体化，医学的宗旨正在异化。医学的宗旨决定了世界观、价值观、方法论，有什么样的宗旨，就有什么样的理论体系。要理解中医理论体系，中医学的宗旨和价值观是摆在首位的，故本书把中医学的医学宗旨和价值观作为第一章。

第一章　中医学的宗旨和价值观

医学，它不同于以生产人类的衣食住行物质生活的物质产品的学科，或生产为精神生活服务的精神产品的学科。作为医学科学是保护、增进人类健康的学科。

什么叫"健康"？世界卫生组织提出："健康不仅是没有疾病和病痛，而且是躯体上、精神上和社会上处于完好状态。"[①]因此，健康至少包含强壮的体魄和健全的心理精神状态。就是《内经》说的"形与神俱"(《素问·上古天真论》)。

医学的使命决定了健康标准，所以《内经》把躯体五藏分主精神五藏(又称五神藏)。在 2 000 多年之前就对健康的人体，看成是形与神俱的身心统一体，从而确立了医学的目标，建立了心身医学，构建了自然—社会—心理—生物医学模式。可见，从正确的医学宗旨出发，2 000 多年前和现代的健康标准是一致的。

一、中医学的医学宗旨

健康是民生的基本需求。中医学的宗旨是维护和保障人类的健康，而不是行医牟利。《内经》的《灵枢》《素问》均提出了医学宗旨。

《灵枢·师传》说："黄帝曰：余闻先师，有所心藏，弗着于方，余愿闻而藏之，则而行之，上以治民，下以治身，使百姓无病，上下和亲，德泽下流，子孙无忧，传于后世，无有终时。"

《素问·天元纪大论》也说："黄帝曰：上以治民，下以治身，使百姓昭着，上下和亲，德泽下流，子孙无忧，传之后世，无有终时。"表明传授中医学是为了子孙万代的健康安全，是关乎国泰民安的大事。

两段经文明确地指出，中医学的宗旨是使百姓无病，子孙无忧，上下和亲，德泽下流，使民族繁衍昌盛。所以中医一直称自己是"悬壶济世"的行业。

用白话说，医学是关系民生，关系国泰民安的大事，而不是牟利的手段。因而决定了中医学以治愈疾病、维护人的健康为核心价值观。

正如陈其广指出的：当前，国民医疗保障已成世界性执政难题[②]。因为西医学的技术主体化、资本主体化，已经使医学的宗旨从维护人的健康，异化为逐利的手段，危害了人类的健康事业，所以全球掀起了医改热潮。中医学的医学体系不需要大量的资本投入，所以没有资本的基因，足见中医学是值得在全球发扬光大的。

从中医学的宗旨出发，《内经》提出了治病求本的要求。

《素问·阴阳应象大论》说："治病必求于本"。很明确地指出治病是为了治本愈病，而不是治标安慰。这是从医学的维护和保障人类健康的使命出发的。

---

① 金惠铭，病理生理学[M]. 北京：人民卫生出版社，第 6 版，2004.

② 陈其广. 六大战略复兴中医药[N]. 中国中医药报，2013-4-12，15.

《素问·四气调神大论》说:“圣人不治已病治未病”。

根据汉字字义,病字从疒,丙声。《说文》:“丙位南方,万物成炳。”《说文》:“炳,明也。”故丙是彰显之象。“疒”与“丙”联合起来表示人体疾病加重,病变显著。所以“病”是指明显的有形的病变,因而“未病”是指未明显的未成形的病变,就是指功能性疾病和功能病变阶段的器质性疾病。未病并不是指没有疾病或没有发病。

“治未病”是指逆转疾病的进程,消弭疾病在初始阶段,保护和恢复病人的健康。

不治未病,等待病变明显了再治疗的“治已病”的医学不是高明的医学。因为疾病越接近终点,病变越明显,越难以治愈。对病人来说是大祸临头,对社会来说是巨大损失,只有对医疗市场的垄断者来说,是利好机遇。对疾病早发现、早治疗,是医学精诚(精,技术精深。诚,诚心)的表现,是医学的价值所在。

治已病有否价值?《素问·汤液醪醴论》:“帝曰:形弊血尽而功不立者何?岐伯曰:神不使也。帝曰:何谓神不使?岐伯曰:针石,道也。精神不进,志意不治,故病不可愈。今精坏神去,营卫不可复收,何者?嗜欲无穷,而忧患不止,精气弛坏,营泣卫除,故神去之而病不愈也。”明确指出病情到了“神不使”时,病是不可愈的。治已病已经丧失了治愈疾病的机会,远离了治愈疾病的目标。因此,不治未病治已病,中医学认为是下工的做派,不合中医学的宗旨和价值观。我们在第二十一章将会阐明,还原论的医学追求“治已病”,把“治已病”作为医学的价值所在,而整体论的医学把“治未病”作为价值所在的缘由。

以西医救治已病的状况来看,治已病确实是没有多大的医学价值可言的。苏珊·代姆(Susan Diem)等人进行过一项关于心肺复苏术的电视形象的研究。他们发现,在出现了实施心肺复苏术情节的电视节目中,75%的手术是成功的,67%的患者病愈回家了。而现实生活中,2010 年一项研究在调查了超过 9.5 万例的心肺复苏手术后得出结论,只有 8%的患者存活时间超过了一个月。其中,只有大约 3%的患者最终恢复了基本正常的生活。可见治某些已病的成功率极低,并无多大的医学价值。不管中医学或现代医学,其根本宗旨都应该不放纵病情发展。而应该主动医疗,保病人的健康,消弭疾病的乱源。当前,为了确保人类的健康和生命安全,必须谨慎审视宣扬以高科技为医疗价值取向的观点。

二、中医学的价值观

医学的宗旨决定了医学的价值取向,《素问·四气调神大论》:“圣人不治已病,治未病;不治已乱,治未乱”。《灵枢·九针十二原》强调:“粗守形,上守神”。《灵枢·逆顺》明确提出:“上工刺其未生者也;其次,刺其未盛者也,…… 上工治未病,不治已病,此之谓也”。故中医临床医学经典《金匮要略》开篇就强调:“上工治未病”。

上工是指高明的医生,下工是指平庸的医生。故经典中医学以治愈和消弭疾病为价值取向，强调能治未病的医术是上等的医术，不能治未病的医学是下等的医术。因为治已病的医学就脱离了治愈疾病，恢复健康的目标。“上工治未病”是中医学的医学宗旨所决定的价值取向。所以中医学一以贯之地强调安全、有效。也正因为此，中医学才成为“酒香不怕巷子深”的民间医学。不管谁，认为医药的价值取向是高科技，必然遭到人民的唾弃，老百姓追求的是“安全、有效、简便、廉价”的医药服务，这是民意。要深入批判医学以高科技诊断疾病为价值取向，不以疗效为价值取向的错误价值观。

现代流行着以化学药为标准的价值取向，这是只承认人工，而否定自然的“科学观”。化学品不能治未病，天然药物能治未病为何非要化学品不可？就因为化学品符合还原论的价值标准？中华民族是敬畏自然、顺应自然的民族，所以亿万中华儿女就不信这个邪，中医药因此而消灭不了。

值得关注的是，中医药的治疗方法之所以“简便廉验”，一是采用中药治疗，中药是归入四气五味升降浮沉归经的中药体系的天然药物。二是针灸推拿等自然疗法，是利用天然的人体信息网络进行治疗的。中医学所采用的都是自然的疗法，可见中医药安全而“简便廉验”都与中医学敬畏自然、顺应自然有关。中医药一以贯之地以人为本，坚信人的自然生命力是健康和病愈的内因，坚信人类同自然和谐相处，才有人类健康的保障。天地之道阴阳五行模型就是这一理念的哲学基础。

三、治病求本必须个体化医疗

《内经》提出“治病必求于本”，既提出了医学的目标是治病于本，又指出了治病求本的方法，即从宇宙、生命本始物质的阴阳病变表型入手，调节机体的阴阳表型（表型理论在本书《第三章　中医学方法论》中展开），使机体恢复阴阳平衡。所以，《内经》的《素问・异法方宜论》和《素问》五运六气七篇大论，强调中医诊疗要因时因地因人制宜。中医学一以贯之地选择因时因地因人制宜的个体化医疗，从东汉成书的中医临床经典《伤寒》《金匮》可以看到中医临床经典是依据《内经》基础理论，以特定的脉（脉象）、症（特征性症状）、因（病因）辨病辨证，已经有确定的治法、确定的方剂。这是群体化医疗，适用于大样本疗效检验。但《伤寒杂病论》同时又对具有个体化的自然病情演变或治疗病情演变实行辨病脉证并治，这是群体化医疗与个体化医疗相结合的医疗模式。后世中医临床以因时因地因人制宜的个体化医疗为主。个体化医疗可以提高疗效，故过去的中医大多以“医案”传世。个体化医疗为何能治病根？因为疾病的发生，虽然与外因有关，但是发病与否、病情进展情况与个体遗传因素（内因）密切相关。因为“证”是病因损伤和机体抗损伤能力相争的表型，通过辨证，掌握造成机体损伤的病因和机体抗损伤和修复的能力的表型。针对病因病机而制定治疗方案，这是环境因素与遗传因素相结合的病因治疗，这也是中医学辨证论治的实质。辨证为何将脉诊放在首位？因为脉象真实地反映了个体的整体水平内环境的状态及其整体下的各层次内环境的状态，为个体化医疗提供了诊疗技术。正因为中医学有辨证论治的技术，才有个体化医疗。关于证的讨论，本书在《第十一章　中医学病证模型》中展开；关于辨证论治的讨论，本书在《第二十章辨证论治》展开。

由于个体化医疗因为样本太小不适合用来做疗效检验。中医个体化医疗方法可以给一些不择手段谋财的假大师有机可乘；也给否定中医的民族虚无主义者提供口实。

由于医疗市场是一个供需双方信息不对等的卖方市场，假大师在任何一个商业化的医疗市场中，特别是从逐利的冲动出发，在医疗市场中推行过度医疗或虚假广告追逐暴利比比皆是，出现假大师并不奇怪。民族虚无主义者则很奇怪，因为20世纪分子生物学的发展已经证明个体化医疗是医学的必然选择，个体化医疗正是世界卫生组织所倡导的21世纪医学的发展方向（见本书第二十一章）。

所以，21世纪中医学正在循证医学化，既从个体化医疗转为大样本辨证的群体化医疗，又从大样本辨证的群体化医疗结合个体化的辨证论治医疗。大样本辨证的群体化医疗既有现代医学的病因病理生理，又有中医的病因病机（病理生理）。由于辨证是辨人体生命终极物质病变的阴阳表型。由此发明适用于大样本的群体化治疗的专方专药，并通得过实验室实验，必然靶点准确，个体化辨证论治的实质是将疾病的靶点作为疾病的网点予以以点带面的论治，疗效明显。中医学本来就是群体化医疗与个体化医疗相结合的医学，在中医专方专药不断研发的同时，中医专方专药研发者强调临床个体化的辨证论治仍然不可或缺，因为专方专药只针对病因发病机制的某一环节，神经内分泌免疫代谢整体水平的生态内环境的平衡、细胞亚细胞基因水平的生态微环境的平衡仍需要采用信息化的技术辨证论治予以调节。这正是中医学的优势所在。所以，《内经》《伤寒》《金匮》所确立的中医学因时因地因人制宜的个体化辨证论治原则和方法，是医学发展的正确方向。目前，在市场上兜售伪劣中药品、保健品的宣传，都有一个共同的特征，就是都没有标明辨证论治的程序或病因治疗的药理，公众是可以识别的。

中医学简便验廉地治病，是我国文化软实力的展现。医学的核心价值是疗效，还原论医药的风险、低效，与整体论医药的安全、有效相比，医学学科适宜还原论，还是适宜整体论，结论不言而喻。中医界要有底气，要自信。

因为还原论生物学虽然已经把生命体结构还原到分子水平的基因结构，物理化学把构成生命体的物质还原到化学元素，但是所有的对症治标方法，既不能改善疾病的自然预后，又有制造新病的可能，证明西医药的方法论已经出错。

医学是人命关天的学科。中医医生要坚信整体论方法，不要迷信还原论的方法。人类只有发展中医学，才有生命安全的保障，才有更好的治愈疾病保障健康的希望。可以断言，基因治疗用还原论医药是很难实现的。采用中医学辨证论治体系，结合无创的基因检测予以诊断和检测预后，不妨一试。

第二章　中医阴阳五行哲学

一、阴阳五行模型与哲学

《素问·阴阳应象大论》："阴阳者，天地之道也，万物之纲纪，变化之父母，生杀之本始，神明之府也，治病必求于本"。《素问·天元纪大论》："夫五运阴阳者，天地之道也，万物之纲纪，变化之父母，生杀之本始，神明之府也，可不通乎！故物生谓之化，物极谓之变；阴阳不测谓之神。"

《内经》这两段经文指出，阴阳五行是"天地之道"，是宇宙万物生存发展变化的一般规律。

哲学的定义是"关于世界观、价值观、方法论的学说，是在具体各门科学知识的基础上形成的，具有抽象性、反思性、普遍性的特点。"很明显，阴阳五行学说是中华医祖从天文学、气象学、地理学、物候学等科学知识的基础上形成的对宇宙的总的根本的看法和科学研究方法论的哲学。阴阳五行学说最具抽象性、简约性、通用性，已经是一个哲学数学模型。

二、阴阳五行模型与数学

什么叫数学？数学是"研究抽象结构的理论。结构，就是以初始概念和公理出发的演绎系统。"阴阳五行是一些具有运算符的数学元素。

（1）阴阳元素　阴阳是一对运算符相反的元素。在存在极限的闭区间内，阴阳是对立互根、相互转化的。阴阳相互对立产生相克作用，阴阳相互依赖产生相生作用，阴阳运行的循环过程产生五运六气，五运是阴阳运行的五个环节，如一年四季、一日四时，是相对稳定的气候、物候节律，称为"形（行）"，所以五运又叫做五行。

阴阳运行的三阴三阳之本是气象。气象所分布的一年三阴三阳六季，是具有一定阴阳量的具有阴阳开枢阖特性的相对不稳定的节律，是相对无形的，称为"气"，所以三阴三阳叫做六气。

（2）五行元素　五行是阴阳运行的生长化收藏周而复始地循环的五个环节，具有一定阴阳量的带有相生相克运算符的元素。阴阳相互对立相互依赖的规律，产生了阴阳运行各个环节之间的平衡的五行相生相克关系。三阴三阳也是阴阳运行的环，与五行环相重叠，所以三阴三阳各个环节也带有五行的特性。因此，五行是阴阳平衡运算中带有相生相克运算符的元素。

而阴阳是阴阳平衡运算中带有相反运算符的元素，三阴三阳是阴阳平衡运算中带有开枢阖运算符的元素，三阴三阳还是阴阳平衡运算中带有标本转化的运算符的元素。阴阳五行已是一个高度抽象、简化、通用的理论模型。这个高度抽象、简化、通用的理论模型就是现代所说的数学模型。

所以，阴阳五行是用数学模型表达的中医学的哲学观。阴阳五行模型的实质是复杂的宇宙、生命自平衡系统终极物质在有极限的区间内的运动、转化的规律。

所以，钱学森和国内《内经》学名家们认可的《内经五运六气学》一书根据《内经》阴阳理论给出的阴阳定义是："以系统论观点来解释，中医学认定，系统 S 是阴阳两元的集合：

即 $$S=\{阴,阳\}$$

而系统 S 的结构秩序 A 和功能秩序 A，则可用阴阳变量 x 来描述：

$$A=\{x \mid x\in S, 阴\leqslant x\leqslant 阳\}$$

或 $$A=\{x \mid x\in S, 阴\geqslant x\geqslant 阳\}$$"

"阴阳五行模型"是关于宇宙运行、气候、物候、气象变化的一个高度抽象的、简化的、通用的结构式。《内经》用这个结构式模型来描述人的生理与大自然的同构关系和同步变换关系，中医学的理论大厦就构筑在阴阳五行模型的基础上，所以《内经》强调中医师不能不懂阴阳五行。

三、阴阳五行哲学与辩证唯物论

阴阳五行哲学是形而上学的还是辩证的？是唯物论的还是唯心论的？

首先，阴阳五行是描述事物内部矛盾双方既相互对立又相互统一的关系；同时，阴阳又是事物发展变化的动力，事物内部的阴阳对立统一是事物变化发展的根本原因。这是全面的、联系的、发展的观点，是辩证法的观点。而形而上学的观点是指孤立、静止、片面的观点，所以指责阴阳五行是形而上学的言论是无稽之谈。其次，阴阳五行是描述天地之道，把宇宙万物及其变化的现象看成是阴阳两大终极物质相互作用相互结合的表型。阴阳运动法则是阴阳两大终极物质在太极内对立互根的法则，五行是阴阳两大终极物质在太极内相互助长相互制约的平衡过程。

可见，《内经》建立的中医学宇宙观并不是把天地万物归结为造物主所造，而是把天地万物归结为自然形成。毫无疑问，阴阳五行不是唯心论的观点。

阴阳五行模型是从地球公转自转引起的气象气候物候变化现象中抽象出来的规律，更因为大自然的这种阴阳自平衡、自调节法则孕育了生命，并为人类和生物界的生存提供了宜居的自然生态环境。所以，阴阳五行这个源自宇宙、生命现象的环状太极模型，可以用来描述大自然、生命物质运动。阴阳五行来自大自然，是唯物的。一种理论见之于实践，是否取得成功是检验理论正确与否的试金石。中医学的基本概念是大自然"天人合一"，这一概念由阴阳表型、阴阳五行模型组成。根据我国历代纪元考证，描述天地生物阴阳变化的顺序符号天干地支，在上古时期已经发明；《内经》记载的阴阳历在战国之前已经完成，都可以证明中华民族的祖先在上古时期就观察宇宙运行的阴阳变化规律，可知阴阳五行模型的研究至战国时已有三千年。而运用阴阳五行模型构建中医理论体系至今已有两千年以上的历史，长期的医学实践证明中医学运用阴阳五行模型能解决临床功能性疾病和功能病变阶段的器质性疾病问题。因此，阴阳五行模型不是唯心论，而是辩证唯物论的哲学观。

《素问·阴阳应象大论》说："阴阳者，……神明之府也"。《素问·天元纪大论》："阴阳不测谓之神"。"神"是阴阳不测的意思，就是说"神"是肉眼观测不到的微观的物质运动。"明"的字义是明显表现在外。很明显，阴阳表现不是没有物质基础的，人体的阴阳表型在分子层面上是人遗传的基因型的表现型。阴阳病变的表型，是人类在进化中获得的基因模块（基因型）对病因的应激反应的表现型，因而阴阳五行模型不是唯心论。

四、阴阳五行概念

（一）阴阳概念

老子说："道生一，一生二，二生三，三生万物。万物负阴而抱阳，冲气以为和。"①这是说：道（宇宙规律）是一个由两个相互依存的对立面构成的统一体，与太阳性质同类和获得太阳能量多的属于阳，与太阳性质相反和获得太阳能量少的属于阴。一生二，是说宇宙是由阴阳两个相互依存的对立面合成的统一体，一是奇数，是阳，是天；二是偶数，是阴，是地。二生三就是一分为二，一二相合成为三，就是天地阴阳相交产生三，三（天地气交）产生万物，万物通过阴阳界面相互转化达到平衡（所谓"冲气以为和"）。故阴阳法则是太极之内宇宙两大对立统一的终极物质"神"既互相对立又互相依存、互相转化的运动法则。

（二）五行概念

五行就是五运，是阴阳循环变化的五个环节，比如一年四季：春、夏、秋、冬，一日四时：朝、日中、日入、夜半。由于地球公转和自转，产生季节变化和日夜变化，引起日照量、大气环流变化，产生气象气候变化节律：温、热、湿、凉、燥、寒等气温、湿度、风（气流）变化节律。春是草木复苏的季节，故以"木"为符号。春季是季风气候，故亦可以"风"为代号，夏季是日照最多的季节，故以"火"为符号。夏季气候炎热，气温为"热"，亦可以"热"为代号。秋季是凉燥季节，物候表现为草木凋零，以"金"为符号。"金"是收割砍伐的金属工具，所以"金"为"收"的代号。冬季是日照最少、以冷空气为主导的季节，

---

① 老子：《道德经》[O].

气候气象为“寒”，以“水”为符号。那些把五行解释为木火土金水五种物质的名词解释是误解。某些反中医的急先锋就是这样曲解五行的。有关的辞书应将阴阳五行订正为阴阳五运。以消除人们对阴阳五行概念的误读。

1. *五行相生规律*：五行相生是从春夏长夏秋冬四季（春季72天、夏季72天、秋季72天、冬季72天、季春长夏季秋季冬等季末各18天）依次转换、四季气候（温暖、炎热、潮湿、凉燥、寒冷）及其对应的四季物候（生、长、化、收、藏）依次转换中抽象出来的一般规律。

2. *五行相克规律*：五行相克是气候气象自身的相互制约作用及其对物候的制约作用，温暖的天气是草木萌芽的天气所以叫做“生”，用“木”做符号。冷空气南下的凉燥天气用“金”做符号，春季遇到冷空气南下天气凉燥必然抑制植物生长，故“金克木”。炎热的天气是植物茂盛的天气，所以叫“长”，用“火”做符号。越接近地面湿度越高，故土壤是潮湿的，对应土的是潮湿的环境，湿度高的环境以“土”做符号。潮湿的物体遇到空气流动（风）湿度就会降低，所以木（风）克土（湿）。秋季天气凉燥，凉燥天气是肃杀的气象，对植物生长有制约作用，所以叫做“收”，用“金”做符号，上面已说过金克木就是凉燥的天气肃杀生物。温暖的天气不仅气温升高而且带来锋面雨。所以温暖的天气能制约凉燥天气的肃杀作用，这是火（热）克金（凉燥）。冷空气是冬季的主天气，使冬眠动物蛰伏，所以叫“藏”，用“水”做符号。长夏主土，故土是温热的，温热能克制寒冷，而且土能控制水流，所以土克水；冷空气的降温作用，就是水克火。以上气象气候物候的五行相生相克是阴阳平衡规律的体现。五行相克规律还从灾害性天气的胜复规律抽象出来的，如《素问》的五运六气七篇大论详细地论述了灾害性天气的五行胜复规律。

五、阴阳五行模型的历史渊源

天干地支是上古时代发明的自然界阴阳变化的顺序号。这些顺序号是描写天地气象、气候阴阳变化引起生物物候变化规律的符号。

从气候物候变化节律中抽象出的天干地支发源于上古时期，证据是，从我国历代纪元看到，夏朝已经有帝王取一些与干支有关的名字例如孔甲、癸，商朝的帝王们都喜欢取一些与干支有关的名字，比如太甲，天乙等等，这证明在上古时期已经有了天干地支。在公元前七世纪我国已经用土圭测日影的方法确定冬至、夏至的日期[①]的二十四节气太阳历。《内经》已经记载了积气余而盈闰的阴阳历，都说明我国的祖先对地球公转自转引起的气候气象物候变化节律的重视。由于我国上古时期就重视对地球公转自转引起的气象气候物候变化节律的研究，这就发现了阴阳五行自然法则，形成了阴阳五行模型。这也是我国自古以来就是农业大国的科学基础。

阴阳五行模型是从地球公转自转引起的气象气候物候变化现象中抽象出来的自平

① 冯秀藻.二十四节气[M].北京：农业出版社，第1版，1982-8.

衡自调节规律，正因为大自然的这种阴阳自平衡、自调节法则孕育了生命，并为人类和生物界的生存提供了宜居的自然环境，所以中华民族的先贤出于对宇宙的敬畏，对阴阳五行自然法则研究得特别深入。

河图、洛书在《尚书》中已有记载。《尚书》是中国第一部上古历史文献和部分追述古代事迹著作的汇编，这也证明在上古时期中华民族的祖先就注重对宇宙运行的天文、气象、气候、物候变化的观察。通过长期观察，自然而然地认识到宇宙是个自平衡的循环系统，生物也是自平衡的循环系统，并从天体运行地理环境所产生的气象、气候的阴阳变化规律和生物物候的节律中抽象出阴阳五行数学模型。由此足以证明阴阳五行数学模型是我国在上古时期到战国时期的重大的自然科学成就。

1. 阴阳概念的形成：

阴阳两字早见于商周时期(公元前 17 世纪—前 221 年)的金文(青铜器时代文字)。老子(前 571 年—471 年)说："道生一，一生二，二生三，三生万物。万物负阴而抱阳，冲气以为和。"冲气是指阴气或阳气可以通过阴阳界面的缓冲转化为"阳气"和"阴气"起到调和、平衡阴阳的作用。

根据《素问·阴阳应象大论》"阴阳者，天地之道也，万物之纲纪，变化之父母，生杀之本始，神明之府也"说明阴阳是宇宙、生命终极物质的表型。宇宙、生命终极物质的阴阳表型是中华民族的祖先从上古时期至战国时期 3 000 年中长期观察宇宙、生命这些复杂的循环系统得出的结论。正如《素问·天元纪大论》所说："物生谓之化，物极谓之变"，由于阴阳表型是宇宙、生命的终极物质的表现型，所以《内经》终极命题之解不但认知了宇宙、生命的不可测度的终极物质是阴阳两大类对立互根的物质构成、并且在终极的阴阳表型的不断地运动、不断地转化的过程中，认知了宇宙、生命终极物质存在生化极变的阴阳运动法则。

2. 五行概念的形成：

(1) 五行相生：

五行木火土金水是五种符号。五行相生最早见于河图洛书。河图洛书最早记载于《尚书》之中，其次在《易传》之中，诸子百家多有记述。河图洛书是太阳分布在黄道旁边的二十八星宿运行的方位图。二十八星宿是古人为观测日、月、五星运行而划分的二十八个星区，用来标明日、月、五星运行所到的位置、运行的顺序和方位。

河图洛书以奇数一、三、五、七、九为阳，用白点表示，其中以五为中数。以二、四、六、八偶数为阴，用黑点表示；五以下数字为生数，生数通过与五这一中数相加使奇数、偶数相配为阴阳的成数，分配在天文的四时和地理的四方，表明四时五行、四方五行都是阴阳相结合的，孤阴不生，独阳不长。很明显，阴阳五行是从地球公转自转及地理地貌所产生的气候气象物候变化节律抽象出来的，这是从地球公转自转和地理、地貌产生的气象气候物候变化的最一般的宇宙运行规律。《素问·天元纪大论》说："夫五运阴阳者，天地之道也"，注释了五行就是阴阳运行。

《内经》依据河图洛书分配的五行是：春季、东方、风，属木；夏季、南方、热，属火；四季末、中央、湿，属土；秋季、西方、凉燥，属金；冬季、北方、寒冷，属水。故五行相生是由宇宙运行产生的阴阳变化顺序的五个环节——依次变化的时段、方位、气象、气候。

（2）五行相克：

《内经》五运六气理论描述了气象气候物候的五行相克现象，显示了五行相克的阴阳运动法则。五行相生相克理论在五运六气七篇大论中用于预测和解释五运六气太过不及、胜气复气、郁气郁发等变化。《金匮》用五行相克法则预测四时五藏病的传变，决定四时五藏病的治疗原则。

因此，从目前的文献看到，五行相生法则源于河图洛书，五行相克法则由《素问》运气七篇大论具体阐述。

阴阳五行法则是地球自转公转和大气环流表现出来的适合生命孕育、生物生长的"利而不害"的自然规律。因为地球是阴阳五行相生相克的星球，所以地球的自然环境是利于生命孕育繁衍的自然生态环境，是人类宜居的星球。

老子说的"天之道，利而不害"就是宇宙运行表现出来的阴阳平衡、五行相生相克规律。因为阴阳平衡所以"利而不害"，在地球孕育、繁衍了生命。阴阳五行作为"天之道，利而不害"的哲学观最适合解释生命这一自然现象。

六、太极的概念

从阴阳五行模型可以看出：大自然是一个系统，生命体是一个系统，系统总是由阴阳两元构成并存在极限——封闭性的环，若是没有极限，阴阳两元只有对立斗争，不能相辅相成，系统就失去平衡而不能存在。大自然、生命体系统的极限就是太极，"太"是最大，极是终极，太极是宇宙最终的极限。这是一个关于宇宙生命本原的终极命题。

根据太极图：黑白两条鱼纹形循着太极环旋转，黑色表示阴，白色表示阳。黑色的鱼纹形属于阴，居下向上，位阴势阳。其头部有一个白色的圆圈眼睛（望）表示欲望，表示异性相吸引的本能，说明阴趋向阳是阴被阳吸引的本能所驱使。黑色的鱼纹形身在下，尾在上，表示阴中有阳。白色的鱼纹形属阳，居上向下，位阳势阴。其头部有一个黑色的圆圈眼睛（望），表示阳趋向阴是阳被阴吸引的本能所驱使。白色的鱼纹形身在上，尾在下，表示阳中有阴。太极图显示：（1）阴阳之所以平衡是因为阴阳在循环。在存在极限的闭区间内，也就是说从系统的整体上看阴阳是互根的：阴长阳长，阳消阴消；阴趋向阳，阳趋向阴；阴极反阳，阳极反阴，阴阳转化。无形的环是太极，循环运动是圆形的，故太极是圆形的。阴阳只有在太极环内才能作循环运动，得以"阴平阳秘，精神乃治"。否则"阴阳离决，精气乃绝"。（2）由（1）推知：在阴阳未达极限的开区间内，阴阳是对立的：阴消阳长，阳消阴长，阴趋向阴，阳趋向阳，其消长是无节制的。只有存在极限的闭区间内，阴阳才能平衡。所以这种自然律是封闭的环形，这就是太极。

根据太极图模型，太极图的大圆圈是一个太极环，阴阳两元在太极环内循环运行是阴阳互根、平衡、转化的。阴阳两元在太极环内循环运行，产生了阴阳含量不同的三阴三阳，三阴以太阴为开，以厥阴为枢，以少阴为阖。三阳以太阳为开，以少阳为枢，以阳明为阖。三阴三阳两个左旋右旋的环重叠在一起，构成了回归年的六季：厥阴（风季）→少阴（热季）→少阳（火季）→太阴（湿季）→阳明（燥季）→太阳（寒季）→厥阴（风季）。阴阳两元在太极圈内循环运行，产生了阴阳含量不同的五个阴阳运行环节，木生、火长、土化、金收、水藏，五行一个环构成了回归年的四季：木（春季）→土（季春）→火（夏季）→土（季夏）→金（秋季）→土（季秋）→水（冬季）→土（季冬）→木（春季）。这是一个气候物候、生命的生长化收藏的太极环，太极环可以是回归年、也可以是周日、也可以是生物生长发育到衰退老化的周期，也可以是细胞周期。

不论三阴或三阳都属于阴阳的不同变量，不论三阴三阳开枢阖的任何环节都由阴阳二元结合而成，五行木火土金水都属于阴阳的不同变量。五行生长化收藏中的任何一行也都由阴阳二元结合而成，故阴阳系统以 S 表示，三阴三阳∈S，五行∈S。这些不同的阴阳变量都是在太极环内形成的。这是说，系统 S＝{阴，阳}，任何阴∈S，阳∈S。且分配律和结合律成立，故系统 S 是一个环。所以系统 S 总存在极限，系统是封闭性的环。太极构成极限反复的闭区间。太极分为阴阳二仪。因为有极限的存在，阴阳两仪才能对立互根、相互转化。故阴阳五行产生于太极。没有太极就没有阴阳，没有阴阳在太极内运行就没有五行。五行是太极之内的阴阳运行的五个环节，宋代理学把五行理解为五种物质，是对太极图的误读。

尽管许多环看不见，特别是大自然、生命这些复杂系统，环是无形的，但它总是存在的。这个还原无穷尽的环，就是无限的宇宙的终极。对这一宇宙的本原，中华民族的先贤将其命名为“太极”。

对宇宙、生命这些人类无法穷尽地还原的复杂系统的本原的终极，提出“太极”的哲学概念，确是明智之举。大自然中人类无法还原的本原实在太多，要解决这一终极的认知问题，西方文化提出上帝的哲学概念，上帝是人格化的有意志的自然。中华文化提出太极的哲学概念，太极是非人格化的无意志的自然，非人格化的自然观比人格化的自然观合理。所以太极这一数千年前的哲学概念成了人类最古老的也是最先进的理念。太极图是数学模型，阴阳五行是对太极图数学模型的展开，所以阴阳五行哲学是合理的。

中华的终极的自然律是太极。太极是一个无端的环，一个无起点也无终点的封闭的环形。西方的终极的自然律是有起点无终点的发散的螺线形。两者是不同的宇宙观即世界观。显然，中华文明的世界观抽象于宇宙、生命循环系统的自然现象，反映了自然的平衡规律；西方文明的世界观抽象于人的无穷尽地改造环境的欲望，反映了欲望的无穷规律。所以，中华文明充满平衡、不对外扩张的道德观，因而有包容性。而西方文明充满了争斗、对外扩张的道德观，因而有排他性。虽然中华道德观缺少创新精神，但利于维持公平正义。而西方道德观虽然充满了创新精神，但容易产生争斗，发生侵略。为了公平正义，中华民族必须实现振兴中华的中国梦，只有壮大自己才能保卫和平、反对侵略。

中华的自然律是封闭性的环形，阴阳是对立互根的。西方的自然律是发散性的螺线形，阴阳是绝对对立的。两种道德观代表两种社会价值取向。人类社会价值取向是公平、正义，所以《内经》特别强调人类养生要“恬淡虚无”、“精神内守”。人类的疾病之源与神经内分泌的应激反应相关，毫无疑问中华文明的道德观既有利于人类社会健康，又有利于人类自身健康，具有积极的普世意义。

七、阴阳五行模型的运用

（一）阴阳五行模型在医学中的运用

由于大自然是无法彻底还原的，人类在探索生命大自然奥秘时，对于生命体的认识的方法论只能采用整体论的系统论、控制论方法才能全面把握，正如1990年出版的《内经五运六气学》所指出：“以系统论观点，系统的结构秩序和功能秩序是统一的，功能的有序化表示结构的有序化；而功能的秩序可以从系统的输入和输出的信息去把握。如此就提供了对有机体系统的认识工具。”中医学采用这个整体论认识工具创立了医学体系。

《内经》总结了中华民族祖先战国前3 000年从地球公转自转引起的气候物候变化，从生物物候、人类发病规律和疾病流行规律中，发现宇宙生命的同构现象和同步变换现象，从中抽象出阴阳五行数学模型，把人与大自然看做是一个阴阳五行大系统，把人体和宇宙看做是大自然的同构系统和同步变化系统，把天然的药物（包括药食同源的食品）看做是大自然的同构系统。用黑箱的方法，建立了一个完整的实践性很强的医学科学理论体系。

（1）在尸体解剖的基础上用阴阳五行模型作人体生理系统功能、病理变化的阴阳定性定量工具，构建人体五藏六府系统、三阴三阳经脉经气系统、精气血津液神系统、病因病机（病理生理）模型、病证模型。

（2）依据天然食物对人体系统功能的调节作用，用阴阳五行模型作天然药物的阴阳五行定性定量工具，构建了中药药理模型，中医学的药理模型是对药物（天然的动物、植物、矿物类可食用药物）应用阴阳五行模型进行分析，形成具有四气五味（四气：温、热、寒、凉，五味：酸收、辛散、苦泻、咸软、甘缓或淡渗）、升降浮沉、归经的理论体系。

（3）阴阳五行模型用作治疗、方剂、养生等阴阳五行定性定量的分析工具，构建了治疗模型、方剂理论模型、养生模型等等。

（4）阴阳五行模型作为养生的术数。经典中医学给人们以敬畏自然，顺应自然，保护自然，遵循大自然阴阳平衡法则的理念。对于人体自身来说，要适应大自然的阴阳五运变化，养生保健方法是“法于阴阳，和于术数”（《素问・上古天真论》）。

养生专论有《素问・四气调神大论》。经典中医学运用阴阳五行数学模型指导治未病和治已病，取得了数千年的临床经验，为人类的健康事业，为中华民族的繁衍昌盛做出了巨大贡献。

（二）阴阳五行模型在社会学中的运用

对于社会管理，老子提出“天之道利而不害，圣人之道为而不争”。天之道，就是阴阳五行的大自然平衡法则。大自然由阴阳五行之道孕育了生命，提供了人类和万物的宜居环境；人类社会也只有遵循阴阳五行之道才能做到利而不害，才能保护生态环境，才能使世界各民族和平共处。作为社会管理者，必须“为而不争”，必须有作为而不争私利，做到不与天争，不与地争，不与生态环境争，不与人争。圣人以保卫自然，保卫人类而“为”，决不为私利而“争”。作为一个社会需要极限，极限就是各种社会的公共秩序，如法律、纪律、规章制度、道德底线。只有有极限，社会才能平衡，才能让人类安居乐业。因此，阴阳五行数学模型不仅用于医学，而且用于社会学。正如数学家孟凯韬恰如其分地指出的：“阴阳学说实际上是一种和谐化的辩证法。”[①]中医学者必须掌握阴阳五行哲学。社会学者也应该掌握阴阳五行哲学。

八、对阴阳五行模型的评价

阴阳五行模型不仅是哲学数学模型的描述，更重要的是从自然科学的角度用整体论方法论对宇宙、生命终极物质的运动规律的描述。

阴阳五行模型抽象于大自然及其生命系统现象，是对宇宙运行、大气环流、生态环境、生命活动的最佳模拟。所以中医学的阴阳五行模型符合自然界、生命这些复杂的循环系统的自平衡的规律。

中华医祖采用阴阳五行模型构成的医学理论，描述大自然—人的同构关系、同步变换关系和人的疾病发生、发展、痊愈的一般客观规律。

阴阳五行模型是循环的环状封闭性的模型，是东方的自然律，抽象于自然的循环规律，是非人格化的。西方的自然律是非循环不封闭的螺线形发散性模型，抽象于人的欲望无穷尽规律，是人格化的。两个自然律模型，代表了两种文化，两种道德观，哪一个模型更符合宇宙运行、生命活动客观规律，是不言而喻的。如能量守恒定律产生于西方，但并不符合西方的自然律，而符合东方的自然律。如细胞周期并不符合西方的自然律，而符合阴阳五行的自然律，由此可见，东方的阴阳五行模型是更接近大自然生命系统的客观事实的模型。

联合国秘书长潘基文在联合国大会上推崇中国先贤老子的名言：“天之道，利而不害。圣人之道，为而不争”。可以说明太极、阴阳五行模型是科学的世界观，有普世的价值。

---

① 孟凯韬．阴阳五行数学及其在中医学中的应用[J]．上海中医药大学学报，2007，21(06)．

第三章 中医学方法论

《素问·气交变大论》："善言气者，必彰于物。善言古者，必验于今。善言应者，同天地之化。善言化言变者，通神明之理。"指出了中医学科采用的研究方式方法有：从肉眼可见物测知不可见的气；从现在的实践验证长期实践的结论；从宇宙运行、物候、人体阴阳的同步变化推知天地人合一的关系；从不可测度的宇宙生命终极微观物质的宏观表现观察终极物质变化的规律（神明之理）。中医学的方法论是这一系列研究方式方法的综合，是从整体到局部，从宏观到微观，从有形到无形，从古至今，从来没有离开过整体观，其方法论是整体论的方法论。中医学采用整体论的方法虽然与古代没有物理化学还原工具有关，但是更多的是取决于中华民族祖先的人道的出发点和天才的思辨能力，我们将在《第六章　中医学解剖模型》中证明，在《内经》成书前，我国已经进行了人体尸体解剖，分清了内脏心肝脾肺肾五藏和胃肠膀胱胆囊三焦六府的形态和位置。但是《内经》却不记载心肝脾肺肾内脏的正常结构和病变结构的解剖结果，可以推知中医医祖不是不能做"白箱"的研究，而是因为他们关注的是人体整体的系统现象和功能。

在可以用"白箱"方法研究时，却没有使用"白箱"方法，这显示出中华民族医祖的医学整体论立场。展现出中医学所代表的中华文化整体论的价值观、世界观、方法论与西医学所代表的西方文化还原论的价值观、世界观、方法论迥然不同。事实是，活体不能与尸体同日而语，局部不能与整体同日而语。作为生命科学的医学学科，对活体的彻底还原是不可能的，只有从可以看得见的生命体整体的表型入手研究，才是完整的真实的可靠的。中华医祖的立场是对的。中华医祖不畏艰辛，在整体水平从纷繁的生命现象中，系统地研究人类的健康和疾病，并为此做了从中国的上古时期至战国时期近3 000年的淡泊名利锲而不舍的研究，完成了人的整体水平的健康表型组和疾病表型组的研究，原创了辨证论治体系。这是对人类最伟大的贡献，是中华民族最珍贵的文化遗产。

虽然某些固执还原论立场的人是不会认同这一观点的。但是，不管是以整体论为主要思维方式的中华文化，还是以还原论为主要思维方式的西方文化，追求大道至简是统一的思想。

中国古代伟大的思想家老子在《道德经》中说："为学日益，为道日损"，这个"益"是多的意思，"损"是少的意思。由于为道日损，所以凡是大道必然至简。

人类面对自然和社会千差万别、千变万化的矛盾，必须寻找终极的矛盾，提出和解决终极命题，追求大道至简是共同的思想。对于生命学科的医学来说，只有理解和把握生命终极物质的结构和功能，才能调整机体生命力治病求本。所以无论是东方还是西方，都提出了生命的终极命题。基因（gene）一词，顾名思义是终极命题，还原论生物学把存在于人体细胞的染色体上呈线状排列的物质认为是生物遗传物质的基本单位。中医学经典著作《黄帝内经》则在2 000年前提出了宇宙生命终极命题，这就是《素问·阴阳应象大论》提出的"阴阳者，天地之道也，万物之纲纪，变化之父母，生杀之本始，神明之府也。"

对于终极命题的解法，西方文化采用的是还原论的"白箱"方法，中华文化采用的是整体论的“黑箱”方法。其实对于不可彻底还原的复杂的宇宙、生命系统的终极命题，“白箱”方法是无解的，只能用“黑箱”方法求解。

作为中华文化代表的中医学，终极命题之解是阴阳为“神明之府”，神是不可测度的宇宙生命终极物质。作为西方文化代表的生命科学的终极命题之解是基因。事实上基因并非生命的终极命题之解，可以检测得到的基因只不过是生命终极物质在分子层面的表现型。而《内经》阴阳为“神明之府”，即阴阳表型，是宇宙、生命的终极命题之解。

《素问·阴阳应象大论》，“阴阳者，……神明之府也。”直译是，阴阳是“神”在系统的整体水平可以看得见的地方。这是从宏观水平观察宇宙、生命的终极物质的结构和功能的整体论方法。通过宇宙、生命终极物质在宏观的整体水平表现出来的阴阳性状来认识宇宙、生命终极物质的结构和功能，是整体论“黑箱”方法之解。

《素问·阴阳应象大论》的“象”、《素问·五运行大论》：“不以数推，而以象之谓也”的“象”、《灵枢·论疾诊尺》强调“从外知内”、《灵枢·本藏》：“视其外应，以知其内藏，则知所病”的方法，都在强调中医学方法论是从系统的外在表现观测系统内在的物质结构和功能的整体论“黑箱”方法。“阴阳者，……神明之府也”是《内经》用整体论“黑箱”方法，以宇宙、生命的阴阳表型认知宇宙、生命终极物质的性状，对无法彻底还原的宇宙、生命系统的终极物质的信息用阴阳五行模型分类定型的理论，是中医学表型理论。中医学阴阳表型是在整体上用肉眼可以观察得到的宇宙生命终极物质的表型，分子生物学已经在分子层面证明肉眼可见的生物表型是遗传基因型的整体表现型。

一、表型理论

（一）中医学终极表型理论

《素问·阴阳应象大论》：“阴阳者，天地之道也，万物之纲纪，变化之父母，生杀之本始，神明之府也。治病必求于本。”也就是说，阴阳是天地之道，是万物之纲纪，是变化之父母，是生杀之本始。很明确，阴阳者“神明之府也”是宇宙、生命的终极命题之解。这是终极的表型理论。在这里还指出疾病是不可测量的生命终极物质“神”的病变，神是不可测的，但有“神明之府”的阴阳表型。也就是说，阴阳表型是神（终极物质）在宏观的肉眼可见的表现型。治病必求于神的表型。

《素问·天元纪大论》：“夫五运阴阳者，天地之道也，万物之纲纪，变化之父母，生杀之本始，神明之府也，可不通乎！故物生谓之化，物极谓之变；阴阳不测谓之神；神用无方，谓之圣”。“物生谓之化，物极谓之变；阴阳不测谓之神；神用无方，谓之圣。”不但诠释了《素问·阴阳应象大论》的终极表型理论，而且进一步诠释了生命终极物质病变的治病求本的治疗原则是“神用无方”辨证论治，没有固定不变的治疗方案。

《素问·阴阳应象大论》：“阴阳者，天地之道也。”《素问·天元纪大论》用“物生谓之化，物极谓之变”诠释，说明宇宙、生命都是存在极限的阴阳自平衡的循环系统。所以宇宙与宇宙中具有生长收藏能力的生命万物都是同构系统和同步变换系统。从而推导出宇宙、生命系统的终极物质都具有阴阳性状的结论，也推导出阴阳五行（五运阴阳）是宇宙生命终极物质运动的自然规则，因此阴阳五行模型是自然法则模型。这是阴阳为天地之道的含义。

《素问·天元纪大论》“阴阳不测谓之神”是解释《素问·阴阳应象大论》：阴阳者，“神明之府也”的“神”的概念，“神”是人工不可测的物质。联系上下文，可知“神”是不可测度即不可还原的宇宙、生命的终极物质。神明之府的“府”，字义是某种事物聚集的地方。“明”的字义是明白、显露在外。“阴阳者，神明之府也”直译是：阴阳是终极物质“神”所表现在外的性状，是不可测的“神”的表型。“神”虽然是人工不可测度的宇宙生命的终极物质，但是人类可以通过神明之府——“神”的宏观的阴阳表型“象”来认识宇宙、生命的终极物质的性状。所以，《素问·阴阳应象大论》这一段经文是中华经典的宇宙生命终极表型理论。

可见，东西方都把宇宙、生命的终极命名为“神”，“神”是人工不可测度的宇宙、生命的终极。所不同的是西方的“神”是人格化的有意志的自然，属于精神的“神”。中华的“神”是非人格化的无意志的自然，属于物质的“神”。因此，《内经》所谓“神明之府”的“神”可译为“神”是人工不可测度的宇宙生命的终极物质。

所以，阴阳者，“神明之府也”可以译成“阴阳是人工不可测度的宇宙、生命的终极物质的表型。”“神明”可以直译为“宇宙、生命不可彻底还原的复杂系统的终极物质的外在表现”。因此，阴阳者“神明之府也”就是说阴阳表现型是宇宙、生命终极物质的表型。

“神明之府”直译是无法测度的宇宙生命终极物质的表型。

阴阳者，“万物之纲纪”可以译成“终极的阴阳物质含量的差异，产生具有不同阴阳表型的万物。”例如中药的四气五味、升降浮沉的表型，意味着每一味中药所含的终极的阴阳物质的含量不同。

阴阳者，“变化之父母”可以译成“终极的阴阳物质在系统中的含量变异是形成各种病态表型的原因。”

阴阳者，“生杀之本始”可以译成“终极的阴阳物质在有极限的区间中的运动是生命系统生长化收藏的终极始因。”

《素问·阴阳应象大论》：“治病必求于本”。是说疾病是生命终极物质“神”的病变，治病必须分辨阴阳，从“神”的阴阳表型入手进行调节。《素问·天元纪大论》：“神用无方，谓之圣”是说对于生命终极物质“神”的病变，人类高明的医术是因时因地因人制宜的辨证论治，不可能有固定的治疗方案。《内经》不但明确题解了医学终极命题，而且明确解答了医学应对终极问题的方法。这是中医学辨证论治的滥觞。

《素问·阴阳应象大论》这一终极表型理论，巧妙地解答了宇宙、生命的终极命题。从宇宙、生命系统的整体的阴阳表型不是固定不变，而是在不断地运动，不断地转化的变化中，认知了宇宙、生命终极物质存在阴阳运动法则。阴阳运动法则已在《第二章中医学阴阳五行哲学》中阐述。

《内经》终极命题之解不但认知了宇宙、生命的不可测度的终极物质是阴阳两大类对立互根的物质构成。并且认知了阴阳终极物质的运动法则。

由此可见《内经》的阴阳表型不止是基因型的表型，更是宇宙、生命终极物质结构和功能的表型。《内经》用阴阳表型理论破解了复杂的宇宙、生命系统的终极命题，并提出了"治病必求于本"的医学目标。《内经》巧妙的终极命题之解，正是整体论方法比还原论方法的高明之处。也是中医学能够治病求本比西医学不能根治疾病在哲学上略胜一筹而形成在实践上的强烈反差。

《素问·阴阳应象大论》的"阴阳者神明之府也"这一终极表型理论从表型入手认识宇宙、生命的终极物质的阴阳特性，是中华民族祖先长期采用的整体论研究工具。《素问·阴阳应象大论》的"象"和《素问·五运行大论》说的"不以数推，以象之谓"的"象"，都是"表现"的意思，《灵枢·论疾诊尺》"从外知内(从外在表现测知内在变化)"是整体论黑箱方法。"象"，《说文》："象有牙四足之形，凡象之属皆从象"，汉字是象形字。汉字造字法表明，中华文化特别重视整体的表现型。所以汉字形象化，逻辑性强，字义和读音明确，好学易记。这是中文的优点，这也成就了中华儿女整体论思维的文化基因。

"象"是用整体论黑箱方法确定的整体表型。正因为中医学的阴阳表型理论是终极的表型理论，中医学才能够全面认识天地人的功能和全面系统地调控人体生命活动功能。实践是检验真理的唯一标准。五千年来中医学能够辨证论治地治疗功能性疾病和功能病变阶段的器质性疾病，表明中医学终极的表型理论是科学的。随着 20 世纪分子生物学的发展，证实了表型是生命终极物质在生物分子层次的基因型的表现型，用还原的方法证明了中医学整体论的理论。

分子生物学、西医学的发展一再证明，还原论方法对宇宙、生命终极命题是无解的。所以随着人类基因组计划的完成，还原论的分子生物学已经回归整体论，向系统生物学的方向发展。而中医学在 20 个世纪之前已经在前 30 个世纪医学实践的基础上，用整体论方法破解了宇宙生命的终极命题。实践证明宇宙、生命的终极命题还原论方法无解，只能采用整体论方法求解。

为什么整体论方法能破解宇宙生命的终极命题？这是因为宇宙、生命都是开放的自然生态信息系统，人类完全可以用整体论"黑箱"方法，从宇宙、生命"黑箱"内输出的信息"象"进行分析，建立宇宙、生命的表型组，完整把握宇宙、生命"黑箱"的功能变化。

综上所述，由《素问·阴阳应象大论》《素问·天元纪大论》终极命题的经文可以得出阴阳的定义：

阴阳是人工不可测度的两类性状相互对立相互转化的宇宙、生命终极物质在整体的用肉眼能见的各以对方为参考系的表型。

"治病必求于本"是说阴阳是生命终极物质"神"的表型，疾病是"神"的病变，治病必须从阴阳表型入手调节"神"，这是中医学"治本"的大法。所谓"治本"就是根治疾病。疾病的本是"神"的生命力病变，生命力是生命终极物质的表型，从"神"的阴阳表型入手调节"神"，这是大道至简的医疗技术。是中医医生不可不通的中医学原理，也是所有从医的人学习中医学的入门途径，所以《素问·天元纪大论》说：五运阴阳者，天地之道也，万物之纲纪，变化之父母，生杀之本始，神明之府也，"可不通乎！"

《素问·天元纪大论》解释"治病必求于本"时说："神用无方，谓之圣。"针对人体整体层次、各系统层次、组织细胞、亚细胞、基因层次、终极的"神"的病变，都必须群体化和个体化相结合地辨证论治。不可能有千篇一律和固定不变的治疗方案。据《灵枢·师传》所说："黄帝曰：余闻先师，有所心藏，弗着于方。"故"神用无方"就是不固执于某一方法之意。这就是治疗方法必须因时因地因人制宜的辨证论治原则。关于辨证论治将在本书第二十章展开讨论。

中医临床从病态阴阳表型入手，进行阴阳表里寒热虚实调节，追求阴阳平衡，治疗具有整体性全面性。西医药一直从部分入手，注重局部对抗，尤其是随着分子生物学的发展，西医临床用药追寻分子靶点治疗，如癌症的靶向药。糖尿病的抗胰岛素抵抗的增敏剂，抗高血压的β受体拮抗剂、钙通道阻滞剂、血管紧张素Ⅱ受体拮抗剂，这些药物虽然靶点明确，但是整体神经内分泌生态环境失调没有纠正，甚至加重。因为人体不论是由病原微生物入侵引起的疾病，或是生活行为方式环境因素与遗传因素相互作用引起的疾病，总是产生神经内分泌失调，引起机体生态内环境失调，形成整体的和局部的病灶。局部对抗治疗，不能调节整体生态内环境，必然高风险、低疗效、不治本。单看各种慢病用西药治疗都必须终生服药，而这些西药的毒副作用的累积又可以致命这一点来说，就足以证明西医药对慢病缺乏安全有效的药物可以选择。

《素问·天元纪大论》指明阴阳转化的周期表现为五运。五运就是五行，所以五行即阴阳，五行也是"神明之府"，是宇宙、生命终极物质的阴阳表型。某些人把五行曲解为五种物质。而有的辞书竟有把五行作为五种物质的名词解释。这是没有领悟《内经》五运六气七篇大论对五行概念的注释的缘故，呼吁有关辞书予以订正。

（二）中医学宇宙表型理论

阴阳是宇宙、生命的终极物质的表型。宇宙（即《内经》说的天地）的阴阳表型分作五运六气。五运六气是时间、空间、气象要素、物候变化的综合分型。

《素问·五运行大论》："黄帝坐明堂，始正天纲，临观八极，考建五常。请天师而问之曰：论言天地之动静，神明为之纪；阴阳之升降，寒暑彰其兆。"

"余闻五运之数于夫子，夫子之所言，正五气之各主岁尔，首甲定运，余因论之。鬼臾区曰：土主甲己，金主乙庚，水主丙辛，木主丁壬，火主戊癸。子午之上，少阴主之；丑未之上，太阴主之，寅申之上，少阳主之；卯酉之上，阳明主之；辰戌之上，太阳主之；巳亥之上，厥阴主之。不合阴阳，其故何也?”

这是问，干支是有一定阴阳含义的符号，干支纪年所主的五运六气不合干支的原有阴阳含义，这是为什么？（关于干支的阴阳含义参看本书《第四章　中医五运六气学》）

“岐伯曰：是明道也，此天地之阴阳也。夫数之可数者，人中之阴阳也。然所合，数之可得者也。夫阴阳者，数之可十，推之可百，数之可千，推之可万，天地阴阳者，不以数推以象之谓也。”

这段经文是说人体阴阳虽然变化无穷，但还是数之可数的。天地阴阳变化是更加无穷尽的。虽然天地阴阳已有上古时期到战国时期长期观察干支纪年的五运六气变化获得了五运六气表型的定数，但是天地阴阳变化无穷，还要通过对五运六气的“象”（表现）主要是从气位、气象、气温、物候、流行疾病等进行测定。具体的内容参见《第五章　五运六气的测定和证治》。

（三）中医学个体人的阴阳表型理论

人的阴阳表型是《内经》对人体整体各种生命信息“表现”总和的分类定型。用这个“黑箱”方法，可以使医生在整体水平用望闻问切四诊能观测到人的生命终极物质的病态表型。因此《内经》中人的阴阳表型是生物学概念。

1. 个体人的阴阳表型

根据《灵枢·阴阳二十五人》，人群可以分为五形人型及其二十五变人型，这些不同表型的人型，外形、肤色、人格特征、行为模式各不相同。根据《灵枢·通天》将人的个体分为太阴、少阴、太阳、少阳、阴阳平和五种阴阳表型。

2. 人体生理阴阳表型与病态阴阳表型

人体五藏六府经脉经气系统、卫气营血津液脉系统，是中医学用整体论“黑箱”方法研究人类在大自然中所表现出来的健康的形态特征、生理特征和行为特征的总和的分型，而病证是人体病态阴阳表型。这些表型是整体的生物学“表型”。这些表型参看本书《第七章　中医学生理模型》《第十章　中医学病证模型》，附篇《黄帝内经通解》第四卷　藏府经脉学等篇节。

《内经》依据系统的外在表现确定系统的内在结构和功能的变化，如“阴阳之升降，寒暑彰其兆”，如“从外知内”，都是整体论黑箱方法。整体论使《内经》只需大概的正常人体解剖和死亡病例的病理解剖，了解特征性症状表型和内脏病变的关系。然后用“黑箱”方法对人体系统功能的表现分组建立起五藏功能表型组，以解剖所见到的内脏命名，如心藏功能系统表型以心脏命名等。六府功能表型以解剖所见的消化道、泌尿道脏器命名。如胃府、三焦府（上焦出于胃上口；中焦亦并胃中；下焦下溉诸肠）对应于胃；大肠、小肠、膀胱、胆各自对应于消化道、泌尿道的具体脏器。对人体系统病变脏器和病态表型的关联来命名病和证,如心病与心脏有关,肺病与肺脏有关,肝病与肝脏、交感神经有关,脾病与胰脏、副交感神经有关,肾病与肾脏有关。

所谓表型就是指个体形态、功能等各方面的表现,就是个体外表行为表现和具有的行为模式。这个生物学"表型"的定义是恰当的。显然,不管是中医学人体整体的表型,还是系统生物学微观的人体分子层次的表型,研究方法都是整体论从外知内的"黑箱"方法建立的概念。《内经》通过对宇宙大自然整体的时间、空间、气象、物候、人体生理病理的综合表现的分析归类的五运六气"表型",不属于生物学的概念,但它的方法同样是对不可彻底还原的开放的复杂系统的整体论"黑箱"方法。五运六气也是阴阳表型。

(四)现代表型理论

现代的表型概念是:"表型是基因型表现出来的性状,是肉眼可以看到的,或可用物理化学方法测定的。不同的基因型表现为不同的表型。"而基因型概念是:"决定同一性状的一对遗传因子,是一个基因的不同形式,基因的组成叫做基因型,是肉眼看不到的,要通过杂交实验才能鉴定。"显然,现代表型理论是分子生物学还原论的概念。

但是,表型、基因型这两个基因学名词是1911年丹麦遗传学家W. L. 约翰森提出来的,基因组学则是20世纪后半叶构建的。这表明,现代的表型概念起初并不是还原论的概念,而是整体论"黑箱"方法推导出来的概念。

20世纪末人类基因组计划完成后,生物学领域的科学家都在考虑一个问题:未来生物学研究的方向在哪里?为此学术界也不乏辩论。得出的共识是:生物学的发展未来主要面对如下问题:(1)如何弄清楚单一生物反应网络,包括反应分子之间的关系、反应方式等;(2)如何研究生物反应网络之间的关系,包括量化生物学反应及生物反应网络;(3)如何利用计算机信息及生物工程技术进行生物反应,生物反应网络,乃至器官及生物体的重建。

以上三个问题把还原论的分子生物学推向了系统生物学,至于生物器官及生物体的重建用的是还原论的思维方式,能否实现拭目以待。

如上所述,随着20世纪末人类基因组计划完成,生物学的还原研究从分子生物学发展到以基因组学、后基因组学为基础的系统生物学,使整体论"黑箱"方法的"表型"理论用还原方法在分子层次得到实证。至此,人类已经在分子层面证实肉眼能见的整体表型是微观的生命体基因型在整体层面的表现型。这正是中医学整体论理论的还原论实证。这就是说,中医学整体论表型理论已经在二十世纪后半叶从分子生物学及其发展起来的系统生物学的角度得到分子层面的微观解释。

基因本来是生命的终极命题,目前分子层次基因的物质结构并不是生命的终极物质结构,因此,基因组还不是终极的概念。只能认为,分子水平检测得到的基因的物质结构和功能的表现是生命体终极物质的"表型"。因此分子水平的基因组学的研究方法还是黑箱方法,基因型只是对生命终极物质在分子层面用整体论"黑箱"方法构建的概念。用还原论方法从分子层面实证整体论表型的假设，这是整体论、还原论两种科学研究方法互补、互鉴的正确途径。但是有人竟在系统生物学发展的时代反对采用整体论表型理论的中医学。请问，如果中医学用整体论"黑箱"方法构建的整体层面的表型理论不科学，那么，分子层面的基因型是否是生命体的终极物质结构？既然不是，那么，分子生物学、系统生物学表型理论是否科学？显然，整体的表型比分子层次的表型更全面更完整地反映了系统终极物质的状态。整体论黑箱方法是更全面更完整更可靠地认识无法彻底还原的复杂系统的科学方法，还原论分子层面的基因型、表型的研究只是对整体论黑箱方法表型理论的应用科学的理论实证，而分子生物学在向系统生物学演进的过程中，在构建基因型、表型理论时，已经将方法论从还原论转向了整体论。系统生物学分子基因结构是用还原的方法测定的，分子生物学表型理论是实验性的基础科学，还不是解答终极命题的应用科学。而整体论黑箱方法的表型理论则是中医学在医疗实践中解决终极问题的应用科学，这正是作为应用科学的中医学的长处。正如前面说过的，因为宇宙、生命终极命题采用还原论"白箱"方法是无解的，必须采用整体论的方法求解。而基因型表型正是分子生物学从还原论方法论转向整体论方法论所建立的系统生物学的成果。

从基因概念的提出，可知人类都追求大道至简，深信努力把握生命终极物质结构和功能，破解生命终极命题，功能疾病能够迎刃而解。

中医学能够治疗功能疾病，并使其痊愈，完全得益于整体论"黑箱"方法的终极表型理论。正如上面已经说的："治病必求于本"就是说治病要从生命终极物质"神"的阴阳病变表型入手。中医学的肉眼能见的终极表型的理论已经在20世纪后叶发展起来的分子生物学在肉眼不见的生物分子层面上得到实证。这是20个世纪以前的宏观的整体论表型理论经历了20个世纪的科学技术的发展，获得的微观的还原论实证。

20个世纪以前中医学的宏观的阴阳表型理论来源于从上古时期到战国时期的医学实践，从长期的实践上升为理论，又用长期的实践验证的理论。实践是检验真理的唯一标准。一门学科理论经得起几千年实践的检验必定是有科学依据的。一门科学学科的理论在短期内找不到解释工具，但是随着科学技术的发展，终究因为解释工具的出现而得到实证是很正常的。中医学的基石《内经》"阴阳者神明之府也"，这一终极的阴阳表型理论，经过20个世纪的持续不断实践，在20世纪后半叶通过分子生物学的发展，在微观的生物分子水平得到实证，这表明，中医学这门应用科学的原理已经在生物分子层面上得到还原论基础科学的阐明。现在，中医药的基础理论和临床实践都可以利用系统生物学平台进行研究，在生物分子层面上予以部分解密。

治病从阴阳表型入手调节"神"的病变。这是中医学根治疾病的大法。在还原论西医学不能彻底还原生命体，无法治疗人类功能性疾病和功能病变阶段的器质性疾病的今天，整体论中医学早在20个世纪以前就从阴阳表型入手治病求本，有效地治疗功能性疾病和功能病变阶段的器质性疾病，这证明中医学阴阳表型理论已经正确解答了医学的生命终极命题。这是医学科学在两千年前的重大科学成就，中华医祖对人类功能性疾病和功能病变阶段的器质性疾病通过阴阳表型治疗的技术，至今仍是整体论医学的优势。奉劝那些诋毁中医学的崇洋媚外者，要懂得医学的宗旨，要凭人的良知，虚心地向中医学学习。如果中医学创始者穿越数千年还活着，假如他们能掌握现代物理化学还原论工具，他们会不会用还原论工具以追求打开生命“黑箱”为医学的价值取向，并制造化学药物干扰生命？从《内经》解剖学可以看到，中华医祖当时就可以记录内脏的结构解剖。但是他们没有这样做。可知他们是笃信医学适用整体论方法的，当他们知道还原论医学至21世纪尚不能解决功能疾病时，他们凭什么改变自己的医学整体论立场？

可以这样说，既然大自然是无法彻底还原的，属于生命科学的医学，只有整体论才是安全有效的。医药的科学性和安全有效性是同一的。依据科学是“如实反映客观事物固有规律的系统知识”的定义，安全有效的医药一定科学，风险低效的医药一定不科学。这是天经地义的。医学是一门应用科学，在医药领域，没有什么比安全有效更重要了。

20世纪后半叶以来，分子生物学的发展从分子层面证明了整体的表型是基因型的表现型，这是中医学人体表型理论在20世纪后半叶通过人类基因组计划的完成，生命科学研究进入了“后基因组”时代获得的还原论实证。

钱学森先生于1988年在《中医药通讯》发表文章指出：“中医的理论和实践我们真正理解了，总结了以后，要影响整个科学技术，引起科学革命。”先不说世界观方法论的改变直接影响科学技术的发展方向，单从科学技术的宗旨来说，科学技术是为人类谋福祉的，医学学科是人类保障生命安全，维护身心健康最基本需求的科学。所以钱老这样预言，一点也不过分。对中医的理论和实践的科学性和对中医学科的发展意义的评价，充分展示了钱学森作为世界大科学家的战略视野。20世纪末计算机互联网的出现，正是科学从破碎化的还原论向系统化的整体论转变的革命。随着20世纪末人类基因组计划的完成，生物学从分子生物学向系统生物学的发展是科学革命的组成部分。世界卫生组织《迎接21世纪的挑战》提出21世纪医学的发展方向，都是钱学森预言的印证。

由于分子水平的基因尚不是生命体的终极物质结构，因此基因也只是宇宙、生命复杂系统终极物质在分子层面的表型。既然生物学深入到分子水平还不能确定生命的终极物质，仍然需要应用整体论的“黑箱”方法，那么，在2 000年前《黄帝内经》采用的整体论“黑箱”方法所发现的人体整体的阴阳表型组为什么是不科学的？更何况人体整体的表型已经被分子生物学证实是基因型的表型。

宇宙系统的阴阳表现是“阴阳之升降，寒暑彰其兆”，分类为天地五运六气表型；人群的阴阳表型分类为阴阳五行人型；人体的阴阳五行表型分为五藏六府、经脉、经气、卫气营血津液脉。五藏六府表型由内脏实体、功能系统、体表系统、经脉系统等组成。

《素问·气交变大论》：“位天者，天文也。地位者，地理也。通于人气之变化者，人事也。”天，指天文气象；地，指地理环境；人，指人的个体和人的群体社会。《内经》建立的人体生理系统是天人合一的综合系统。宇宙系统阴阳运转的五运六气表型以时间、空间、气象、物候的要素为征象。人类个体的阴阳五行人型以外形、心理行为特征为征象。不同阴阳五行人型的群体组成社会。因此人体是阴阳五行系统，社会也是阴阳五行系统。人体系统生理表型的“五藏系统”分为“心藏”“肺藏”“脾藏”“肝藏”“肾藏”，人体五藏是由解剖实体、躯体功能、心理功能组成的表型组。五藏分主五种情志（心理行为），所以五藏又称五神藏。三阴三阳经气系统由十二经脉联络于五藏六府。五藏六府又通过经脉互相联络。心藏还有心包络，胃府又分为三焦。《内经》把人与自然、社会的关系、心理与生理的关系看做一个整体关系。人是自然复杂系统的一个子系统。中医学整体论是科学的，比还原论要辩证得多。正如《素问·五运行大论》指出的：“天地阴阳者，不以数推，以象之谓也。”仅仅掌握系统的结构（例如人体解剖）是不够的，必须依据系统的表现确定系统的结构和功能的变化。整体论使《内经》只需大致的尸体解剖，然后用“黑箱”方法对人体系统功能表现分组建立起各个子系统（五藏六府功能表型组）五藏功能表型组以解剖所见到的各个内脏器官来命名，六府功能表型组以解剖所见的消化道、泌尿道脏器命名。六府的胃府、三焦府（上焦出于胃上口；中焦亦并胃中；下焦下溉诸肠）对应于胃。大肠、小肠、膀胱、胆各自对应于消化道、泌尿道的具体脏器。这些“府”的功能可以直接从府的内容物推知胃大小肠胆膀胱各府的功能，至于胃的三焦府功能，明显是从胃功能与免疫、代谢、泌尿功能密切关系的表型推导出来的。

人们总以为用物理化学的“白箱”方法对生命体进行还原才是科学的，这是最大的误会。对非生物可以用还原论的方法去剖析，而对于宇宙、生命复杂系统无法用还原论的方法彻底剖析，“白箱”只能局限于一定层次。非生命体可以分析到分子、原子层次，但是“整体大于部分之和”，分子、原子的总和并不等于被还原的整体。拿概念来说，局部绝不等于整体。例如，桌子是木头架构的，但木头并不是桌子。还原论对非生命体尚且不能可靠地还原，何况对于生命体。因为生命状态和死亡状态不能同日而语。实验室用的组织标本不能和生命体整体同日而语，例如血液标本，是离体的无生命的组织标本。对离体的组织标本的实验的结论至多说明生命运动在某一时空的某种状态，不能还原生命运动的全过程。药理实验所用的模型是动物模型，和人类不能同日而语。尸体解剖所看到的均是无生命的尸体，不可能返回为人的活体。之所以这些并不完美的方法被认可，是因为对生命体的还原论方法实在没有更好的实验标本和实验方法。还原论生命科学如果以局部的、静止的观点去看待生命是绝对不科学的。因而分子生物学向基因组学后基因组学系统生物学的发展是必然的，组学发展的趋势必然将还原论生物学导向系统生物学，即从整体的角度出发去研究人类组织细胞结构，基因，蛋白及其分子间相互的作用，通过整体分析反映人体组织器官功能和代谢的状态。这是生命科学不得不从还原论回归整体论的原因。这也是中医学科学性的见证。所以某些人认为用还原论方法测定的生物体的物理结构和化学性状就是生命的真相的认知，是有偏差的。系统生物学是生命科学的重大进展，但是系统生物学的基础还是还原论的理论，这一生命科学还只能停留在可以测量的生物分子层次，无法解答生命的终极的命题。基因并非生命体的终极物质结构，基因构筑生命体的全过程并不清楚。因此，基因组仅是生命终极（《内经》称“本始”）物质在分子层面的表型。在本世纪利用基因知识治疗疾病，不仅技术上鞭长莫及，就是伦理上也难以通过。可以说，本世纪人类利用基因知识采用还原论手段治疗常见病多发病没有可能。可以断言，对于生命体，人类无法用还原论的方法将局部完整地返回为整体，或将微观完整地返回为宏观。因而用还原论方法治愈疾病，是很难有希望的。利用基因知识治疗疾病只有引进中医学表型理论，利用中医学整体表型组学，采纳中医学辨证论治体系，在分子基因水平进行医学检验，才是可考虑的。相信这将是系统生物医学的发展方向。

人类能不能科学地认识生命的真相？根据中医学的五千年实践，是可能的。这是因为人体是一个开放的自然生态信息系统，人类完全可以不打开人体黑箱而利用从人体黑箱内输出的功能信息，从把握系统的功能秩序着手去把握系统的结构秩序。迄今为止，最接近生命真相的研究方法是整体论黑箱方法。例如影像学的方法、生化检查的方法，基因检测的方法，这些检测方法都是不打开人体的“白箱”方法，也就是通过对系统输入和输出的信息去了解系统内在的变化的黑箱方法。因此这些检测方法也只是黑箱方法的一些观测手段而已。医学理应追求安全有效，对安全、有效、简便、廉价的医学方法，竭力主张弃而不用，对高风险、低效、繁琐、高价的医学方法大唱赞歌，还标榜是人道主义，岂不令人大跌眼镜！

得到科学家钱学森先生和国内《内经》学名家程士德、孟景春、李今庸等认可的1990年在上海出版的《内经五运六气学》说：“阴阳分析法就是中医学的方法论。以系统论观点来解释，它认定，系统S是阴阳两元的集合：

即 $$S=\{阴,阳\}$$

而系统S的结构秩序A和功能秩序A，则可用阴阳变量x来描述：

$$A=\{x\mid x\in S,阴\leqslant x\leqslant 阳\}$$

或 $$A=\{x\mid x\in S,阴\geqslant x\geqslant 阳\}$$

阴阳分析法的优点是具有高度的概括性和广泛的应用性，是对系统的一种最佳化模拟。它不但对宇宙或人体系统各组成子系统间的相互关系以阴阳变量来表示，而且对宇宙系统与人体系统的同构关系和同步变换关系也以阴阳变量来描述。它不但对生理病理予以阴阳定量，而且对药理也予以阴阳定量。例如它将中药的功能用阴阳分析法归纳为四气五味、升降浮沉，从而使药物广泛地参与人体系统内的调节活动，而可以不受药物特异性功效的限制。这不是说中药没有特异性功效，而是说阴阳分析法一旦用于药理，药物的用处就更广泛，同时副作用就更少了。中国医学不注重‘白箱’方法是它的弱点，但是注重用系统论方法，把理论大厦建筑在从定量角度描述系统元素间关系的方法的基础上，却是一大优势。”

“医学的对象是生命的有机体，这一有机体不能像其他学科研究的对象那样可以自由地分开和合成。以系统论的观点，系统的结构秩序和功能秩序是统一的，功能的有序化表示结构的有序化，而功能的秩序可以从系统的输入和输出的信息去把握。如此就提供了对有机体系统的认识工具。因此不论采用‘白箱’或‘黑箱’方法，对医学来说都适宜建立信息系统工程。实质上，中国医学或西洋医学的临床或试验系统都属于信息系统。”

“不论中国医学或西洋医学，也不论‘白箱’方法发展到如何超微水平，‘黑箱’方法总是占主导地位的。也就是说，医学都应当遵循系统工程的法则，将系统的信息加以组合，并进行定性定量的分析。所不同的只是对信息的组合方法各有特点而已。”

中医学整体表型组是用整体论“从外知内”的“黑箱”方法建立起来的，合乎系统信息工程的法则。从这个方法论的角度看《第六章　中医学解剖模型》例举《内经》有五藏内脏的实体解剖，却忽略记录内脏的器官形态解剖和形态学改变的内脏器官病理形态解剖。就可以理解了。

用黑箱方法对基因表达的表述，是在二十世纪分子生物学还没有发展之前形成的，现在大多数功能型基因尚没有找到基因位点，仍然需要黑箱方法。“所谓表型就是指个体形态、功能等各方面的表现，就是个体外表行为表现和具有的行为模式。”毋庸置疑，表型是整体论“黑箱”方法的概念。

从《黄帝内经通解》第四卷可以看到，《内经》曾经采用“白箱”的方法打开人体“黑箱”，进行过躯体内脏的解剖，从《第六章　中医学解剖模型》可以知道《内经》五藏病的命名和定义都是有内脏病理解剖作依据的。当时并没有物理化学的还原工具，只能宏观地用肉眼观察。虽然中华医祖尝试过“白箱”方法，但是《内经》的记载表明了中华医祖并没有固执“白箱”方法，而是很快转用“黑箱”方法研究人体的表型。常态的表型分為五藏六府经脉经气系统、卫气营血津液脉系统。病态的表型分类为藏府经脉阴阳表里寒热虚实的证。没有物理化学等还原技术，却通过表型理论掌握生命运动无法彻底还原的终极微观物质的功能，比物理化学还原方法认识更接近生命的真实常态和病态。这表明中华医祖的高智商，他们明白作为生命活体的人是不可以也不能够分割的，唯一可选择的方法只有从人的整体水平入手，用整体论的“黑箱”方法观察生命表型，即“阴阳者神明之府也”，建立整体的表型组医学体系。能从整体的表型观测和解决临床问题时，为何非得追求微观解决临床问题不可？医学是一门应用科学，不是基础科学，其宗旨是救助人类于疾病困厄，保障人类的生命安全和身心健康，而不是把人的生命体做还原实验研究。中华民族的祖先是明智的，所以强调“圣人不治已病治未病”。中医学五千年的实践证明，医学坚持表型理论，从阴阳表型入手治疗未成形的疾病是高超的医术。医学研究从宇宙到人体、从整体到局部、从宏观到微观的逐步深入研究，是最可靠的研究顺序，所以中医药在民间扎根了五千年。还原论医学到了21世纪，还不能应对功能疾病，而在20个世纪之前，整体论中医学已经经过30个世纪锲而不舍地研究，积累了丰富的治"未病"(功能性疾病和功能病变阶段的器质性疾病)的临床经验，这一医学体系又经过20个世纪的实践验证。证明整体论中医学方法论的先进性科学性。

总之，《内经》所构建的人体生理系统是天人合一的系统，《内经》认为，阴阳表现是宇宙、生命运动的终极物质的表型，《内经》把人与自然、社会的关系、心理与生理的关系看做一个具有同构关系和同步变换关系的整体。这个整体论方法论使二千年前在中国产生了"自然—社会—心理—生物"医学模式，这一医学模式在二千年后的今天仍然是先进的医学模式。它的先进性表现在理念的超前性，表现在对功能病变治疗的可能性。中医学是最古老的，也是最现代的处于生命科学前沿的医学，因此中医学将是世界未来的医学。

现代西医学对疾病的病因病理生理的认识可以说已经达到了炉火纯青的程度，但是缺乏应对疾病的根治方法。只能认识疾病，不能治愈疾病，这折射出医学还原论方法论的缺陷。相信现代西医师谦虚学习并采用中医学的方法论及其辨证论治、中药理论体系后，可以达到"治病求本"、"治未病"的医疗技术水平，这将给人类带来福祉。

现已明确，还原论化学药物迄今为止，均不能"治未病"。至于治已病已是不能让大多数病人恢复健康或延长生存时间和提高生存质量的措施，例如对于癌前状态无法治疗；对于已经成形的癌症，手术疗法、放射疗法、化学疗法以及正在推广的靶向疗法，都不能轻易战胜癌症。例如2型糖尿病防治中的三级预防，根本无化学药；对于心血管疾病，大中小微血管病变及其终点事件，手术疗法、介入疗法、溶栓疗法等不但已经无力回天，而且造成伤害的可能性更大；例如对于各种退行性疾病，如AD、VD、PD等神经元退行性疾病、退行性骨关节病，化学疗法、手术疗法均无以应对；逆转慢性泌尿系统、呼吸系统疾病，如慢性肾病、慢性阻塞性肺疾病的进程，西医药也同样应对无力。例如对于传染病，当病人自身的免疫功能低下而不能歼灭入侵机体的病毒或超级细菌时，就只能苟延残喘，等待死亡；当病人自身免疫应答过度时，只能对抗，无法调节，可以说目前以西医药为主体的现代医学应对传染病，有力的措施只有依靠国家权力对传染源实行隔离，对传染病人的救治现代医学是无能为力的。现在医学应该努力做的还是《内经》提出的"治未病"，即治疗功能性疾病和功能病变阶段的器质性疾病。由于以西医为主体的现代医学无法应对大量的功能疾病，要说应对只能是治标不治本，甚至治标损本。近年来"保健品"打着对恢复功能有利的旗号，趁虚而入。但事实证明，"保健品"是在忽悠人。而提倡营养养生的，也是在误导人们。治"未病"即治疗功能性疾病和功能病变阶段的器质性疾病，正需要中医学的方法论及其辨证论治体系。

中医学是一门接近生命真相的医学，她在2 000年前就采用信息工程技术从表型入手对人体系统的病变进行调节，安全、有效、简便、廉价，因此经得起数千年中华民族亿万人的实践检验。《内经》采用整体论"黑箱"方法，认识到宇宙、生命终极物质是具有阴阳表型的物质。并通过上古时期至战国时期的三千年医学实践验证，在《内经》中上升为理论体系。这是中华民族在医学学科的一个空前的科学成就。这个科学成就，解答了宇宙、生命的终极命题，给全面认识人体活体的常态和病态，提供了认识工具和治疗方法，给中华民族的繁衍昌盛作出了功垂千秋的贡献，给人类的生命健康带来了福祉。

所以中医界要有理论自信，要坚信中华民族祖先整体论立场的正确性。

二、表型理论的研究史

中医学天地人系统表型理论的研究起始于何时？

从我国历史纪元来看，五帝以后第一个朝代夏朝就有帝王以干支取名，到了商朝，不论是前期还是后期，帝王以干支取名已经风行。可知天干地支至迟在我国原始社会的炎黄时期已经发明。干支是有阴阳含义的，是宇宙生命终极物质运动所表现出来的生物生长收藏和回归年气候、物候的变化顺序。从天干地支产生的年代可以看到中华医祖对宇宙、生命运动的终极表型理论的研究在上古时期就已经开始了。《内经》的“阴阳者神明之府”这一表型理论是对上古时期到战国时期的宇宙、生命终极物质阴阳表型的三千年研究成果的总结。可见阴阳表型理论是与五千年中华文明同源的。

三、表型理论的基础

《素问·气交变大论》：“善言气者，必彰于物。善言古者，必验于今。”“善言气者，必彰于物。”是说“气”是不可还原的物质的功能，只能通过整体的表型感知。“善言古者，必验于今。”表明《内经》用黑箱方法建立的表型理论是长期实践的理论升华和经过长期的实践验证的。

可见，与分子生物学的还原论表型理论的基础是物理化学实验不同，《内经》整体论表型理论的基础是三千年大样本人群的生命实践。

中医学的基础理论体系是《内经》，而中医学的表型理论起源于远古年代至今至少有五千年的文明史，就是说至《内经》成书时中华民族的中医药实践至少有三千年的实践史和医学科学研究史。所以我们可以说，四大中医经典是几千年中华医学实践的总结和理论升华。在古代没有物理化学手段的情况下，经典中医学所用的研究方法当然不可能是还原论，从《内经》来看，也不是把整体分解为局部的简化论。所以那些抨击中医没有采用物理化学还原方法是不科学的言论，不但强辞夺理，而且连起码的唯物主义历史观也没有。用现代的还原论方法否定古代中华民族的祖先的科学研究实践，这是不折不扣的虚无主义。至于还原论医药是否科学，这要看还原论医药到底是安全有效，还是风险高而低效。科学不科学并不是可以随口评说的。

《内经》所建立的中医基础理论是否科学？关键是能否通过大样本的实践验证。例如《内经》描述的经脉用还原的方法检测不到实质性的组织结构，但通过二千年亿万人的实践应用证明经脉确实存在，而且针灸疗法已经推广到世界各国各地区，得到当地政府的认可。这说明不仅在中华民族的人群中，而且在世界各国各地域的其他民族的人群中，同样存在《内经》描述的经脉。这证明物理化学等还原论的方法并不能解释人体系统的客观物质结构。那么，我们能否用大样本的方法验证中医学的理论？中医学的五千年来亿万人的实践，甚至外国人的实践，样本不足够大吗？现代医学的大样本与中医学的大样本相比，真是小巫见大巫。

为什么自古至今，从中国到全球，人体经脉分布一致，人体正常脉象一致，人类的表情、肢体语言一致？这已经表明人类在分子层面的基因型乃至人类的不可测的生命终极物质是一致的。这也证明中医学表型理论的客观性科学性。

综上所述，中医四大经典的理论来源于战国时期前三千年用整体论黑箱方法的发现，经过三千年亿万人的生命实践检验，完全是大样本的科学研究方法。中医学终极阴阳表型理论是整体论方法论的产物。而 20 世纪后半叶以来基因组学是还原论方法的研究成果。中医学是应用科学，分子生物学是基础科学。基础科学不等于应用科学。医学作为应用科学，显然适合整体论方法，而医学基础科学可以用还原论方法作实证，解决基础理论问题可以用还原论方法，解决医学实践问题要靠整体论方法。因此，20 世纪后半叶以来分子生物学可以用来验证 20 个世纪以前的中医学整体论表型理论。一门科学学科的基础理论限于短期内人类科学技术水平，还找不到科学研究的实证工具。经过长期的科学技术的发展获得实证，这很正常。

中华民族的医祖虽然用白箱方法解剖过人体尸体，但是没有固执“白箱”方法，而用整体论“黑箱”方法确定了宇宙、人体这些无法彻底还原的复杂系统的表型组，简便、安全、有效地利用天然的医药资源治疗疾病。中华文明是无与伦比的，中华民族祖先所创立的中医学德泽下流，为中华民族的繁衍昌盛做出了功垂千秋的贡献。中华民族子孙万代确实应该感恩伟大的天才的祖先。

《内经》在 2 000 年前，总结了战国前 3 000 年的大样本的医药实践升华起来的阴阳表型理论，又经过战国以后至今的 2 000 年亿万人生命实践的检验，是非常珍贵的医药学。这确实是中华文化软实力的展示。

四、已获实证的中医学理论基石

《素问・阴阳应象大论》：“阴阳者，天地之道也，万物之纲纪，变化之父母，生杀之本始，神明之府也，治病必求于本。”《素问・天元纪大论》“夫五运阴阳者，天地之道也，万物之纲纪，变化之父母，生杀之本始，神明之府也，可不通乎！”前者指出治病必求于本，本是阴阳不测的生命终极物质“神”，“神”有“神明之府”的阴阳表型。后者指出对于阴阳终极表型理论，中医师是不可不通的。可见，中医学的理论体系的基石就是终极表型理论。从整体的表型认知不可还原的终极，找到疾病的根本，这一通过可见的表型认知生命终极的理论在分子生物学的技术发明之前缺少还原论实证的工具，在《内经》提出不可还原的生命终极物质的表型后由于科学技术的发展水平所限，还没有还原论的实证工具，但是在数千年的临床实践中得到不断的验证。毫无疑问是科学的。

20 世纪后半叶，分子生物学已经在生物分子层面证实，肉眼能够看到的整体表型是基因型的表现型。这是中医学整体论阴阳表型理论的还原论科学实证。一百多年来反中医的民族虚无主义不断攻击中医不科学的鼓噪者应该感到脸红。

20 个世纪以前，中医学的宏观的整体论理论来源于上古时期到战国时期的 30 个世纪的医学实践。中医学是从长期的实践上升为理论，再经过长期的实践验证的科学。中医学科的理论基础在过去限于科学技术的发展水平，找不到解释的工具。经过 20 个世纪的人类科学技术的发展，终于使中医学的理论基石《内经》这一生命终极表型理论在生物分子水平用基因型的表现型得到实证。诚然，分子水平的基因物质结构还不是生命的终极物质，《内经》终极表型理论还将随着科学技术向更深层次的微观技术的发展，得到更深层次的实证。但可以预测，利用中医学终极表型理论和基因组学检测手段相结合是 21 世纪治疗功能性疾病和功能病变阶段的器质性疾病的一条医学出路。人类未来医学是有希望的，将不用把功能病变阶段的器质性疾病判断为“终生服药的疾病”。

第四章　中医五运六气学

五运六气理论是贯穿《内经》全书的理论，五运六气的主运跟五藏生理和五藏流行病的关系主要在《素问·藏气法时论》《素问·玉机真藏论》中论述，五运六气七篇大论主要论述岁运岁气对主运主气的影响。《内经》五运六气七篇大论涉及到我国战国时期及战国以前的哲学、天文学、历法学、地理学、气象学、物候学、声乐学、光学、数学、文学、心理学、解剖学等学科，故《内经》被誉为古代的百科全书，读懂运气七篇大论需要了解古代的百科知识，再加上五运六气的专用名词术语，使七篇大论深奥难懂，因此五运六气理论成为学医的难题，自唐代王冰发现《素问》五运六气七篇大论以后，古代医家不经考证争议不休，甚至有人武断地认为运气七篇大论不是《内经》原文，主张废弃不读。但是无论从干支纪年法的起始年代的考证、古代天文学史、数学史、声乐学史、文学史、《灵枢》《素问》其他篇章、《伤寒》《金匮》《本经》的考证都证明五运六气七篇大论是《内经》的原文，正是五运六气七篇完整地阐述了中医学的世界观方法论，如《素问·气交变大论》说："善言气者，必彰于物。善言古者，必验于今。善言应者，同天地之化。善言化言变者，通神明之理。"正是五运六气理论展现了《内经》天人合一基本概念，阐明阴阳五行宇宙生命终极物质的结构和功能的表型、宇宙生命终极物质运动法则，展示"自然—社会—心理—生物"医疗模式；也正是五运六气理论阐述了中医学病因病机病证模型，描述了四时平脉和太过不及的病脉，特定的病因病机、特征性症状、审证求因实行病因治疗、中药四气五味的运用、方剂理论等，是中医学临床辨证论治的奠基之作，正如上一章所说的，五运六气是中医学表型理论发现的宇宙、生命的终极物质的表型。天地人阴阳表型的建立，使中医学世界观、方法论、辨证论治等理论体系得以形成，使中医学科的独特性显示出来。不懂《内经》五运六气理论就不懂《内经》《伤寒》《金匮》《本经》的中医理论，浙南经方派大师们一致认为《内经》五运六气理论的产生，"标志着完整的中国医学理论体系的形成"(见 1990 年上海科技文献出版社出版的徐振林编著:《内经五运六气学》一书引论)。因此浙南经方派大师们通力合作在上世纪七八十年代完成了《内经》五运六气学的研究，由作者在《黄帝内经通解》(初稿)基础上编写了《内经五运六气学》一书。《内经五运六气学》出版后，受到时任中国科协主席钱学森先生的重视，中国《内经》学名家程士德、孟景春、李今庸等教授纷纷来信予以好评。当时的《中医药信息报》介绍本书:"作者力排旧论，为恢复运气理论的本来面目，作了开创性的工作。"[①] 可见，五运六气理论在中医学理论体系中的重要地位。

一、五运六气学的起源

《素问·气交变大论》说："善言古者，必有验于今。"五运六气理论是自古流传下来的，也是经过《内经》成书年代验证的理论。那么五运六气理论起源于何时？

本书第二章已经提到，河图、洛书在《尚书》中已有记载，天干地支这些描写天地阴阳变化引起生物物候变化规律的顺序符号，诞生的年代也已经相当久远了，具体不详，但可以确定，在夏之前已经存在了，因为夏朝已有帝王取与干支有关的名字，如孔甲、癸，商前期(前1600～前1300)商后期(前1300～前1046)的帝王们都喜欢取一些与干支有关的名字，比如太甲，天乙等等，这就说明在夏商朝之前已经有了天干地支。天干地支是用来纪年、纪月、纪日的数字。干支又是有阴阳的含义，表明干支是宇宙、生命循环变化的表型。这就表明，中医学研究以六十年为周期的回归年四季气候气象物候变化规律的五运六气常态和异态的规律有相当长的历史，从五千年前的上古时期到二千年前的《黄帝内经》成书年代，时间间隔有三千年，虽然现代由于人类的活动已经造成全球性气候变异，会影响对五运六气的验证，但是当我们学习了《内经》五运六气学的常法和变法以后，知道五运六气理论主要分析回归年四时五运(主运)和六季(主气)气象、气候、物候、流行病的变化，治疗原则和方法的变化规律，可知《内经》五运六气理论是严密的；通读《内经》全书后就会知道《内经》五运六气的理论贯穿《内经》的《灵枢》《素问》两书，其理论体系是客观的辩证的。特别是"善言天者，必应于人"的五运六气的病因、病机、脉象、特征性症状的辩证、治疗原则，中药四气五味药理、方剂君臣佐使的配伍原则，阐明了中医临床因时因地因人而异地辨证论治核心原则和基本方法的基础理论。

《内经》是中医基础理论的奠基之作，《内经》作为中医基础理论经典阐明了中医学的宇宙观、方法论、医学原理，提出和解答宇宙生命的终极命题，解决治病求本的医学任务。所以《内经》在人体解剖后确定了内脏和躯体的经脉网络，著成了《灵枢》后，立即提出了宇宙生命本原之问，著成《素问》，五运六气七篇大论的著成才使《素问》名副其实，使《内经》完整面世。所以某些古代医家企图否定《素问》运气七篇大论实在是对《内经》没有通读通解之故，说是中医学家，实则是名不副实。正因为学风不正，才造成后世中医学者对中医理论体系不了解。直至今日四大中医经典形成的中医理论体系还没有阐明，这不能不让人遗憾。

二、《内经》历法

历法是划定五运六气气位的依据。气位明确才能测定五运六气的有余不足、太过不及、胜气复气。

《内经》历法制定的依据是古代天文学的观测结果与气候规律。考据《灵枢》《素问》的记载，它的制定方法是：第一，以分布在黄道、白道近旁的二十八星宿为坐标系，观测日月运行；第二，观测北斗星座斗柄所指方位；第三，表测日影；第四，参合以寒暑轮法为主的气候规律。①

《内经》历法的主要内容有：(一) 计时法按一平太阳日分为一百刻或十二时辰计算；(二) 回归年长度为365.25个平太阳日；(三) 一回归年分为四时，岁首是立春；一回

① 异天，戈德. 中国名医列传·当代卷[M]. 北京：中国国际广播出版社，第1版，1994.

归年分为六季，一季分为六个节气，一节气分为三候，一侯约 5 日；（四）六季为六气：初之气、二之气、三之气、四之气、五之气、终之气。每一气计 60.875 日；（五）一回归年分八节，这是洛书方位图所示的东南西北四面八方八宫；（六）一回归年按斗建（根据初昏时北斗星斗柄所指的二十八星宿方位将一回归年分为十二月，月初为节气，月中为中气，共二十四气，形成斗建历月法，斗建历月是恒星月；又按六季分初气、中气共有十二气月；（七）朔望月分大小月，阴阳合历积气余而盈闰；（八）视太阳运行一度，视月球运行十三度有奇；（九）干支纪年、纪日，以数字配十二支纪月。①

从《内经》历法，可以看到五运六气学与天文学密切相关。

三、五运六气理论

正如本书第二章所指出的，阴阳五行模型抽象于天地人的阴阳变化规律。阴阳五行是一些具有运算符的元素符号，阴阳是一对运算符相反的元素，在存在极限的空间内，阴阳是对立互根、相互转化的，对立产生相克作用，互根产生相生作用，阴阳运行的循环过程产生五运六气。五运即五行，六气即三阴三阳。

《内经》总结了中华民族先贤从上古时期开始三千年来对宇宙运行、生命活动的观察，认识到宇宙、生命物质运动的规律是阴阳不断地循环的，太阳在二十八星宿为坐标系的黄道上运行的位置，带来了回归年的阴阳生长化收藏的循环过程，回归年阴阳运行开枢阖过程，分成含有不同阴阳变量的三阴三阳，定义为太阴、少阴、厥阴、太阳、少阳、阳明；阴阳的生长化收藏过程分成含有不同阴阳量的五运定义为木、火、土、金、水五行。这个自然法则就是第二章所分析的阴阳五行哲学数学模型。

五行是阴阳运行的五个环节，称为五运。因为五运的时空、气象、物候等征象比较固定，所以有“形（行）”，称为五行。五行是：木生，火长，土化，金收，水藏。由于阴阳运行的三阴三阳六个环节以气象要素为主，其时空、气象、物候等征象比较多变，相对无形，故称为“气”，三阴三阳称为“六气”。六气是：厥阴风，少阴热，少阳火，太阴湿，阳明燥，太阳寒。也就是说，五运是相对稳定的五个环节，一回归年分为春（季春）夏（季夏）秋（季秋）冬（季冬）四季，为稳定的有形环节，六气是一回归年阴阳运行的六个相对不稳定的季节，为相对无形的环节。在以回归年为周期的阴阳运行环中，三阴三阳环是阴阳两个左旋右旋环重叠在一起的环，而三阴三阳环又和五运环相重叠，所以回归年的六季六气受五运影响而表现得相对稳定，称为主气。在六十年为周期的阴阳运行环中，岁气是不稳定的，司天之气主上半年，在泉之气主下半年，由司天在泉之气影响主气产生不当位的更不稳定之气象之气，所以称为客气。而受岁运影响的主运变化，称为客运。

---

① 徐振林. 内经五运六气学[M]. 上海：上海科技文献出版社，第 1 版，1990.

五运六气理论虽然充分考虑甲子六十年周期的年之所加，气之盛衰，虚实之所起，但是观测五运六气以回归年主运主气的太过不及为主。甲子六十年周期的年之所加，气之盛衰，虚实之所起，用来考量回归年主运主气的太过不及的原因及流行性传染病、流行性非传染病的发病的环境因素。

《内经五运六气学》序言写道："以《内经》五运六气学为基本理论体系的中医时间气象医学，是我国战国时期形成的一门医学理论，它的思想可以溯源至《周易》。这门科学理论是医药学与哲学、数学、天文学、气象学、物候学、心理学等学科交叉形成的一门边缘学科。"指出了中医学是一门在战国时期就由多学科交叉形成的科学。

此书第一篇《内经历法》考证了干支纪年法在战国时期已经采用，这是运气七篇成书年代的关键性考据，也是确定运气七篇是《内经》原文的关键性考据。《内经历法》确定了立春日为岁首。考证了春、夏、长夏、秋、冬四季气位(时间段)。并考证了一回归年分为六季的时间段(三阴三阳气位)。指出了内经历法是把一回归年分为二十四节气的太阳历。农历是太阴历和太阳历相结合形成的阴阳历。

虽然《内经》清楚地记载了天地阴阳的变化规律，总结出了干支纪年的阴阳变化常数，但《素问五运行大论》指出："天地阴阳者，不以数推，以象之谓也。"就是说宇宙是一个复杂的系统，有一般的规律可循，但其变化是不可计算的，要以象(征象)确定之。这是说，五运六气有常法，也有变法。岁运有有余不足，可以平运化，也可以有太过不及变化，有胜复变化，有运气受抑和郁发的变化，所以虽然有年之所加，气之胜衰的常数，但要以象谓之。这就使《内经》五运六气理论既严密又辩证。所以可以说《内经》五运六气理论体系是一个完整的理论体系。

《内经五运六气学》已经依据《内经》纠正了历代《内经》注家对五运六气注解的讹误，指出：《内经》历的时段总是一定的时间周期的分段，而分布在不同的时间周期的气，属于不同层次的五运或六气。各层次的五运六气都发生在固定的时段或空间内，这种分布五运六气的时段或空间，《内经》称之为"气位"。

一回归年有一个岁运、岁气，岁运叠加在主运之上，使主运发生增强或减弱的效应，表现在气候、物候的变化，使人相应的五藏发病。如壬年是木有余之年，春季气位提前，"苍气达，阳和布化，阴气乃随，生气淳化万物以荣，可发生肝藏太过的杂病。岁运有余，相应的藏气有余，被相克的藏气受抑制。岁运不足，相应的藏气受岁运不足引起相乘的藏气的相克作用而被侮。五运的生克乘侮规律是非传染性杂病发生的病因病机之一。

岁气分司天(天气)在泉(地气)，天气主上半年、三之气气位，地气主下半年、终之气气位，传染病邪气性质的变化受岁气的影响。六气有上下中见之变，有从标从本从中之变，这是六淫的气化规律，是传染性外感病的病因病机之一。

五运六气的病因病机在《第八章　中医学病因模型》和《第九章中医学病理生理模型》中阐述。现将干支纪年六十年周期的五运六气常态表列如下。

四、干支纪年六十年周期的五运六气常态表

1. 甲子年　土运有余；天气（上半年、三之气）为少阴热气；地气（下半年、终之气）为阳明燥气；

2. 乙丑年　金运不足；天气（上半年、三之气）为太阴湿气；地气（下半年、终之气）为太阳寒气；

3. 丙寅年　水运有余；天气（上半年、三之气）为少阳火气；地气（下半年、终之气）为厥阴风气；

4. 丁卯年　木运不足；天气（上半年、三之气）为阳明燥气；地气（下半年、终之气）为少阴热气；

5. 戊辰年　火运有余；天气（上半年、三之气）为太阳寒气；地气（下半年、终之气）为太阴湿气；

6. 己巳年　土运不足；天气（上半年、三之气）为厥阴风气；地气（下半年、终之气）为少阳火气；

7. 庚午年　金运有余；天气（上半年、三之气）为少阴热气；地气（下半年、终之气）为阳明燥气；

8. 辛未年　水运不足；天气（上半年、三之气）为太阴湿气；地气（下半年、终之气）为太阳寒气；

9. 壬申年　木运有余；天气（上半年、三之气）为少阳火气；地气（下半年、终之气）为厥阴风气；

10. 癸酉年　水运不足；天气（上半年、三之气）为阳明燥气；地气（下半年、终之气）为少阴热气；

11. 甲戌年　土运有余；天气（上半年、三之气）为太阳寒气；地气（下半年、终之气）为太阴湿气；

12. 乙亥年　金运不足；天气（上半年、三之气）为厥阴风气；地气（下半年、终之气）为邵阳火气；

13. 丙子年　水运有余；天气（上半年、三之气）为少阴热气；地气（下半年、终之气）为阳明燥气；

14. 丁丑年　木运不足；天气（上半年、三之气）为太阴湿气；地气（下半年、终之气）为太阳寒气；

15. 戊寅年　火运有余；天气（上半年、三之气）为少阳火气；地气（下半年、终之气）为厥阴风气；

16. 己卯年　土运不足；天气（上半年、三之气）为阳明燥气；地气（下半年、终之气）为少阴热气；

17. 庚辰年　金运有余；天气（上半年、三之气）为太阳寒气；地气（下半年、终之气）为太阴湿气；

18. 辛巳年　水运不足；天气（上半年、三之气）为厥阴风气；地气（下半年、终之气）为少阳火气；

19. 壬午年　木运有余；天气（上半年、三之气）为阳明燥气；地气（下半年、终之气）为少阴热气；

20. 癸未年　火运不足；天气（上半年、三之气）为太阳寒气；地气（下半年、终之气）为太阴湿气；

21. 甲申年　土运有余；天气（上半年、三之气）为少阳火气；地气（下半年、终之气）为厥阴风气；

22. 乙酉年　金运不足；天气（上半年、三之气）为阳明燥气；地气（下半年、终之气）为少阴热气；

23. 丙戌年　水运有余；天气（上半年、三之气）为太阳寒气；地气（下半年、终之气）为太阴湿气；

24. 丁亥年　木运不足；天气（上半年、三之气）为厥阴风气；地气（下半年、终之气）为邵阳火气；

25. 戊子年　火运有余；天气（上半年、三之气）为少阴热气；地气（下半年、终之气）为阳明燥气；

26. 己丑年　土运不足；天气（上半年、三之气）为太阴湿气；地气（下半年、终之气）为太阳寒气；

27. 庚寅年　金运有余；天气（上半年、三之气）为少阳火气；地气（下半年、终之气）为厥阴风气；

28. 辛卯年　水运不足；天气（上半年、三之气）为阳明燥气；地气（下半年、终之气）为少阴热气；

29. 壬辰年　木运有余；天气（上半年、三之气）为太阳寒气；地气（下半年、终之气）为太阴湿气；

30. 癸巳年　火运不足；天气（上半年、三之气）为厥阴风气；地气（下半年、终之气）为少阳火气；

31. 甲午年　土运有余；天气（上半年、三之气）为阳明燥气；地气（下半年、终之气）为少阴热气；

32. 乙未年　金运不足；天气（上半年、三之气）为太阳寒气；地气（下半年、终之气）为太阴湿气；

33. 丙申年　水运有余；天气（上半年、三之气）为少阳火气；地气（下半年、终之气）为厥阴风气；

34. 丁酉年　木运不足；天气（上半年、三之气）为阳明燥气；地气（下半年、终之气）

为少阴热气；

35. 戊戌年　火运有余；天气（上半年、三之气）为太阳寒气；地气（下半年、终之气）为太阴湿气；

36. 己亥年　土运不足；天气（上半年、三之气）为厥阴风气；地气（下半年、终之气）为邵阳火气；

37. 庚子年　金运有余；天气（上半年、三之气）为少阴热气；地气（下半年、终之气）为阳明燥气；

38. 辛丑年　水运不足；天气（上半年、三之气）为太阴湿气；地气（下半年、终之气）为太阳寒气；

39. 壬寅年　木运有余；天气（上半年、三之气）为少阳火气；地气（下半年、终之气）为厥阴风气；

40. 癸卯年　火运不足；天气（上半年、三之气）为阳明燥气；地气（下半年、终之气）为少阴热气；

41. 甲辰年　土运有余；天气（上半年、三之气）为太阳寒气；地气（下半年、终之气）为太阴湿气；

42. 乙巳年　金运不足；天气（上半年、三之气）为厥阴风气；地气（下半年、终之气）为少阳火气；

43. 丙午年　水运有余；天气（上半年、三之气）为阳明燥气；地气（下半年、终之气）为少阴热气；

44. 丁未年　木运不足；天气（上半年、三之气）为太阳寒气；地气（下半年、终之气）为太阴湿气；

45. 戊申年　火运有余；天气（上半年、三之气）为少阳火气；地气（下半年、终之气）为厥阴风气；

46. 己酉年　土运不足；天气（上半年、三之气）为阳明燥气；地气（下半年、终之气）为少阴热气；

47. 庚戌年　金有余；天气（上半年、三之气）为太阳寒气；地气（下半年、终之气）为太阴湿气；

48. 辛亥年　水运不足；天气（上半年、三之气）为厥阴风气；地气（下半年、终之气）为邵阳火气；

49. 壬子年　木运有余；天气（上半年、三之气）为少阴热气；地气（下半年、终之气）为阳明燥气；

50. 癸丑年　火运不足；天气（上半年、三之气）为太阴湿气；地气（下半年、终之气）为太阳寒气；

51. 甲寅年　土运有余；天气（上半年、三之气）为少阳火气；地气（下半年、终之气）为厥阴风气；

52. 乙卯年　金运不足；天气（上半年、三之气）为阳明燥气；地气（下半年、终之气）为少阴热气；

53. 丙辰年　水运有余；天气（上半年、三之气）为太阳寒气；地气（下半年、终之气）为太阴湿气；

54. 丁巳年　木运不足；天气（上半年、三之气）为厥阴风气；地气（下半年、终之气）为少阳火气；

55. 戊午年　火运有余；天气（上半年、三之气）为阳明燥气；地气（下半年、终之气）为少阴热气；

56. 己未年　土运不足；天气（上半年、三之气）为太阳寒气；地气（下半年、终之气）为太阴湿气；

57. 庚申年　金运有余；天气（上半年、三之气）为少阳火气；地气（下半年、终之气）为厥阴风气；

58. 辛酉年　水运不足；天气（上半年、三之气）为阳明燥气；地气（下半年、终之气）为少阴热气；

59. 壬戌年　木运有余；天气（上半年、三之气）为太阳寒气；地气（下半年、终之气）为太阴湿气；

60. 癸亥年　火运不足；天气（上半年、三之气）为厥阴风气；地气（下半年、终之气）为邵阳火气。

以上所列的五运有余不足不等于太过不及，其一年四季的气候物候的征象还在正常的范围内，由于人体阴阳的平衡作用，五运有余不足一般人不会引发疾病，只有自身阴阳不平衡的人，才会因为岁运岁气和自身发生冲突而得病，或加重病情。如果太过、不及，就是灾害性天气，根据五运六气理论，出现胜气，必产生复气。这时就会发生流行性疾病。中医因时因地因人制宜的辨证论治已经充分考虑五运六气的病因病机。

五、天干地支的阴阳含义

考据我国历代纪元，天干地支产生于我国上古时期。干支有一定的阴阳含义。

（1）天干的含义：

甲　象草林破土而萌，阳在内而被阴包裹。

乙　草木初生，枝叶柔软屈曲伸长。

丙　炳也，如赫赫太阳，炎炎火光，万物皆炳然著见而明。

丁　壮也，草木成长壮实，好比人的成丁。

戊　茂也，象征大地草木茂盛。

己　起也，纪也，万物仰屈而起，有形可纪。

庚　更也，秋收而待来春。

辛 金味辛，物成而后有味。

壬 妊也，阳气潜伏地中，万物怀妊。

癸 揆也，万物闭藏，怀妊地下，揆然明芽。

（2）地支的含义：

子 孳也，草木生子，吸土中水分而出，为一阳萌的开始。

丑 纽也，草木在土中出芽，屈曲着将要冒出地面。

寅 演也，津也，寒土中屈曲的草木，迎着春阳从地面伸展。

卯 茂也，日照东方，万物滋茂。

辰 震也，伸也，万物震起而生，阳气生发已经过半。

巳 起也，万物盛长而起，阴气消尽，纯阳无阴。

午 仵也，万物丰满长大，阳起充盛，阴起开始萌生。

未 味也，果实成熟而有滋味。

申 身也，物体都已长成。

酉 老也，犹也，万物到这时都犹缩收敛。

戌 灭也，草木凋零，生气灭绝。

亥 劾也，阴气劾杀万物，到此已达极点。

干支纪年的干支只是用来纪年，并没有包涵干支原有的阴阳含义。正如《素问·五运行大论》所说的"正五气之各主岁尔，首甲定运，余因论之。鬼臾区曰：土主甲己，金主乙庚，水主丙辛，木主丁壬，火主戊癸。子午之上，少阴主之；丑未之上，太阴主之，寅申之上，少阳主之；卯酉之上，阳明主之；辰戌之上，太阳主之；巳亥之上，厥阴主之。不合阴阳，其故何也？岐伯曰：是明道也，此天地之阴阳也。……天地阴阳者，不以数推以象之谓也。"

干支纪年法据考证战国时期已经被采用①，但其起始时间尚不得考证。天干地支发明于五千年前的上古时期，干支纪年以六十年为一甲子周期，从五千年前至《黄帝内经》成书时，古人观察天地阴阳运行已经有三千年五十个以上的甲子周期。上古时期中华民族祖先发明干支是出于对天体运行引起的气象、物候的观察，按照上古人的研究方法和"恬淡虚无"的心态，用了三千年时间总结出古代五运六气的常态和变异的规律不是不可能的。今天人们想要否定六十年甲子周期的五运六气，同样需要证据，《内经》不能武断地否定五运六气理论，因此六十年甲子周期的五运六气常态表还是要供作临床参考的。

《内经五运六气学》的第一篇厘定《内经》历法，第二篇论五运六气常法、第三篇论五运六气变法，分别确定了五运六气的常法和变法概念。此二篇首次区分了岁运、岁气与主运主气、司天在泉之气的不同概念。指出岁运岁气的常态、变异主要表现在主运主气

---

① 徐振林. 内经五运六气学[M]. 上海：上海科技文献出版社，第1版，1990.

的气位、气象、物候等的常态或变异。

《内经五运六气学》第四篇五运六气的测定与证治，力图从时间、空间、气象、物候诸方面给与五运六气以模糊定量分析，可作临床参考。这是《内经》五运六气学的主要精华，本书《第五章　中医学五运六气的测定与证治》主要介绍五运的测定与证治。

《内经五运六气学》第五篇《内经》医学多因素分析，除了五运六气外，还有其他天文地理多因素的时间气象方面的环境变量。重点介绍了人事多因素分析，人事因素是发病的前因变量。

正如《内经五运六气学》所指出：五运六气是多层次叠加的动态的综合系统，不是形而上的固定的静止不变的不可见的玄学。

五运六气是否是形而上学？大家知道：(1)“形而上”是高于可见现象的不可见之物。《素问·气交变大论》：“善言气者，必彰于物”。明确认定五运六气表现为可见之物，故《内经五运六气学》说：五运六气的征象是气象要素、物候现象和人体形于外的生理病理征象。因此五运六气学不是形而上的。(2)形而上学是指一种以否认矛盾的观点看待世界的哲学理论，用孤立、静止、片面的眼光看世界，认为一切事物都是孤立的永远不变的。五运六气学运用的是阴阳五行规律，五运六气都是阴阳对立统一地变化着的，它们都有“常法”和“变法”。“常法”：正常岁运岁气表现在正常主运(四季的气候物候人体生理病理等天地人征象)、日运(周日的气候物候人体生理病理等天地人征象)；正常岁气表现在正常六季(风、热、火、湿、燥、寒六季)的气象征象。“变法”：太过不及的岁运表现在主运征象(四季的气候物候人体生理病理等天地人征象)的异常，太过不及的岁气表现在风、热、火、湿、燥、寒六季时间段的异常(包括提前或推迟或异位出现)和气象强度的异常。岁运岁气的变法大多是灾害性天气，有太过必有不及，有不及必有太过，先有胜气，后有复气。复气是适可而止的，否则又成为胜气，又会出现复气。这是气象变化的辩证法，五运六气现象也是阴阳五行规律抽象的客体。

至于以天干地支纪年的六十年是否是一个五运六气节律周期的问题，需要在确定概念的基础上通过长期的广泛性的观测、统计以求证。这个求证需要时间，不是一蹴而就的工作，目前我们能够运用的是中医五运六气学的“自然—社会—心理—生物”医学模式，“不以数推，而以象谓之”(《素问》·五运行大论》)“善言天者，必应于人”(《素问》·气交变大论》)的方法，达到治病求本、治未病的医学目的。《内经》已经将五运六气的岁运岁气作为病因。所以尽管五运六气“不以数推，以象谓之”，但“年之所加”还是值得考虑的发病因素。这毕竟有《内经》成书前三千年的古人的实践经验，值得重视。

第五章　中医学五运六气的测定与证治

如第四节所述，五运六气理论是经战国前三千年观测得出的气象物候人体五藏六府系统卫气营血津液脉系统病变的变化周期，虽然经过长期的观测已经有了定数，但是还要以“象”进行测定，五运六气的太过不及，尤其是胜气复气郁发必须测定，与人体病证脉象要对应。这是辨证论治的一个重要内容。现根据《内经五运六气学》一书摘录如下：

一、木运的测定与证治

（一）木运的一般特点

木运的测定根据《内经》，在特定的气位内具备：

【气象】风力在蒲福 2 级左右的东南暖湿气流。

【气温】温暖；最低气温应达到 20 cm 土层解冻的程度。

【物候】草木萌发生荣。

【发病】一般情况下均为肝藏系统自病。

【主证】头目眩，胁支满。诸风抽掉眩（眩，眼睛昏花看不清），皆属于肝。

木运太过：【气象】大风日数增多，风力在蒲福 7 级以上，风向东风，有云。【气温】温暖；（如果是冷空气，气温低则木不及）。【物候】草木不宁，甚而树叶摇落。【病变】脾土受邪。肝藏病实证。

木运不及：【气象】湿度低，凉雨时降，冷空气强大。风向西北，有雾露。【气温】春季出现低温。【物候】草木晚荣，刚木辟著，柔萎苍干，见肃杀之象。【病变】主要是肝虚受邪。

（以上根据引用的《内经》经文归纳）。

（二）木运各气位特点

1 春

【时段】立春起 72 日（公历 2 月 4、5 日～4 月 16、17 日）

【气象】和风生发之应，东风。鸣条（风力 2 级左右）律畅；冻解冰释，水行经通。（从 20 cm 土层平均解冻日期资料来看，黄河中下游各地解冻日期约在 2 月 1 日至 11 日之间，即从立春开始）[①]。

【气温】暖，（差三十度，即自惊蛰起，气温达到使人感觉温暖的程度）风温春化同。【物候】发陈，天地俱发，万物以荣。万物之所以、始生也。生。（按：植物生长需要经过一个时段的积温。故以立春日为主运木运开始是符合物候的）。

【正常脉象】春沉（指立春至雨水节的脉象）。春应中规。春胃微弦曰平。耎弱轻

① 冯秀藻，欧阳海. 二十四节气[M]. 北京：农业出版社，1982.

虚而滑，端直以长，故曰弦。平肝脉来，耎弱招招，如揭长竿末梢，曰肝平（以上为惊蛰平脉脉象）。

【病脉】弦多胃少曰肝病。病肝脉来盈实而滑，如循长竿曰肝病。

【主证】

（1）太过：春脉如弦，其来实而强，此为太过，病在外，令人善忘，忽忽眩冒而巅疾。肝病者，两胁下痛引少腹，令人善怒（肝气实则怒）。肝脉博坚而长，色不青，当病坠若搏，因血在胁下，令人喘逆。

（2）不及：春脉如弦，其气来不实而微，此谓不及，病在中，令人胁痛引背，下者两胠胁满。虚则目䀮䀮无所见，耳无所闻，善恐如人将捕之，肝脉耎而散，色泽，当病溢饮；暴渴多饮，而易入肌皮肠胃之外也。

（3）气逆：头痛，耳聋不聪，颊肿。

（4）死脉：死肝脉来，急益劲如新张弓弦，曰肝死。但弦无胃曰死。

【治则】四时之病，以其胜治之愈也。

（1）太过：针刺足厥阴与少阳经，盛者泻之。

肝欲散，急食辛以散之，用辛补之，酸泻之。（其剽悍者按而收之；其实者散而泻之。肝苦急，急食甘以缓之。肝色青，宜食甘。粳米牛肉枣皆甘。禁当风。（血实宜决之）。

（2）不及：针刺足厥阴与少阳经。虚者补之。青色宜酸，肝病者宜食麻犬肉李韭，禁辛。酸入肝，久而增气。精不足者补之以味。肝色青，宜食甘。

（3）气逆：取足厥阴与少阳经血。

【感邪则病】感于寒，乘春则肝先受之。春遇风寒湿者为筋痹。以春甲乙伤于风者为肝风。春伤于风，夏生后泄肠澼（夏生飧泻）。春伤于风，邪气留连，乃为洞泄。

2 木平运之年

【时段】丁亥、乙巳、己巳、己亥、丁巳等年可能平气化。气位全年。

【预测时间】立春起七十二天（公历 2 月 4、5 日～4 月 16、17 日）

【气象】春有鸣条律畅之化。（全年）其令风（按：风指东风，鸣条风力在 2 级左右。律畅之风必为东南风，系暖湿气流。律：《中华大字典》：始也，畅：万物舒展也。）

【气温】（全年）其候温和。

【物候】其化生荣。（全年）木德周行，阳舒阴布，五化宣平。（荣：《中华大字典》：秀也。）

【人体生理】其藏肝，其主目，其养筋。

【病位】肝病。

【主证】其病里急支满。

【治则】壬辰、壬戌、壬寅、壬申年中酸和。肝欲散，……酸泻之。酸收。壬午、壬子年中酸凉（温者清之）抑其运气，扶其不胜（抑肝扶脾），无使暴过而生其疾。

3 壬年

（1）一般：

【时段】壬辰、壬戌、壬寅、壬申、壬子、壬午等年。气位全年。

【测定时间】先于立春日，或立春起 72 日（公历 2 月 4、5 日～4 月 16、17 日）

【气象】鸣靡（紊）启坼。上临太阳（壬辰、壬戌全年）风，上临少阴少阳（壬子、壬午、壬寅、壬申全年）风鼓。（风力达 3 级左右）。

【气温】阳和布化，阴气乃随。

【物候】启坼（植物发芽）。是谓启陈，土疏泄，苍气达，阳和布化，阴气乃随，生气淳化，万物以荣。其化生，其气美，其政散，其令条舒。

【病位】肝盛自病。

【主证】其动掉眩巅疾。其病怒。上徵（壬子、壬午、壬寅、壬申年）则其气逆，其病吐利。（壬辰、壬戌年）眩掉目瞑。（壬申、壬寅年）掉眩支胁惊骇。（壬子、壬午年）支满。

【治则】壬辰、壬戌、壬寅、壬申年中酸和。肝欲散，……酸泻之。酸收。壬午、壬子年中酸凉（温者清之）抑其运气，扶其不胜（抑肝扶脾），无使暴过而生其疾。

（2）壬年岁木太过：

【时段】壬辰、壬戌、壬寅、壬申、壬子、壬午年可能发生。气位全年。

1）胜气：

【测定时间】先于立春日（公历 2 月 4、5 日）或四季末各 18 日。

【气象】风气流行，云物飞动。振拉催拔（风力 7 级以上的东南风）。

【气温】暖。

【物候】化气不政，生气独治。草木不宁，甚而摇落。

【病位】① 脾土受邪；② 肝实自病。

【主证】民病飧泄，食减，体重烦冤；肠鸣腹支满。甚者忽忽善怒，眩冒巅疾。

2）复气：

【测定时间】秋季（公历 8 月 7、8 日至 10 月 17、18 日）。

【气象】秋风劲切，甚者肃杀，清气大至。

【气温】气温低于一般秋季气温（从“肃杀，清气大至”推断）。

【物候】肃杀。草木凋零。

【病位】邪乃伤肝。

【主证】反胁痛而吐甚。冲阳绝者，死不治。

4 丁年

（1）一般：

【时段】丁亥、丁巳、丁丑、丁未、丁酉、丁卯等年。气位全年。

【测定时间】先于立春日（公历 2 月 4、5 日～4 月 16、17 日）。

【气象】雾露凄沧(全年雾露出现的频率较常年为高)。

(秋季)收令乃早,凉雨时降,风云并兴。

【气温】秋季气温低,从"雾露凄沧"推知全年气温经常降到露点以下)。

【物候】草木晚荣,苍干凋落,物秀而实,肤肉内充。其气敛。其用聚。

【病位】邪伤肝。

【主证】其动緛戾拘缓。其发惊骇。其病摇动注恐。其病支废痛肿疮疡。

【治则】必折其郁气(肝郁之气)而取其化源(木郁达之,即疏肝),赞其运气,无使邪胜(以火克金,清者温之,以辛散之)。

(2) 不及:

【时段】丁卯、丁酉、丁巳、丁亥、丁丑、丁未年,气位全年。

① 金胜:【测定时间】立春起 72 日(公历 2 月 4、5 日～4 月 16、17 日)。

【气象】萧飋肃杀(指西北季风)。燥乃大行(空气湿度低)。凉雨时至。

【气温】春有惨凄残贼之胜(春季气温低于常年)。

【物候】生气失应,草木晚荣。肃杀而甚,则刚木辟著,柔萎苍干。

【病位】肝病,其病内舍胠胁,外在关节。

【主证】民病中清,胠胁痛,少腹痛。肠鸣溏泄。

② 火复:

【测定时间】夏季。

【气象】复则炎暑流火,湿性燥(晴天,日照强,使湿度高的物体干燥)。火赫沸腾,乃为雷霆。

【气温】炎暑燔燎之复(气温高于常年夏季)。

【物候】柔脆草木焦焦槁,下体再生,华实齐化(春季低温,植物生长不良,夏季高温日数多,积温迅速,所以花和果实一齐化生)。

【病位】肺病,心火病。

【主证】病寒热疮疡,痱胗痈痤。

上临阳明:【时段】丁卯、丁酉年。

① 金胜:

【气象】白露早降,收杀气行,寒雨害物。白露提前在处暑节出现,说明秋令早至。收杀气行是西北季风频率增高。寒雨害物是低温降水。

【气温】比常年夏秋之交气温低。

【物候】寒雨害物。化气乃急(果实成熟快),虫食甘黄(果实不饱满,被虫食一般)。

【病变】肝木受邪。

② 火复:

【气象】【气温】赤气后化。(指晴天太阳辐射量大,气温高于常年秋冬之交)。

【病位】赤气后化,心气晚治,上胜肺金。

【主证】咳而衄。

(3) 木郁发：

【测定时间】子、午、卯、酉年。不定时(其发无时)。

① 怫之先兆：【气象】长川草偃，柔叶呈阴(叶背见)，松吟高山，虎啸岩岫(形容风力大)。

② 初发：【气象】太虚苍埃，天山一色，或气浊色，黄黑郁若，横云不起雨，而乃发也。其气无常。

③ 郁发：【气象】太虚埃昏，云物以扰，大风乃至，屋发折木(风力 8 级以上东南风)。

【物候】木有变，甚者毁折。

【病证】民病胃脘当心而痛，上支两胁，鬲咽不通，食饮不下。甚者耳鸣眩转，目不识人，善暴僵仆。

【治则】木郁达之。然调其气，过者折之，以其畏也，所谓写之。

5 甲乙日

【时段】甲日、乙日。气位全日。

【受邪发病】春甲乙伤于风者为肝风。

【五藏病转归】肾病愈；脾病加，或死；心病持；肝病起。

【治疗禁忌】无发蒙予耳内。

6 朝

【时段】朝(地方平太阳时 3 点～7 点 48 分)。

【五藏病转归】肝病慧，肾病愈；脾病甚，心病静。(平旦时)

【五藏病死期】肺病(喘咳)传变死于夏日出。肝病(头目眩，胁支满)死于夏早食。脾病(身痛体重)传变死于夏宴食。

7 东方

【地域特点】鱼盐之域，海滨傍水。

【气候】其性为暄(暄，煖或字，《集韻》：温也)。

【气象】生风。其令风(从气温暄来看，风为东南风)。

太过：其变振发，摧拉。

【物候】生荣(草木秀美)。天地万物之所始生也。舒启。宣发。(太过)其害为陨，其灾散落。

【病变】其病发惊骇。病之在头。在变动为握。病痈疡。

【治则】(怒伤肝)悲胜怒；风伤肝，燥胜风；(酸伤筋)辛胜酸。(痈疡)宜砭石。

二、火运的测定与证治

（一）火运的一般特点

火运的测定根据《内经》，在特定的气位内具备

【气象】晴，日照强烈，水汽蒸发量大。

【气温】炎暑。

【物候】草木生长茂盛开花结果。

【发病】一般是心藏系统自病。

【主证】心痛。诸痛痒疮，皆属于心。

火运太过：

【气象】晴天日数多，日照特别、强烈，水汽蒸发量很大。

【气温】持续高温，火燔焫，地面物销铄般热，水泉涸（天气特征相当于副热带高压长期控制的天气）。

【物候】物焦槁。

【病位】肺金受邪、心病实证。

【主证】民病疟，少气、咳喘、血溢、血泄、注下、嗌燥、耳聋、中热、肩背热，上应荧惑星。甚则胸中痛，胁支满，胁痛、膺背肩胛间痛，两臂内痛，身热骨痛而为浸淫。

火运不及：

【气象】阴天日数多，夏季仍然有较强冷空气过境。全年降雪量大于常年，病期、霜期长。

【气温】夏季较持续地出现低温，即平均气温低于常年。

【物候】长政不用，物荣而下，乃折荣美。

【病位】心虚受邪。

【主证】胸中痛、胁支满，两胁痛，膺背肩胛间及两臂内痛，郁冒蒙昧，心痛暴喑，胸腹大，胁下与腰背相引而痛，甚则屈不能伸，髋髀如别。

（以上依据所引用的《内经》经文归纳）

（二）各气位特点

1 夏

【时段】立夏起七十二日（公历 5 月 5、6 日～7 月 15、16 日）。

【气象】炳明光显。光显郁蒸（炳明光显指晴天，日照多。郁，《尔雅》气也郁蒸即水汽蒸发）。南风。

【气温】热曛昏火夏化同。炎暑（差三十度，即芒种起气温达到炎暑的程度）。

【物候】蕃秀。天地气交，万物华实。长。万物之所以盛长。

【正常脉象】夏弦（指立夏至小满节脉象）。夏应中矩；夏胃微钩曰平。夏脉其气来盛去衰，故曰钩。平心脉来累累如连珠，如循琅玕，曰心平，夏以胃气为本（以上指芒种起脉象）。

【病脉】病心脉来，喘喘连属其中微曲，曰心病。鈎多胃少曰心病。

【病位】心病。

【主证】

（1）太过：夏脉如钩，其气来盛去亦盛，此谓太过，病在外，则令人身热而肤痛为浸淫。心病者，胸中痛，胁支满，胁下痛，膺背肩甲间痛，两臂内痛。心脉搏坚而长，当病舌卷不能言。

（2）不及：夏脉如鈎，其气来不盛去反盛，此谓不及，病在中。则令人烦心，上见欬唾，下为气泄。心病虚则胸腹大，胁下与腰相引而痛。脉其耎而散着当消渴（据《甲乙经》改）。

（3）死脉：但钩无胃曰死，死心脉来，前曲后居，如操带钩，曰心死。

【治则】此四时之病，以其胜治之愈也。

（太过）心苦缓，急食酸以收之。心欲耎，急食咸以耎之，用咸补之，甘泻之。禁温食热衣。心色赤，宜食酸，小豆犬肉李韭皆酸。

（不及）赤色宜苦，心病者宜食麦羊肉杏薤，禁咸。

【感邪则病】感于寒，乘夏则心先受之。以夏遇风寒湿著者为脉痹。以夏丙丁伤于风者为心风。夏伤于暑，秋生痎疟。

2 火平运之年

【时段】戊辰、戊戌、癸亥、癸巳灯亮可能性大。气位全年。

【预测时间】立夏起七十二天（公历 5 月 5、6 日～7 月 15、16 日）

【气象】炳明光显。光显郁蒸。明曜。（曜，日光也。全年日照时数多）。

【气温】热曛昏火夏化同。其候炎暑。其令热。

【物候】其化蕃茂。（全年）正阳而治，德施周普，五化均衡。

【人体生理】其藏心，其生舌，其养血。

【病变】心病。

【主证】其病瞤瘛。

【治则】参考戊年 1）一般治则。

3 戊年

（1）一般：

【时段】戊辰、戊戌、戊子、戊午、戊寅、戊申等年。气位全年。

【预测时间】先于立夏日（公历 5 月 5、6 日）或立夏起七十二天（公历 5 月 5、6 日～

7 月15、16 日）。

【气象】喧暑郁蒸。喧曜郁燠。

【气温】炎暑施化。喧暑郁燠。（燠，《中华大字典》：甚热也）。上太阳下太阴（戊辰戊戌年）热。上少阳下厥阴（戊寅、戊申年）暑。上少阴下阳明（戊子、戊午年）炎暑。

【物候】是谓蕃茂，阴气内化，阳气外荣。阳气施化，物得以昌。其气高，其政动，其令鸣显。

【病位】心盛自病。

【主证】其动炎灼妄扰，其病笑疟疮疡血流狂妄目赤。上羽（戊辰戊戌年）与正征同，其病痉。（戊辰、戊戌年）其病热郁（郁，盛也）。（戊寅、戊申年）其病上热郁血溢血泄心痛。（戊子、戊午年）其病上热血溢。

【治则】抑其运气（火运），扶其不胜（金运之气），无使（火运）暴过而生其疾。

（戊寅、戊申、戊辰、戊戌年）中甘和（甘缓。和，平和也）。（戊子、戊午年）中甘寒（热者寒之）。

（2）太过：

【时段】戊寅、戊申、戊子、戊午年可能性大。气位全年。

【测定时间】先于立夏日（公历 5 月 5、6 日）或立夏起七十二天（公历 5 月 5、6 日～7 月15、16 日）。

【气象】炎烈沸腾（炎烈晴天日照强，沸腾，水面水汽蒸发量大）。水泉涸（干旱无雨）（以上天气相当于副热带高压长期控制的天气）。

【气温】炎暑流行，火燔焫。收气（较清凉的天气）不行，长气（火热气象）独明。暴烈其政（气温比常年高）。

【物候】物焦槁。

【病位】① 肺金受邪，② 心火盛自病。

【主证】民病疟，少气咳喘，血溢血泄注下，嗌燥耳聋，中热肩背热。甚者胸中痛，胁支满胁痛，膺背肩胛间痛，两臂内痛，身热骨痛而为浸淫。

上临少阴少阳（戊寅、戊申、戊子、戊午年），病反谵妄狂越，咳喘，息鸣，下甚血溢泻不已，太渊绝者，死不治。

复气：

【测定时间】秋季（公历 8 月 7、8 日起）

【气象】雨水霜寒。

【气温】时见凝惨，甚者雨水冰雹切寒。（时时时可见冷风过境，出现低温天气）。

【病位】邪伤心也。

【主证】（《素问・气交变大论》等未载其证，可参考《素问・藏气法时论》心病虚证）。“虚则胸腹大，胁下与腰相引而痛。”

【治则】

4 癸年

（1）一般：

【时段】癸亥、癸巳、癸丑、癸未、癸酉、癸卯年，气位全年。

【预测时间】立夏日起七十二天（公历5月5、6日～7月15、16日）。

【气象】热寒雨。其主冰雪霜寒。（出现冰雹、气温下降为征象）

【气温】寒清时举，暑令乃薄（薄，迫也。暑令被寒清之气所迫，气温下降，低于常年）。阳气屈伏。（全年气温常年为低）。

【物候】胜长，长气不宣，藏气反布，收气自政，化令乃衡，承化物生，生而不长，成实而稚遇化已老。（植物生长不良，收成不好）。蛰虫早藏（秋末冬初时）。

【病位】邪伤心。

【主证】其发痛，其病昏惑悲忘。其动彰伏变易（谓痛无定处）。

【治则】（癸酉、癸卯、癸丑、癸未年）中咸温（癸巳、癸卯年）中咸和（咸耎。和，和平之意、清者温之而致使阴阳和平也）。必折其郁气（指抑制各年的天地之气，此处可指抑制岁运之郁气），而取其化源，益其岁气，无使邪胜。（指助心火）。

（2）不及：

【时段】癸年等，气位全年。

【测定时间】立夏日起七十二天（公历5月5、6日～7月15、16日）。

【气象】冰雪霜寒（指立夏后还见到降雪霜冻，冰可指冰雹）。阳气不化（阴天日数多）。

【气温】夏有凝凄凛冽之胜（冷气团控制，气温下降，出现低温天气）。寒乃大行，长政不用，凝惨而甚。

【物候】物荣而下，乃折荣美（春季、植物刚生长，又因夏季低温而凋落）。

【病位】心病，其病内舍膺胁，外在经络。

【主证】民病胸中痛，胁支满，两胁痛。膺背肩胛间及两臂内痛，郁冒蒙昧，心痛暴喑，胸腹大，胁下与腰相引而痛，甚则屈不能伸，髋髀如别。

（3）土复：

【测定时间】不定时。

【气象】不时有埃昏大雨之复。埃郁，大雨且至，黑气乃辱。（黑气应理解为西北风与冰雪霜寒等气象。可见埃郁即阴云密布，大雨，是热力对流所致）。暴雨霖霪。骤注雷霆震惊沉黔淫雨。（出现骤注暴雨雷霆震惊沉阴淫雨，雨量过多）。

【物候】玄谷不成。

【病位】肾病，脾自病。

【主证】病骛溏腹满，食饮不下，寒中肠鸣泄注腹痛，暴挛痿痹，足不任身。

（4）火郁发：

【测定时间】辰、戌、丑、未等年四之气（公历8月5、6日～10月5、6日）可差后

30天。

① 佛之先兆：【气象】华发水凝，山川冰雪，焰阳午泽，寒政大举，泽无阳焰则火发待时。

② 初发：【气温】刻终大温。（刻终指夜尽时，即地方平太阳时6时许）。

【生理征兆】汗濡玄府。

③ 郁发：【气象】太虚肿（当为“曛”）翳，大明不彰，炎火行，大暑至，山泽燔燎，广厦腾烟，土浮霜卤，止水乃减，风行惑言，湿化乃后。

【气温】大暑至（高温天气）。

【物候】材木流津，蔓草焦黄。

【病证】民病少气，疮疡痈肿，胁腹胸背，面首四支，膜愤胪胀，疡痱呕逆，瘛瘲骨痛，节乃有动，注下温疟，腹中暴痛，血溢流注，精液乃少，目赤心热，甚则瞀闷懊侬，善暴死。

【治则】火郁发之（火气刚郁时应发散之）。然调（调和）其气，过者折之，以其畏也（郁发后当以火所畏的水气治之），所谓泻之。

5 丙丁日

【时段】丙日、丁日，气位全日。

【受邪发病】以夏丙丁伤于风者为心风。

【五藏病转归】肝病愈；肺病加，或死；脾病持；心病起。

【治疗禁忌】无振埃于肩喉廉泉。

6 日中

【时段】日中（地方平太阳时9点～13点48分）

【五藏病转归】心病慧，肝病甚；脾病静；

【五藏病死期】心病（先心痛）传变死于夏日中。

7 南方：

【地域特点】其地下，水土弱，雾露所聚。（公历6月中旬以前主要雨带在南方，故南方水多土弱）。

【气候】其性为暑（除多雨多、雨露、湿度较高外，气温也很高）。

【气象】其令郁蒸（水汽蒸腾）。其政明曜（明曜指晴天日数多，日照强）。（太过时）灾害燔焫（形容日照甚强烈）。

【气温】其化生热。其令热。（太过时）其变炎烁。销铄（形容高温之状）。

【物候】天地所长养，阳之所盛之处。万物之所以盛长也。其化为茂（蕃茂）。

【病变】病在五藏，在脉。在声为笑，在变动为忧。其病挛痹。

【治则】喜伤心恐胜喜，热伤气寒胜热，苦伤气咸胜苦。（挛痹）治宜微针。

三、土运的测定与证治

（一）一般特点

木运的测定，根据《内经》所论，在特定的气位（时空）内具备

【气象】阴天，雨层云、积雨云等浓厚的云层布满天空，降雨量多。，湿度高。

【气温】空气温度随四时而变化，如在长夏时段则气温较高达到所谓"溽蒸"的程度。

【物候】生物生长丰满。

【病位】脾湿盛自病。

【主证】身痛体重。诸湿肿满皆属于脾。

土运太过：

【气象】长期大量的降雨，多暴风骤雨，湿度很高。出现水灾。

【物候】鳞（鱼类）见于陆。

【病位】肾水受邪；脾湿盛。

土运不及：

【气象】风力7级以上的东南风频率增高。

【气温】温暖（从物候推知，气温不高不低。）

【物候】草木茂荣，秀而不实。

【病位】脾虚受邪。

（以上依据所引用的《内经》经文归纳）。

（二）各气位特点

1 长夏

【时段】长夏二十三日（公历7月15、16日～8月6、7日）。

【气象】云雨昏暝埃长夏化同（阴云密布降雨多）。

【气温】溽蒸。暑。

【正常脉象】长夏胃微耎弱曰平。平脾脉来柔和相离，如鸡践地曰脾平。

【病位】脾病。

【主证】

（1）太过：其（脾脉）来如水流者，此谓太过，病在外。太过则令人四肢不举。脾脉搏坚而长，其色黄，当病少气。胃脉搏坚而长，其色赤，当病折髀。脾病者，身重善肌肉萎，足不收行，善瘈，足下痛。

（2）不及：（脉）如鸟之喙者，此谓不及，病在中。令人九窍不通，名曰重强。脾脉耎

而散，色不泽者，当病足(骨行)肿若水状。胃脉耎而散者，当病食痹。(脾病)虚者腹满肠鸣，飧泻食不化。

(3) 死脉：但代无胃曰死。(代指脾脉在四时不可见，而以四时四藏脉象代之。长夏正当夏季，为但鉤无胃之脉)。死脾脉来锐坚如鸟之喙、如鸟之距，如屋之漏，如水之流，曰脾死。

【治则】此四时之病，以其胜治之愈也。

(1) 太过：针刺取足太阴阳明少阴血者。盛者泻之。脾苦湿，急食苦以燥之。脾欲缓，用苦泻之，甘补之。禁温食饱食湿地濡衣。脾色黄，宜食咸，大豆、猪肉、栗、藿皆咸。

(2) 不及：针刺取足太阴阳明。虚则补之。黄色宜甘，脾病者宜食粳米饭牛肉枣葵，禁酸。甘入脾，久而增气。

【感邪则病】以季夏戊己伤于邪者名曰脾风。

附：四季末各十八日

【时段】四季末各大约18日(公历4月17、18日～5月4、5日。7月15、16日～8月6、7日；1月18、19日～2月3、4日)

【气象】四维有埃云润泽(指降雨多及湿度较高)之化。湍润埃云之化。

【气温】土治中央，各十八日寄治，不得独主于时。(即春暖夏暑秋忿(凉)冬怒(寒)。

【病位】脾病。

【感邪则病】以至阴(指四维，以长夏为主)遇风寒湿之气者为肌痹。感于寒乘至阴则脾先受之。

2 土平运之年

【时段】丁丑、丁未、己丑、己未、辛丑、辛未年可能性大。气位全年。

【测定时间】长夏(公历7月15、16日～8月6、7日)

【气象】其令湿(指多雨，湿度高)。

【气温】溽蒸。

【物候】丰满。五化齐备(生物生长丰满)。

【预测时间】四季末各十八日(公历时间见前述。

【气象】四维有埃云润泽之化。湍润埃云之化。(均指雨层云、积雨云出现频率高。多雨、湿度高)。

【气温】春暖、夏暑、秋凉、冬寒。

【人体生理】其藏脾，其主口，其养肉。

【病位】脾病。

【主证】其病否。

【治则】脾苦湿，急食苦以燥之。

（参考甲年(1) 一般治则）。

3 甲年：

(1) 一般：

【时段】甲辰、甲戌、甲子、甲午、甲寅、甲申等年。气位全年。

【预测时间】小暑日(公历 7 月 6、7 日)后或四季末十八日(公历 4 月 17、18 日～5 月 4、5 日。7 月 15、16 日～8 月 6、7 日；1 月 18、19 日～2 月 3、4 日等)。

【气象】柔润重泽，时雨。烟埃朦郁，见于厚土(高山)，大雨时行湿气乃用，燥政乃辟。(多积雨云、雨层云等云层，大雨频数，湿度较常年高)

上太阳下太阴(甲辰、甲戌年)阴埃。上少阳下厥阴(甲寅、甲申年)、上少阴下阳明(甲子、甲午年)阴雨。

【物候】广化。厚德清静。顺长以盈，至阴内实，物化充成。其化圆，其气丰。

【病位】脾盛自病。

【主证】其动濡积并稸，其病腹满四支不举。(甲子、甲午年)其病中满身重。(甲辰、甲戌年)其病湿下重。(甲寅、甲申年)其病体重胕肿痞饮。

【治则】抑其运气，扶其不胜(抑脾土，扶肾水)，无使暴过而生其疾(甲辰、甲戌、甲子、甲午年)上苦热，中苦温，下苦温，药食宜也。(苦坚、苦燥)(寒者热之，清者温之)。甲寅、甲申年)中咸和(咸耎。和，达到平和)。

(2) 太过：

【时段】甲辰、甲戌、甲子、甲午、甲寅、甲申年。气位全年。

【测定时间】小暑节(公历 7 月 6、7 日)或四季末各十八日(公历 4 月 15、16 日～5 月 4、5 日，7 月 17、18 日～8 月 6、7 日)。

① 胜气：

【气象】雨湿流行，雨湿流行，泉涌河衍，涸泽生鱼，风雨大至，土崩溃，鳞见于陆。震惊飘骤崩溃。四维发埃昏骤注之变。

【物候】鳞见于陆。

【病位】① 肾水受邪；② 脾湿盛自病。

【主证】民病腹痛，清厥、意不乐、体重烦冤。甚则肌肉痿，足痿不收行，善瘛，脚下痛、饮发中满、食减、四肢不举。

② 复气：

【测定时间】不时(无定时)。

【气象】大风迅至。不时有飘荡振拉之复。

【病位】邪伤脾。

【主证】病腹满溏泄，肠鸣，反下甚，而太溪绝者，死不治。上应岁星(注：《内经》论五运六气发病时总是用五星五音五谷术数等术语标示病位)。

4 己年：

(1) 一般：

【时段】己亥、己巳、己丑、己未、己酉、己卯等年。气位全年。

【预测时间】四季末各十八日(公历 4 月 15、16 日～5 月 4、5 日，7 月 17、18 日～8 月 6、7 日)。

(2) 太过：【气象】风雨清。雨乃愆，收气平，风寒并兴。飘怒振发(风力大，不降雨)。

【物候】减化。草木荣美，秀而不实，成而秕也。

【病位】邪伤脾。

【主证】其动疡涌，分溃痈肿，其发濡滞，其脏脾……其声宫角(此处以五音标示病位病理)其病流满否塞，从木化也。其病飧泄，邪伤脾也。

【治则】必折其郁气而取其化源，益其岁气(土运之气)，无使邪胜(邪指风邪、木邪)。己亥、己巳、己丑、己未、己酉、己卯等年中生和。(甘缓。和，清者温之，温者清之，使之平和)。

(3) 土不及：

【时段】己亥、己巳、己丑、己未、己酉、己卯等年。气位全年。

【测定时间】四季末各十八日(公历 4 月 15、16 日～5 月 4、5 日，7 月 17、18 日～8 月 6、7 日)。

【气象】四维发振拉飘腾之变。振拉飘扬。风乃大行，飘扬而甚(风力达 6 级以上的东南风)。

【气温】从物侯推断，气温不低，但并非高温天气。

【物候】草木茂荣，秀而不实。

【病位】脾病。其病内舍心腹，外在肌肉四支。

【主证】民病飧泻霍乱，体重腹痛，筋骨繇复，肌肉瞤酸，善怒。

金复：【测定时间】秋季(立秋日起，即公历 8 月 7、8 日起)。

【气象】秋有肃杀霖霪之复。(冷空气南下频率高，降雨多而持久)

【气温】收政严峻。清气乃用。

【物候】苍干散落。名木苍凋。

【病位】① 肝病。② 气客于脾。

【主证】① 胸胁暴痛，下引少腹善太息。② 民病食少失味。

水胜：【测定时间】下半年。(公历 9 月底以后)。

【气象】(可出现霜雪冰等)。

【气温】藏气举事(气温下降快)。

【物候】蛰虫早伏。

【病证】咸病寒中。

上临厥阴：【时段】己亥、己巳年。气位全年。（正角岁运）

【测定时间】冬季（公历 11 月份以后）。

【气温】流水不冰（气温高于常年，冬季仍在 0℃以上）。

【物候】蛰虫来见。

【生理】藏气不用，白乃不复，民乃康。

（4）土郁发：

【测定时间】己巳、己亥、己寅、己申年四之气（公历 8 月 5、6 日～10 月 5、6 日）可差后三十天。

① 怫之先兆：【气象】云横天山。（天山指秃积雨云及堡状云一类）

【物候】浮游生灭（浮游即蜉蝣，为数种寿命短者数小时，长者六、七日的小虫）。

② 初发：【气象】云奔雨府（如鬃积云等迅速形成），霞拥朝阳，山泽埃昏，怫乃发也。

③ 郁发：【气象】岩谷震惊，雷殷气交，埃昏黄黑，化为白气，飘骤高深，击石飞空，洪水乃从，川流漫衍，田牧土驹。甚则飘骤。

【病证】民病心腹胀，肠鸣而为数后，甚则心痛胁䐜，呕吐霍乱，饮发注下，胕肿身重。

【治则】土郁夺之，然调其气，过者折之，以其畏也。所谓泻之。

郁发后：【气象】化气乃敷，善为时雨。

【物候】始生始长，始化始成。

5 戊己日

【时段】戊日、己日，气位全日。

【五藏病转归】心病愈，肾病加，或死；肺病持；脾病起。

【治疗禁忌】无刺腹去爪泻水。

6 日昳、夜半后

【时段】日昳（约地方时 13:48～15:00），夜半后（约地方时 1:48～3:00）

【五藏病死期】肾病（先胀满）传变死于冬夜半后，夏日昳。

7 中央

【地域特点】地平以湿。

【气候】其性静兼（兼，兼四时之性也，谓中央地域四时更替明显）。

【气象】生湿（湿度高）。其令云雨（多雨层云、积雨云、降雨）。（太过时）其变动注，骤注（暴风雨），其眚霖溃，其灾淫溃（出现水灾）。

【物候】其化丰备，盈。在气为充（植物生长良好，植物果实充盈）。生万物而法天地，天地所以生万物也众。

【病变】并在舌本、在肉。在声为歌。在变动为哕。其病多痿厥寒热。

【治则】思伤脾怒胜湿；湿伤肉风胜湿，甘伤肉，酸胜甘。（痹厥寒热）宜导引按蹻。

四、金运的测定与证治

（一）一般特点

金运的测定一般要具备

【气象】天气晴朗，北方冷空气（西北风）南下，空气干燥（湿度低）；由于晴天，夜间万里无云，辐射降温明显，时气温下降到露点一下，在清晨形成辐射冷却雾和露。

【气温】清凉。

【物候】树叶散落，物体干燥收缩。植物生长停顿或处于收成阶段。

【病位】肺藏自病。

【主证】喘咳。诸气膹郁皆属于肺。

（1）金运太过：

【气象】西北风（冷空气南下）频繁。久旱（与较长期冷高压控制有关），湿度低。

【气温】凉（从气象因素推断）。

【物候】植物停止生长，苍干凋落。

【病位】肝木受邪。肺燥也甚。

（2）金运不及：

【气象】晴天日数多，日照强烈。空气湿度低。

【气温】出现高温。

【物候】庶物以茂。

【病位】肺虚受邪。

（以上根据所引的《内经》经文归纳）。

（二）各气位特点

1 秋

【时段】立秋起七十二日（公历 8 月 7、8 日～10 月 17、18 日）。

【气象】天气以急（西北风劲急），地气以明（晴天云量很少）。其令燥。（湿度低）雾露清凉，燥清烟露（烟，指雾。由于冷空气影响，夜间无云，辐射降温到露点以下形成雾露）。气洁（指晴朗，气候干燥）。西风（西风频率增高）。忿（指西风劲切）。差三十度（指白露后气象）。

【气温】清凉（白露起气温下降到使人感到清凉的程度）。

【物候】散落（树叶黄落等）。收（果实收成）。容平（从容平定，指多属植物停止生长）。

【生理】天地始收，腠理闭塞，皮肤引急（这与春木运的主要区别）。

【正常脉象】秋数（脉洪数，是立秋至处暑的脉象）。秋应中衡。秋胃微毛曰平。肺秋脉来厌厌聂聂，如下榆荚，曰肺平，秋以胃气为本。秋脉如浮，其气来轻虚以浮，来急去散，故曰浮。（以上是白露起的脉象）。

【病脉】毛多胃少曰肺病。病肺脉来不上不下，如循鸡羽，曰肺病。

【病位】肺病。

【主证】

（1）太过：

秋脉如浮，其气来毛而中央坚，两傍虚，此谓太过，病在外，令人逆气而背痛愠愠然。肺病者喘咳逆气，肩背痛，汗出，尻阴股膝髀腨胻足皆痛。肺脉搏坚而长，当病唾血。

（2）不及：

秋脉如浮，其气来毛而微，此谓不及，病在中，令人喘，呼吸少气而咳，上气见血，下闻病音。肺病者虚则少气不能报息，耳聋嗌干。肺脉耎而散者当病灌汗，至令不复散也。（灌汗，指夏季汗泄时用寒水灌洗）。

（3）死脉：死肺脉来，如物之浮，如风吹毛，曰肺死。但毛无胃曰死。

【治则】此四时之病，以其胜治之愈也。

（1）太过：肺苦气上逆，急食苦以泄之，肺欲收，急食酸以收之，以酸补之，以辛泻之。禁寒饮食寒衣。肺色白，宜食苦，麦羊肉杏薤皆苦。

取手太阴足太阳之外厥阴之内血者。盛者泻之。

（2）不及：取手太阴，虚者补之。辛入肺，久而增气。肺病禁苦。白色宜辛，肺病者，宜食黄黍鸡肉桃葱。

【感邪则病】感于寒，乘秋则肺先受之。以秋庚辛中于邪者为肺风。以秋遇风寒湿邪者为皮痹。秋伤于湿，冬生咳嗽。秋伤于湿，上逆而咳，发为痿厥。

2 金平运之年

【时段】庚寅、庚申、庚子、庚午、丁卯、丁酉、乙卯、乙酉、癸卯、癸酉等年可能性大。气位全年。

【预测时间】先于立秋日（公历8曰7、8日）或春季（公历2月4、5日～4月16、17日）。

【气象】春有鸣条律畅之化，则秋有雾露清凉之政。夏有光显郁蒸之令。（秋）其令燥。其政劲肃（指西北风频率增高）。

【气温】清凉（全年气温不太高）。

【物候】收而不争，杀而不犯（指物候应时，不提前出现）。散落（树叶黄落）。坚敛

（物体干燥）。

【人体生理】其藏肺，其主鼻，其养皮毛。

【病位】肺病。

【主证】其病咳。

【治则】（参考庚年（1）一般的治则）。

3 庚年：

（1）一般：

【时段】庚子、庚午、庚寅、庚申、庚辰、庚戌等年。气位全年。

【预测时间】春季（公历2月4、5日～4月16、17日）。先于立秋日（立秋公历8月7、8日）

【气象】（全年）天气明，地气洁，阳气随，阴治化（天气晴朗，气温不高），燥行其政（湿度低）。（以上气象可在春季出现）。（立秋起）收气繁布，化洽不终（指土湿不得终其用）。雾露萧飔，清切。（冷空气南下，天晴无云，清晨见雾露）。其政肃（指西北风）。

【气温】凉（清凉、清切）。

【物候】收引，物以司成。其化成，其气削（植物收成早黄落快）。

【病位】肺盛自病。

【主证】其动暴折疡疰，其病喘喝胸凭仰息。（庚辰、庚戌年）其病燥，背瞀胸满。（庚寅、庚申年）其病肩背胸中。（庚子、庚午年）其病下清（受阳明在泉影响）。（上征与正商同）其病咳。

【治则】抑其运气，扶其不胜，无使暴过而生其疾。（诸庚年）中辛温（辛散，清者温之）。

（2）太过：

【时段】庚寅、庚申、庚子、庚午、庚辰、庚戌等年。气位全年。

【测定时间】春季（公历2月4、5日～4月16、17日）。

① 胜气：【气象】萧飔肃杀。早起流行，肃杀而甚。（指冷空气南下频繁，风力较大，湿度低）。

【气温】从“肃杀而甚”知其气温比清切凉劲更低。

【物候】肃杀凋零。草木敛，苍干凋陨。名木不荣，柔脆焦首。

【病位】肝木受邪。

【主证】民病两胁下少腹痛，目赤痛、眦疡、耳无所闻。肃杀而甚，则体重烦冤，胸痛引背，两胁满且痛引少腹，上应太白星。甚则喘咳逆气，肩背痛；尻阴股膝髀腨（骨行）足皆病，上应荧惑星。收气峻，生气下，草木敛，苍干雕陨，病反暴痛，胠胁不可反侧，咳逆甚而血溢，太冲绝者，死不治。上应太白星。

② 火复：【测定时间】夏季（公历5月5、6日～8月6、7日）。

【气象】大火流，炎烁且至（日照强烈）。

【气温】从"大火流"可知气温高于常年

【物候】蔓将槁。

【病位】邪伤肺。

【主证】喘咳逆气，肩背痛，尻阴股膝髀腨（骨行）足皆病。《素问·藏气法时论》："肺病者，喘咳逆气，肩背痛，汗出，尻阴股膝髀腨胻足皆痛。"

4 乙年：

（1）一般：

【时段】乙酉、乙卯、乙巳、乙亥、乙丑、乙未等年。气位全年。

【预测时间】夏季（公历 5 月 5、6 日～8 月 6、7 日）。

【气象】明曜炎烁（晴天日数多，日照强）。

【气温】冷热寒。

【物候】庶类以蕃。生气乃扬，长化合德，火政乃宣。

【病位】邪伤肺。

【主证】其动铿禁瞀厥，其发咳喘，其病嚏咳鼽衄，从火化也。

【治则】安其运气，无使受邪（扶金抑木）。折其郁气（指折岁气之郁气），资其化源。（乙卯、乙酉年）中苦和（苦泄，温热得清而致平和）。（乙丑、乙未、乙巳、乙亥年）中酸和（酸收）。

（2）不及：【时段】乙酉、乙卯、乙巳、乙亥、乙丑、乙未等年。气位全年。

【测定时间】夏季（公历 5 月 5、6 日～8 月 6、7 日）。

【气象】炎火赫烈（（晴天日数多，日照强烈）。燥烁以行（干旱，与副热带高压控制有关）。夏有炎烁燔燎之变。炎火乃行，收气乃后（秋令推迟）。

【气温】（从气象推知为持续高温）。

【物候】庶物以茂。

【病位】肺病。其病内舍膺胁肩背，外在皮毛。

【主证】民病肩背瞀重，鼽嚏、血便注下。

（3）水复：【测定时间】秋季，迟于立秋节（公历 8 月 7、8 日以后）。

【气象】秋有冰雹霜雪之复。寒雨暴至，乃零冰雹霜雪杀物。

【气温】岁气早至，乃生大寒（岁气指冬令之气，可以译作岁末之气。气温 0℃以下）。

【物候】杀物。丹谷不成。

【病位】心病。

【主证】阴厥且格，阳反上行，头脑户痛，延及窗顶，发热，上应辰星……民病口疮，甚则心痛。

(4) 金郁发:

【测定时间】子、午、寅、申、巳、亥等年五之气(公历 10 月 5、6 日～12 月 5、6 日)可差后三十天。

① 怫之先兆:【气象】夜零白露,林莽声凄。

② 初发:【气象】山泽焦枯(形容天气干燥),土凝霜卤(指泥土干燥之象)。

③ 郁发:【气象】天洁地明,风清气切,大凉乃举,草树浮烟,燥气以行,霿雾数起。甚为清明。(天气、晴朗,空气湿度低,西北风频率增高,霿雾数起)。

【气温】大凉乃举。

【物候】草树浮烟,燥气以行,霿雾数起,杀气来至,草木苍干,金乃有声。

【病证】民病咳逆,心胁满引少腹,善暴痛,不可反侧,嗌干面尘,色恶。

【治则】(初期)金郁泄之。然调其气(调和金气),过者折之(郁发后折金郁之气),以其畏也,所谓泻之。

5 庚辛日:

【时段】庚日、辛日。气位全日。

【受邪发病】以秋庚辛中于邪者为、肺风。

【五藏病转归】脾病愈,肝病加,或死;肾病持,肺病起。

【治疗禁忌】无刺关节于股膝。

6 日入

【时段】日入(日夕、下晡、晏晡、人定)(地方平太阳时 15:00～19:48)。

【五藏病转归】肺病慧,脾病静,肝病甚,肾病静。

【五藏病死期】肺病(先喘咳)传变死于冬日入。肝病(先头目眩,胁支满)传变死于冬日入。脾病(先身痛体重)传变死于冬人定。膀胱病(先小便闭)传变死于夏下晡。肾病[先少腹腰背痛,(骨行)痠]传变死于夏下晡。

7 西方:

【地域特点】金玉之域,砂石之处,陵居而多风,水土刚强。

【气候】其性为凉。(由于地势高,多风,属于大陆性气候,故平均气温低,气温的年、日较差剧烈)。

【气象】生燥(湿度低)。其政劲切。劲(指西北风)。西风其德清洁、清。其令雾露。灾眚(太过时)其变肃杀。

【物候】在气为成。万物之所以收成也。天地之所收引也。(以上说明植物生长不茂盛)。其化紧敛。敛。(物体干燥坚硬)。(太过时)苍陨、苍落(草木黄落)。

【病变】病在背,在皮毛。在声为哭,在变动为咳。其病生于内。

【治则】忧伤肺，喜胜忧，热伤皮毛，寒胜热；辛伤皮毛，苦胜辛。（病生于内）治宜毒药。

五、水运的测定与证治

（一）一般特点

水运的测定根据《内经》，在特定的气位内具备：

【气象】北方冷空气南下，出现霜冻，或降雪，或结冰。

【气温】寒；最低气温低于0℃。

【物候】冬季冬眠动物蛰伏。其他时段可见植物生长不良。

【病变】一般情况下是肾藏系统自病。

【主证】少腹腰脊痛（骨行）痠。诸寒收引皆属于肾。

（1）木运太过：

【气象】北方冷空气南下长时期控制，出现结冰、降雪、霜冻、冰雹。

【气温】持续低温天气。

【病位】邪害心火。肾寒也盛。

（2）水运不及：

【气象】湿度高，多见雨层云、积雨云等云层降雨频繁且有暴雨，降水量大。

【气温】气温高，可出现高温天气。

【物候】植物生长快。冬季仍然可见冬眠动物出土活动。

【病变】主要是肾虚受邪。

（以上根据所引用的《内经》经文归纳）。

（二）水运各气位特点

1 冬

【时段】立冬起72日（公历11月7、8日～翌年1月17、18日）

【气象】寒气霜雪冰冬化同。冬有严凝整肃之应，严肃霜寒之政。水冰地坼。北风。怒（指西北风强劲）。

【气温】（从气象来看近地面气温在0℃以下）。（差三十度即自大雪起，公历12月6、7日以后）。

【物候】盖藏。闭藏。藏。（指植物不萌芽，蛰虫不出土活动等）。

【正常脉象】冬涩（指立冬至小雪节脉象）。冬应中权。冬胃微石曰平。平肾脉来，喘喘累累如钩，按之而坚，曰肾平。冬脉如营，其气来沉以搏，故曰营。（以上指大雪起脉象）。

【病脉】病肾脉来如引葛，按之益坚，曰肾病。石多胃少曰肾病。

【主证】

1）太过：冬脉如营，其来如弹石者，此为太过，病在外，则令人解㑊脊脉痛而少气不欲言。肾病者，腹大胫肿，喘咳身重，寝汗出憎风。肾脉博坚而长，色黄而赤者，当病折腰。

2）不及：冬脉如营，其去如数者，此谓不及，病在中，令人心悬如病饥，眇中清，脊中痛，少腹满，小便变。肾病虚则胸中痛，大腹小腹痛清厥意不乐，肾脉耎而散者，当病少血至令不复也。

3）死脉：死肾脉来发如夺索，辟辟如弹石，曰肾死。但石无胃曰死。

【治则】四时之病，以其胜治之愈也。

（1）太过：针刺足少阴太阳血者，盛者泻之。

肾苦燥，急食辛以润之，开腠理，致津液通气也。肾欲坚急食苦以坚之，用苦补之，咸泻之。禁犯焠㶼热食，温炙衣。

（2）不及：针刺足少阴太阳血者。虚者补之。咸入肾，久而增气。黑色宜咸，肾病者宜食大豆、黄卷猪肉栗藿，禁甘。

【感邪则病】感于寒，乘冬则肾先受之。以冬遇风寒湿者为骨痹。以冬壬癸中于、邪者为肾风。冬伤于寒，春生瘅热冬伤于寒，春必温病。

2 水平运之年

【时段】辛丑、辛未、丙辰、丙戌等年可能平气化。气位全年。

【预测时间】四季末各约十八天（公历 4 月 17、18 日～5 月 4、5 日，7 月 15、16 日～8 月 6、7 日），或夏季（公历 5 月 5、6 日～7 月 15、16 日）

四维有湍润埃云之化，则不时有和风生发之应。四维发埃昏骤注之变，则不时有飘荡振拉之复。其眚北，其脏肾，其病内舍腰脊骨髓，外在溪谷踹膝。

【气象】四维有湍润埃云之化，则不时有和风生发之应。夏有丙明光显之化，则冬有严肃霜雪之政。（在冬季）凝坚（冰冻）。

【气温】（全年）寒（全年气温偏低）。

【物候】五化咸整。（五化指生物的生长化收藏，咸整，都不乱）沃衍（土地肥沃，植物生长正常）。藏而勿害，凝肃（冬季万物潜藏，冬眠动物按时蛰伏）。

【人体生理】其藏肾，其主二阴，其养骨髓。

【病变】肾病。其病内舍腰脊骨髓，外在溪谷踹膝。

【主证】其病厥（厥者，气逆也）。

【治则】（参考丙年(1) 一般治则）

3 丙年

（1）一般

【时段】丙辰、丙戌、丙子、丙午、丙寅、丙申等年。气位全年。

【预测时间】先于立冬日（公历 11 月 7、8 日）或立夏起 72 日（公历 5 月 5、6 日～7 月 16、17 日）

【气象】凝惨寒雰。（寒雰，即寒冷的雾气，由于受冷空气影响夜间又辐射失热，清晨气温降到露点以下，出现雾气）天地严凝（冰冻期提前）。

【气温】（丙辰、丙戌年）上太阳下太阴，（丙子丙午年）上少阴下阳明为寒（丙寅、丙申年）上少阳下厥阴为寒肃。

【物候】藏而勿害，治而善下，五化咸整。

【病位】肾盛自病。

【主证】其动漂泄沃涌。其病胀。（丙辰、丙戌年）其病大寒留于溪谷。（壬子、壬午、丙寅、丙申年）其病寒浮肿。（丙子、丙午年）其病寒下。

【治则】抑其运气，扶其不胜，无使暴过而生其疾。（抑水运之气，扶火运之气）。（丙辰、丙戌丙寅丙申年）中咸温（咸耎。温，清者温之）。（丙子丙午年）中咸热。

（2）丙年：岁水太过：

【时段】丙辰、丙戌、丙寅、丙申、丙子、丙午年可能发生。气位全年。

1）胜气：

【测定时间】先于立夏日起七十二日（公历 5 月 5、6 日～7 月 15、16 日）或先于立冬日（公历 11 月 7、8 日以前）。

【气象】凝惨寒雰，冰雪霜雹。上临太阳，雨冰雪霜不时降寒气流行。

【气温】寒气早至（气温低，冬令早至，或夏季出现气温降低）。

【物候】上羽而长气不化（不仅上临太阳之年。凡是水运太过时，植物生长即不良）。

【病位】① 邪害心火；② 肾自病。

【主证】身热烦心躁悸，阴厥上下中寒，谵妄，心痛。甚则腹大胫肿，喘咳寝汗出憎风。神门绝者死不治。

2）土复：【测定时间】不定时。

【气象】大雨至，埃雾朦郁。

【物候】上临太阳，湿气变物。

【病位】邪伤肾。

【主证】病反腹满肠鸣溏泄，食不化，渴而妄冒，神门绝者，死不治。

4 辛年：

（1）一般：

【时段】辛巳、辛亥、辛丑、辛未、辛卯、辛酉年。气位全年。

【测定时间】四维（公历 4 月 17、18 日～5 月 4、5 日，7 月 15、16 日～8 月 6、7 日）。

【气象】寒雨风。土润水泉减。埃郁昏翳。

【气温】反阳，长气宣布（气温较高，从物候来看冬季 10 厘米地温高于 6℃）。

【物候】(秋季)草木条茂,荣秀满盛。(冬季)蛰虫不藏。

【病位】邪伤肾。

【主证】其病痿厥坚下(指二便不通),从土化也。其病癃闭。其气滞,其用渗泄,其动坚止,其发燥槁(滞,不通也。渗泄,指津液外泄)。

【治则】(诸辛年)中苦和(酸苦涌泄为阴。和,坚者耎之,燥者润之,湿者燥之,达到平和)。抑其运气(土运),扶其不胜(水运),无使暴过而生其疾。

(2) 不及:

①【时段】辛巳、辛亥、辛卯、辛酉年。气位全年。

【测定时间】四维(公历 4 月 16、17 日~5 月 4、5 日,7 月 17、18 日~8 月 6、7 日)。

【气象】,湿乃大行,长气反用,其化乃速,暑雨数至。四维发埃昏骤注之变(埃昏,积雨云等云层布满天空。骤注指大雨)。埃昏骤雨。不时有飘荡振拉之复。(由于太阳在泉,六之气时)地积坚冰,阳光不治。

【气温】长气反用(气温较高。从"暑雨数至"也可推知)。

【物候】其化乃速(植物生长快)。

【病位】其眚北,其藏肾,肾气不衡。其病内舍腰脊骨髓,外在溪谷踹膝。

【主证】民病腹满,身重濡泄,寒疡流水,腰股痛发,腘腨股膝不便,烦冤、足痿清厥,脚下痛,甚则胕肿。

②【时段】辛丑、辛未年。气位全年。

【测定时间】四维(公历 4 月 16、17 日~5 月 4、5 日,7 月 17、18 日~8 月 6、7 日)。

【气象】四维发埃昏骤注之变(埃昏,积雨云等云层布满天空。骤注指大雨)。埃昏骤雨。不时有飘荡振拉之复。(由于太阳在泉,六之气时)地积坚冰,阳光不治。

【气温】上临太阴则大寒数举。

【物候】(冬初)蛰虫早藏。

【病位】肾病。

【主证】民病寒疾于下,甚则腹满浮肿。

(3) 木复:

【时段】诸辛年。

【测定时间】不定时。

【气象】四维发埃昏骤注之变,则不时有飘荡振拉之复。大风暴发。振拉摧拔(风力 6 级以上的东南风)。

【物候】复则大风暴发,草偃木零,生长不鲜。

【病位】脾病(黄气乃损),肝自病。

【主证】面色时变,筋骨并辟,肉瞤瘈,目视䀮䀮物疏璺,肌肉胗发,气并鬲中,痛于心腹。

(4) 水郁发:

【测定时间】丑、未、辰、戌等年二火前后(公历 4 月 5、6 日~6 月 5、6 日前后)。

① 佛之先兆：【气象】太虚深玄，气犹麻散，微见而隐，色黑微黄。

② 初发：【气象】阳光不治，寒积沉阴，白埃昏暝(云层由薄变厚)

③ 郁发：【气象】川泽严凝，寒氛结为霜雪，甚则黄黑昏翳，流行气交，乃为霜杀，水乃见祥。甚者为雹雪。

【气温】阳气乃辟，阴气暴举，大寒乃至。

【物候】霜杀。

【病证】民病寒客心痛，腰脽痛，大关节不利，屈伸不便，善厥逆，痞坚，腹满。

【治则】(初期)水郁折之。然调其气(调和水气)，过者折之(郁发后折水郁之气)，以其畏也(用土气折水郁)，所谓泻之。

5 壬、癸日：

【时段】壬日、癸日。气位全日。

【五藏病转归】肺病愈，心病加，或死；肝病持，肾病起。

【治疗禁忌】无刺足胫。

6 夜半

【时段】夜半鸡鸣(地方平太阳时 21:00～1:48)。

【五藏病转归】肾病慧，心病甚；肺病静，肝病静。

【五藏病死期】心病(先心痛)传变死于冬夜半。膀胱病(先小便闭)传变死于冬鸡鸣。

7 北方：

【地域特点】地高陵居，风寒冰冽。

【气候】其性为凛。(凛，寒冷也，气温偏低)。

【气象】政肃。北风(多冰冻霜雪冷空气控制期长)。其灾为冰雪霜雹冰雹其变凝冽。溧冽。

【气温】生寒，其令寒。

【物候】静。清谧。凄沧。气坚。万物之所以合藏也。天地所闭藏之域。

【病证】病在溪，在骨。在变动为栗，在声为呻。藏寒生满病。

【治则】恐伤肾，思胜恐。寒伤血，燥胜寒。咸伤血，甘胜咸。(病生于内)治宜灸焫。

六、六气的测定

从五运的测定与证治可知，对五运的测定主要依据是气位(时空)，以气象、物候等征象为次要依据。而六气分为岁气、司天(天)在泉(地)之气、主气、客气等，对它们的测定除主气之外，司天在泉之气、客气都以气位(时空)在内的气象要素、物候出现的频率为主要依据，因为五运属于有形及稳定之气，而六气属于无形之气，在其气位之内，可能出现性质的变化。

（一）主气的测定

主气在六气中是最稳定的节律周期，它和主运共同主宰着回归年气候的年变周期，如自小暑后8天至立秋是土运时段，却是全年日平均气温最高的的时段。气温如此高与土运是不符合的，这是属于相火主气的表型。再如自立秋起是金运，气象应当干燥少雨，但是全国各地的降水量在秋分时才显著减少，这是太阴主气的表型。因此，主气和主运是叠加在一起的，在确定它的常法气位的基础上根据它的气位长度的变化即可确定主气的太过或不及。

（二）岁气、司天在泉之气的测定

岁气、司天在泉之气在一定气位的定量分析受主气、主运的影响。

（三）客气的测定

客气是由岁气所决定的，在气位划分上与主气相重合，因此客气的定量分析受到主气的影响。同时仅出现在本气位中的某一小段时间，而往往不是整个气位。如《素问·六元正纪大论》论少阴司天之政时说："初之气，地气迁，燥将去，寒乃始，蛰复藏"说明在初之客气（太阳寒气）出现以前，阳明地气（在泉之气）已经出现，初之客气不主整个时段，而是在较后的时段内出现。

附：本章引用的《内经》文献篇目如下

[1]《素问·藏气法时论》
[2]《素问·气交变大论》
[3]《素问·六元正纪大论》
[4]《素问·金匮真言论》
[5]《素问·标本病传论》
[6]《素问·五常政大论》
[7]《素问·四气调神大论》
[8]《素问·至真要大论》
[9]《素问·玉机真藏论》
[10]《灵枢·顺气一日分为四时》
[11]《素问·脉要精微论》
[12]《素问·咳论》
[13]《素问·痹论》
[14]《素问·风论》
[15]《灵枢·论疾诊尺》
[16]《素问·阴阳应象大论》
[17]《素问·生气通天论》
[18]《素问·四时刺逆从论》
[19]《素问·平人气象论》
[20]《灵枢·本神》
[21]《灵枢·纪脉》
[22]《灵枢·五味》
[23]《灵枢·五禁》
[24]《素问·五运行大论》
[25]《素问·异法方宜论》
[26]《素问·太阴阳明论》
[27]《灵枢·九宫八风》
[28]《灵枢·九针》

第六章 中医学解剖模型

从本书附篇内经藏府经脉学可以看到《内经》对五脏六腑的内脏位置、形状都进行了观察，对胃肠道的长度、容量都进行了细致的测量。由此证实我国在《内经》成书的战国时期以前已经进行了尸体解剖。一方面，《内经》五藏均有解剖学的内脏器官所指，另一方面，从《第五章　五运六气的测定与证治》可以看到《内经》对五藏病的表型的描述，基本上符合内脏器官形态学病变的临床表现，由此可以推知，《内经》对五藏病的命名和定义是有相关内脏的形态学病理解剖和经过大样本病例验证的。据此，可以推断当时已经进行了长时期的大样本的五藏病病例的疾病特征性症状的调查研究和死亡病例的病理解剖，发现五藏病相应的内脏形态异常。从以下所引用的《内经》经文会看到《内经》五藏和五藏病的概念的准确性和确定性。

（一）心脏解剖实体和心病

1. 心脏解剖实体：

《素问・六节藏象论》：五气入鼻，藏于心肺。。

《灵枢・经脉》：手少阴之脉，起于心中，出属心系下膈络小肠。

《素问・痿论》：心主身之血脉。

《素问・平人气象论》：心藏血脉之气也。

《灵枢・五色》：心合脉。

《素问・五藏生成》：诸血者，皆属于心。

《素问・脉要精微论》：夫脉者，血之府也。

综上可知《内经》的心脏就是现代解剖学的心脏。《素问・脉要精微论》说："夫脉者血之府也。长则气治，短则气病，数则烦心，大则病进。上盛则气急、下盛则气胀、代则气衰、细则气少、涩则心痛。"从这里不仅看到中医学对心血管疾病的血流动力改变的认识和中医学脉诊的重要意义，而且也看到中医学在应对当前心血管危机，防治心血管疾病方面的重要意义。

2. 心病的定义与心脏关系

（1）手少阴心经病：

《灵枢・经脉》：目黄，胁痛，臑臂内后廉痛厥，掌中热痛。

这是根据手少阴心经分布的内脏和躯体部部位所发生的特征性症状和体征而定义的。从"目黄，胁痛"症状推知手少阴心经病包括部分胆道疾病。

（2）心藏病：

《素问・藏气法时论》："心病者，胸中痛，胁支满，胁下痛，膺背肩甲间痛，两臂内痛。""虚则胸腹大，胁下与腰相引而痛。"

《素问・六元正纪大论》：心病"少气，疮疡痈肿，胁腹胸背，面首四支，膜愤胪胀，疡痱呕逆，瘛瘲骨痛，节乃有动，注下温疟，腹中暴痛，血溢流注，精液乃少，目赤心热，甚则瞀闷懊恼，善暴死"。

《素问·气交变大论》：心病“胸中痛，胁支满，两胁痛。膺背肩胛间及两臂内痛，郁冒蒙昧，心痛暴喑，胸腹大，胁下与腰相引而痛，甚则屈不能伸，髋髀如别”。

《素问·气交变大论》：火运太过，肺金受邪……“甚则胸中痛，胁支满，胁痛、膺背肩胛间痛，两臂内痛，身热骨痛而为浸淫。”

综上所述，心病主要特征性症状有：① 心绞痛。这与心肌供血病变有关。② 有意识郁冒蒙昧的症状。这与心脏循环功能障碍而脑功能不全有关。因为心功能衰竭，造成意识障碍，中医医祖推断心主神明，故心病有神志不清症状。现在有人认为中医的心是大脑功能，这是误解。根据《内经》心病的特征性症状，结合当时已经有心脏解剖知识，可以推断《内经》的心病定义，其特征性症状有大样本心病病例的调查基础和心绞痛心肌梗死死亡病例病理解剖的基础。心病需要鉴别的疾病有上消化道疾病和精神神经疾病。

（二）肝脏解剖实体和肝病

1. 肝脏解剖实体

肝脏呈叶状（《灵枢·天年》：“五十岁，肝气始衰，肝叶始薄，胆汁始减，目始不明。”）

肝脏在膈下连接胆囊（《灵枢·经脉》）。

《素问·调经论》：肝藏血。

《灵枢·本神》：肝藏血，血舍魂。

《素问·五藏生成》：人卧血归于肝。肝受血而能视。

综上可知《内经》的肝脏就是现代解剖学的肝脏。

2. 肝病定义与肝脏的关系

（1）足厥阴肝经病：

《灵枢·经脉》：胸满、呕逆、飧泄，狐疝、遗溺、闭癃。

这是根据足厥阴肝经分布的内脏和躯体部位所发生的症状和体征而定义的。

（2）肝藏病：

《素问·藏气法时论》：“肝病者，两胁下痛引少腹，令人善怒。虚则目𥉂𥉂无所见，耳无所闻，善恐，如人将补之。”

《素问·五常政大论》：（肝病）“头目眩，胁支满，胃脘当心而痛，上支两胁，鬲咽不通，食饮不下。甚者耳鸣眩转，目不识人，善暴僵仆。其发惊骇。其病摇动注恐。其病支废痈肿疮疡”。

《素问·六元正纪大论》：（肝病）“民病胃脘当心而痛，上支两胁，鬲咽不通，食饮不下。甚者耳鸣眩转，目不识人，善暴僵仆。”

《素问·气交变大论》：“肝病胸胁暴痛，下引少腹善太息。”

“头目眩，善暴僵仆”（《素问·六元正纪大论》），“支（肢）废”（《素问·五常政大论》）。这是脑血管意外。因为“肝主怒”，“大怒则形气绝，血菀于上发为薄厥”（《素问·

生气通天论》)。由此推论中风的发生与肝病有关，其实与肝脏无关，而与交感神经系统活性亢进有关。“肝病者两胁下痛引少腹，令人善怒”(《素问·藏气法时论》)和肝病“胁支满，胃脘当心而痛，上支两胁，鬲咽不通，食饮不下”症状(《素问·六元正纪大论》)，都是因为肝主怒，发怒情绪是社会心理应激的中枢效应，所以情绪应激反应同时出现消化道功能紊乱，中医学认为与肝病有关。至于肝病“胸胁暴痛”的症状，肝癌也可以有胸胁暴痛的临床表现。肝病引起胃脘当心而痛，上支两胁，鬲咽不通，食饮不下。也与现代对肝炎病的认识相似，故可以推断肝病的定义有大样本肝病病例所共有的特征性症状和肝病死亡病例解剖见到的肝脏形态异常的基础。

器质性肝病需要鉴别的疾病有胆道疾病、胃肠道疾病、精神神经疾病躯体形式障碍。

（三）脾脏解剖实体和脾病

1. 脾脏实体

《素问·太阴阳明论》：脾与胃以膜相隔耳。

《灵枢·经脉》：脾足太阴之脉……入腹属脾络胃，上膈。

据以上经文，脾藏在膈下，与胃以膜相隔，可见，脾的解剖实体包括现代解剖学的胰脏，并不仅仅是解剖学的脾脏。翻译者把《内经》的脾脏实体对译为胰脏，而将在胃左侧、用于血细胞代谢、贮藏铁质、产生淋巴细胞和抗体的椭圆形、赤褐色内脏，命名为脾脏，这是西医学传入中国时翻译者对中医学脾脏的错译，所造成的中医学脾藏概念紊乱。其实，根据《内经》的记载，不论是脾脏的解剖位置，还是脾藏的生理功能，都表明脾的解剖实体包含具有外分泌消化酶、内分泌代谢激素的胰脏。

脾藏的生理功能：

《素问·宣明五气》：脾主肉。

《灵枢·九针》：脾主肌。

《素问·痿论》：脾主身之肌肉。

《灵枢·五色》：脾合肉。

《灵枢·本神》脾藏营，营藏意。

《素问·调经论》：脾藏肉……而此成形。

《素问·五运行大论》、《素问·阴阳应象大论》：脾生肉。

《素问·平人气象论》：脾藏肌肉之气也。

《灵枢·五癃津液别》：(五藏六府)脾为之卫。

《灵枢·师传》：脾者主为卫。

由于肌肉细胞的合成代谢和肌细胞的能量供应与胰脏的胰岛组织分泌胰岛素有关，所以，”脾藏营，营藏意”(《灵枢·本神》)；“脾主身之肌肉”(《素问·痿论》)。

综上所述，《内经》的脾脏，不论从解剖位置或生理功能来看，都包括现代解剖学的胰脏。由于中医学非常重视代谢功能，脾藏在五藏系统居中央控四方，是生长化收藏代谢功能的关键脏器，所以脾脏是中医解剖学、生理学的非常重要的概念。由于西医学进入我国时对脾脏实体的错译，颠覆了中医理论体系。对脾脏概念的厘正有利于发挥中医药应对多发代谢疾病如 2 型糖尿病、肥胖症、原发性高血压、动脉硬化等的优势。

2. 脾病的病理解剖基础

(1) 足太阴脾经病：

《灵枢·经脉》：舌本痛，体不能动摇，食不下，烦心，心下急痛，溏瘕泄，水闭，黄疸，不能卧，强立，股膝内肿厥，足大趾不用。

这是根据足太阴脾经分布的内脏和躯体部位所发生的特征性症状和体征而定义的。

(2) 脾藏病：

《素问·藏气法时论》："脾病者，身重，善饥肉痿，足不收行，善瘈，脚下痛。虚则腹满，肠鸣飧泄，食不化。"

《素问·脉要精微论》：脾病"足(骨行)肿若水状。""胃脉耎而散者，当病食痹。"

《素问·玉机真藏论》：脾脉不独主时。"善者不可得见，恶者可见。……其来如水之流者，此谓太过，病在外。如鸟之喙者，此谓不及，病在中。……太过则令人四支不举，其不及则令人九窍不通，名曰重强。"

《素问·六元政纪大论》："心腹胀，肠鸣而为数后，甚则心痛胁䐜，呕吐霍乱，饮发注下，胕肿身重。"

《素问·气交变大论》说，木太过发病有：①"肝病胸胁暴痛，下引少腹善太息."；② 气客于脾"民病食少失味。""飧泻霍乱，体重腹痛，筋骨繇复，肌肉瞤酸，善怒。"

《素问·气交变大论》："腹痛，清厥、意不乐、体重烦冤。甚则肌肉痿，足痿不收行，善瘈，脚下痛、饮发中满、食减、四肢不举。"

《素问·气交变大论》："病骛溏腹满，食饮不下，寒中肠鸣泄注腹痛，暴挛痿痹，足不任身。"

从以上经文可知，脾病是消化不良，肌肉细胞摄取、利用葡萄糖障碍的疾病和蛋白质合成代谢障碍的疾病。肝病是神经内分泌应激反应过强的疾病，脾病和肝病几乎是并发的。这是因为肝主怒，与交感神经支配的神经内分泌应激反应有关。

《素问·六节藏象论》："脾胃大肠小肠三焦膀胱者，仓廪之本，营之属也，名曰器。"指出中医学的脾胃大肠小肠三焦膀胱功能是一个受副交感神经支配的系统，这样，胰脏胃大肠小肠三焦膀胱功能都受副交感神经正调节，受交感神经负调节。交感神经和副交感神经是一对相互抗衡的植物神经，其中一条植物神经活性增强或降低会导致另一条植物神经活性降低或增强。所以不管是脾病或是肝病，都会引起整个植物神经系统功能紊乱，造成肝病脾病并发。肝病精神应激造成高胰岛素血症，可以引起摄食中枢兴奋，食欲亢进。肝病交感活性增强导致副交感神经支配的胰脏胃大肠小肠三焦膀胱功能受抑，出现消化不良，民病食少失味。

植物神经功能紊乱在引起内脏功能失调、消化不良的同时，交感神经系统活性增强引起的连锁反应是：交感神经系统活性增强引起骨骼肌细胞、血细胞胰岛素抵抗，胰岛素抵抗促使胰岛β细胞功能亢进，引发全身代谢紊乱的一系列连锁效应。既然脾和胃肠功能都受副交感神经支配，胰脏的各种内分泌和外分泌功能、胃肠道各种胃肠激素分泌功能都有协同作用，相互影响。胰脏分泌的消化酶对消化功能的作用是众所周知的，胰岛组织β细胞分泌的胰岛素受抵抗或分泌的胰岛素相对不足或绝对不足导致骨骼肌摄取、利用葡萄糖功能障碍，脾病特征性症状与胰岛素抵抗高胰岛素血症的2型糖尿病及其预后相似。《内经》既然进行过胰脏常态的内脏解剖，依照脾病共同的特征性症状也可以观察到脾病死亡病例的胰脏的形态异常。这应是《内经》脾病定义的基础。

脾病分为脾功能太过不及的实质：

《素问·脉要精微论》：脾病“太过则令人四肢不举。脾脉搏坚而长，其色黄，当病少气。胃脉搏坚而长，其色赤，当病折髀。”

《素问·藏气法时论》：“脾病者，身重，善饥肉痿，足不收行，善瘈，足下痛。虚则腹满，肠鸣飧泄，食不化。”善饥肉痿是胰岛素抵抗/高胰岛素血症的典型症状，足不收行是糖尿病并发症的典型症状。

胰岛素系统功能异常造成的代谢紊乱：当胰岛素抵抗/胰岛β细胞胰岛素分泌增加时，可以出现善饥多食，造成超重肥胖；胰岛素分泌增加，肾脏水钠重吸收增强出现水肿身重。所以，脾病实证，相似于胰岛组织分泌功能亢进。急性胰腺炎有腹痛、清厥、意不乐、体重烦冤、饮发中满等急腹症症状，这是胰腺外分泌太过的脾病实证。

胰腺分泌消化酶关系小肠的消化吸收功能，胰腺分泌消化酶不足造成消化不良，肌肉细胞缺乏营养物质而合成蛋白质不足；胰岛素分泌功能异常，必然造成糖代谢紊乱而四支乏力，如果胰岛组织萎缩胰岛素分泌绝对不足，蛋白质分解加速，肌肉必然萎缩。胰岛组织β细胞萎缩，胰岛素分泌不足，骨骼肌细胞吸收、利用葡萄糖功能障碍，造成四肢无力。这些是脾病虚证。所以，从《内经》的脾病定义可以推断，《内经》的脾病定义的共同特征性症状必有大样本脾病病例调查的基础。定义为脾病，必有对具有脾病表型的病死病例的解剖观察到胰脏形态异常的基础。

《灵枢·五癃津液别》：五藏六府……脾为之卫。

《灵枢·师传》：脾者主为卫。

这两条经文是说，脾为防御系统，有抵御外来致病微生物的功能。我们知道，免疫细胞如果缺乏胰岛素介导，无法摄取能量，防御功能就会减弱。不论是胰岛素抵抗还是胰岛功能衰竭出现高血糖时感染无法控制，创口不能愈合，即为例子。

脾病需要鉴别的疾病有消化道功能性消化不良，精神神经疾病躯体形式障碍。脾病分功能性疾病和器质性疾病，功能性脾病与胰岛素抵抗有关，器质性脾病与胰岛β细胞衰竭有关。前者多表现为实证，后者多表现为虚证。

（四）肺脏解剖实体和肺病

1．肺脏实体

《素问·痿论》：肺者，藏之长也，心之盖也。

《灵枢·师传》：五藏六府者，肺为之盖。

《素问·病能论》：肺者，藏之盖也。

《灵枢·九针》：肺者，五藏六府之盖也。

《灵枢·经脉》：肺手太阴之脉……上膈属肺，从肺系横出腋下。

《灵枢·经脉》：心手少阴之脉……其直者，复从心系却上肺。

《灵枢九针》：肺主涕。

《素问·宣明五气》：肺为涕。

《灵枢·五阅五使》：鼻者，肺之官也。

《素问·调经论》：肺藏气。

《灵枢·本神》：肺藏气，气舍魄。

综上所引《内经》经文可知《内经》的肺脏就是现代解剖学的肺脏。

2．肺病的病理解剖基础

（1）手太阴肺经病：

《灵枢·经脉》：咳上气，喘渴，烦心，胸满，臑臂内前廉痛厥，掌中热。气盛有余，则肩背痛，风寒汗出中风，小便数而欠。气虚则肩背痛，寒，少气不足以息，溺色变。

这是根据手太阴肺经分布的内脏和躯体部部位所发生的特征性症状和体征而定义的。

（2）肺藏病：

《素问·藏气法时论》："肺病者，喘咳逆气，肩背痛，汗出，尻阴股膝髀腨胻足皆痛。虚则少气，不能报息，耳聋嗌干。"

《灵枢·五阅五使》：肺病者，喘息鼻张。

《素问·玉机真藏论》：令人喘，呼吸少气而咳，上气见血，下闻病音。

肺病实证的特征性症状是咳嗽气喘。肺病虚证有呼吸功能减弱少气不能报息的特征性症状。

可见，《内经》的肺病定义也是通过大样本病例共同的特征性症状和肺病死亡病例内脏解剖所见的形态改变而确定的。

肺病须分感染性肺病和非感染性肺病，前者与病原微生物入侵和机体免疫应答状态有关，后者与生活行为方式、空气污染、职业病有关。肺病还常常与心脏或消化道疾病相关。

（五）肾脏解剖实体和肾病

1．肾脏实体

《灵枢·经脉》：肾少阴之脉……贯脊属肾络膀胱；其直者，从肾上贯肝膈。

《素问·脉要精微论》：腰者肾之府。

据以上经文，《内经》已经指出，肾在肝膈下面，腰脊两旁。可见，《内经》的肾脏就是现代解剖学的肾脏。

《灵枢·本藏》：肾主骨。

《素问·痿论》》：肾主身之骨髓。

《素问·脉要精微》：骨者髓之府，不能久立，行则振掉，骨将惫矣（《素问》第十七）。

《素问·奇病论》：髓者以脑为主。

《内经》的肾脏就是现代解剖学的肾脏。令人难以理解的是肾主骨。不过从慢性肾衰竭病人继发性甲旁亢对骨的不良影响来看，肾主骨是有根据的。

2. 肾脏病的病理解剖基础

（1）足少阴肾经病：

《灵枢·经脉》：口热，舌干，咽肿，上气，嗌干及痛，烦心，心痛，黄疸，肠澼，脊股内后廉痛，痿厥，嗜卧，足下热而痛。

这是根据足少阴肾经分布的内脏和躯体部位所发生的特征性症状和体征而定义的。

（2）肾藏病：

《素问·藏气法时论》：肾病者，腹大、胫肿、喘咳身重，寝汗出、憎风。虚则胸中痛，大腹小腹痛，清厥意不乐。

《素问·玉机真藏论》：肾病有寒疾于下，甚则腹满浮肿。腹满，身重濡泄，寒疡流水，腰股痛发，腘腨股膝不便，烦冤、足痿清厥，脚下痛，甚则胕肿。脊中痛，少腹满，小便变。

《素问·藏气法时论》：肾病者，腹大胫肿，喘咳身重，寐汗出憎风。

《素问·五常政大论》：其病痿厥坚下（指二便不通），从土化也。

《素问·五常政大论》：其病癃闭。

肾病的症状与现代的肾脏形态病变是一致的，凡是肾脏萎缩、肾衰竭病，必然出现腹满浮肿小便异常症状。说明《内经》肾病的定义的肾病特征性症状也有大样本肾病病例调查的基础和肾病死亡病例的肾脏解剖学形态改变的基础。

肾病需要鉴别的疾病有脾病、胃功能性消化不良引起的水肿、小便异常。

从《内经》记载的五脏解剖实体来看，《内经》成书以前，我国已经进行了人体尸体解剖，这是中医学的基础。从《内经》记载的五藏病、五藏经脉病来看，五藏病的命名也是有解剖学基础的。

《内经》的经脉病是根据经脉分布的部位出现的症状和体征来定义的；五藏病是根据大样本的病例共同的疾病特征性症状和内脏形态异常而定义的。作此推断的依据是：一、《内经》各个五藏病的特征性症状的准确性，没有大样本的病例是总结不出来的。二、《内经》已经有了人体内脏的常态解剖，三、《内经》五藏病定义的特征性症状符合内脏脏器形态学异常。

成书于二千年前的《内经》已经有了人体解剖学，虽然只是大致的解剖，但是已经看到中华医祖的治学精神。结合三国时期华佗已经开展外科手术，可知《内经》虽然坚持"黑箱"方法"从外知内"。但是只要条件许可，在能打开"黑箱"时，还是会打开"黑箱"，用肉眼观察的。但是并不把自己的立足点放在"白箱"的基础上，而是以可以肉眼观察的躯体、内脏解剖为基础，建立人体表型医学理论体系。

从以上经脉病和五藏病的定义可以看到这些定义没有脉象，而是以特征性症状为内容。这似乎与中医临床辨证论治中以脉诊为四诊的首位有所不同。关于这一问题我们在《第十章　中医学病证模型》中讨论。

第七章　中医学生理模型

中医生理模型是在人体解剖的基础上用整体论黑箱方法建立起来的人体生理表型组，有五藏六府等藏象、经脉和三阴三阳经气系统、卫气营血津液脉系统。是人体完整的生理表型组。可称为中医人体常态表型系统。根据《内经》天人合一的整体论，人与大自然是同构系统和同步变换系统，《素问·气交变大论》："善言天者，必应于人"就是这个意思。对天地人同构系统，《素问·阴阳应象大论》作了提纲挈领的概括。"应"是对应之意。"象"是形状、样子。《灵枢·本藏》："视其外应，以知其内藏，则知所病矣。"阴阳应象就是天地人阴阳系统在时间、空间、气候、气象、人体的表现型，只有掌握对应的常态表型"象"，才能知道病态的表型。

一、五藏六府系统

《内经》五藏六府的概念是："五藏者，所以藏精神血气魂魄者也；六府者，所以化水谷而行津液者也"（《灵枢·本藏》）。"五藏者，所以藏精神魂魄者也；六府者，所以受水谷而行化物者也"（《灵枢·卫气》）。藏是收储之处，所以，五藏是藏精神魂魄之器。府是出入之处，六府是进水谷行化物之器。五藏藏而不泄，六府泄而不藏。这样，五藏有余可通过六府排泄。五藏不足，可通过六府吸收水谷精气而补充之。

五藏五藏六府组成一个系统，《灵枢·本藏》："五藏六府，心为之主，耳为之听，目为之候，肺为之相，肝为之将，脾为之卫，肾为之主外"。

藏与府的关系是阴阳表里关系，藏为阴属于里，府为阳属于表。《灵枢·本输》："肺合大肠、心合小肠、肝合胆、脾合胃、肾合膀胱、少阳属肾，肾上连肺，故将两藏。三焦者，中渎之府也，水道出焉，属膀胱，是孤之府也，是六府之所与合者"。

《内经》的五藏六府都有解剖学的实体。但是《内经》已经明白作为生命活体的人是不可以也不能分割的，只能从整体上系统观察，所以并不注重脏器的深入解剖，而是用整体论的方法，对脏器进行人体系统的和天地人系统的功能分析，五藏六府脏器既是脏器实体，又是五藏功能组的命名。现将《素问·阴阳应象大论》《素问·灵兰秘典》等篇所论分列如下。

1. 肝藏　五行：木；方位：东；气象：风；五味：酸；人体脏器：肝；人体组织：筋；人体五窍：目；五色：苍；五音：角；五志：怒；出声：呼；变动：握（《素问·阴阳应象大论》）。功能：肝者，将军之官，谋虑出焉（《素问·灵兰秘典》）。

肝藏之府**胆**：胆者中精之府（《灵枢·本输》）。胆者，中正之官，决断出焉（《素问·灵兰秘典》）。

2. 心藏　五行：火；方位：南；气象：热；五味：苦；人体脏器：心；人体组织：脉；人体五窍：舌；五色：赤；五音：徵；五志：喜；出声：笑；变动：嘎（叹气）（《素问·阴阳应象大论》）。功能：心者，君主之官也，神明出焉（《素问·灵兰秘典》）。

心藏之府**小肠**：小肠者，受盛之府（《灵枢·本输》）。

小肠者，受盛之官，化物出焉（《素问·灵兰秘典》）。

3. 心包络　膻中者，臣使之官，喜乐出焉（《素问·灵兰秘典》）。

心包络之府**三焦**：

三焦脏器 胃（见《灵枢·营卫生会》："上焦出于胃上口""中焦亦并胃中，出上焦之后""下焦下溉诸肠"）。三焦者，中渎之府也，水道出焉，属膀胱，是孤之府也。少阳属肾，肾上连肺，故将两藏（《灵枢·本输》）。三焦者，决渎之官，水道出焉（《素问·灵兰秘典》）。

上焦：上焦如雾（《灵枢·营卫生会》十八）。

上焦开发，宣五谷味，熏肤、充身、泽毛，若雾露之溉，是谓气（《灵枢·决气》第三十）。

中焦：中焦如沤（《灵枢·营卫生会》第十八）。

中焦亦并胃中，出上焦之后，此所受气者，泌糟粕，蒸津液，化其精微，上注入于肺脉，乃化而为血，以奉生身，莫贵于此（《灵枢·营卫生会》第十八）。

中焦受气，取汁变化而赤，是谓血（《灵枢·决气》第三十）。

下焦：下焦如渎（《灵枢·营卫生会》第十八）。

下焦者，别回肠，注入膀胱而渗入焉。故水谷者，常并居于胃中，成糟粕，而俱下于大肠，而成下焦，渗而俱下，济泌别汁，循下焦而渗入焉膀胱焉（《灵枢·营卫生会》第十八）。

4. 脾藏　五行：土；方位：中央；气象：湿；五味：甘；人体脏器：胰；人体组织：肉；人体五窍：口；五色：黄；五音：宫；五志：思；出声：歌；变动：哕（《素问·阴阳应象大论》）。功能：脾胃者，食廪之官，五味出焉（《素问·灵兰秘典》）。

脾藏之府**胃**：

胃者水谷之海（《灵枢·海论》）。

胃者五谷之府（《灵枢·本输》）。

胃者，食廪之官（《素问·灵兰秘典》）。

5. 肺藏　五行：金；方位：西；气象：燥；五味：辛；人体脏器：肺；人体组织：皮毛；人体五窍：鼻；五色：白；五音：商；五志：忧；出声：哭；变动：咳（《素问·阴阳应象大论》）。功能：肺者，相傅之官，治节出焉（《素问·灵兰秘典》）。

肺藏之府**大肠**：大肠者，传道之府（《灵枢·本输》）。大肠者，传道之官，变化出焉（《素问·灵兰秘典》）。

6. 肾藏　五行：水；方位：北；气象：寒；五味：咸；人体脏器：肾；人体组织：骨髓；人体五窍：耳；五色：黑；五音：羽；五志：恐；出声：呻；变动：栗（《素问·阴阳应象大论》）。功能：肾者，作强之官，伎巧出焉（《素问·灵兰秘典》）。

肾藏之府**膀胱**：膀胱者津液之府也（《灵枢·本输》）。

膀胱者，州都之官，津液藏焉，气化则能出矣（《素问·灵兰秘典》）。

整体论方法论使《内经》所建立的中医学，只需大概的正常人体解剖和死亡病例的病理解剖，了解特征性症状和脏器形态病变的关系，注重用“黑箱”方法对人体系统功能表现分组建立起五藏功能表型组，以解剖所见到的内脏器官来命名，如心藏功能系统表型以心脏命名等。

显然，经典中医学的内脏之所以称为藏象、“藏”“府”，是因为“藏”“府”功能并不等同于解剖学实体脏器的功能，藏象是以解剖学实体内脏器官命名的功能组。五藏即五组人体系统功能单位，象即表型。五藏实质是人体系统五行功能表型组。五藏表型各具五行的特性，因而五藏功能之间的关系，表现为五行相互助长（相生）和相互制约（相克）的关系。五藏与六府之间功能的关系是阴阳表里相配关系：五藏的藏是储藏之意，所以藏为里，藏而不泄；六府的府是出入通畅的地方，所以府为表，通而不藏。值得注意的是五藏是五组情志活动系统，藏有精神魂魄。五藏功能中的志和思是大脑皮层神经功能，五藏功能中的情绪反应是神经内分泌系统应激反应在大脑的中枢效应，所以《内经》五藏的情志活动的表现是人的神经内分泌表型。五藏的生理功能根据解剖学所讨论的五藏病定义和脏器形态改变的病理解剖的关联，五藏的生理功能有些是从解剖中看到的，有些生理可能是从五藏各对应内脏的病理生理的特征性症状和内脏形态病理改变反推出来的。《内经》藏府功能表型是长期的黑箱研究的结论，因此可以推测我国解剖学的历史相当久远，至于五藏和时空的关系，是从五帝时期到战国前这几千年中华民族祖先对天地人同步变化关系的锲而不舍的研究所发现的表型。具体可以参见《第五章　五运六气的测定与诊治》。因为表型是基因型和环境因素相互作用产生的肉眼能见的整体表现型，故天地人同步变化产生的表型是客观的。

藏府功能中与实际脏器的功能相同的有：胃者，食廪之官，五味出焉；小肠者，受盛之官，化物出焉。大肠者，传道之官，变化出焉；膀胱者，津液藏焉，气化则能出矣。其中大小肠、膀胱的功能没有被泛化。而胃的功能被泛化了，特别是上焦出于胃上口，中焦亦并胃中，下焦下溉诸肠。三焦是心包络府，又属于肾，肾上连肺藏，所以胃影响机体的心肺功能肾脏功能、免疫功能、代谢功能等等。具体可参看《黄帝内经通解》第四卷脾胃系统。

二、卫气营血津液脉系统

经典中医学除了藏象的表型组以外，根据《灵枢·营卫生会》《灵枢·决气》《灵枢·本藏》《灵枢·营气》等篇，还提出了卫气营血津液脉的表型系统。卫气营血津液脉的概念都是明确的。“人受气于谷，谷入于胃，以传与肺，五藏六府，皆以受气，其清者为营，浊者为卫，营在脉中，卫在脉外，营周不休，五十而复大会，阴阳相贯，如环无端。”（《灵枢·营卫生会》）“营卫者，精气也。血者，神气也。故血之与气，异名同类焉。”（《灵枢·营卫生会》）。

1. 气："上焦开发，宣五谷味，熏肤、充身、泽毛，若雾露之溉，是谓气。""受气于谷，谷入于胃，以传与肺，五藏六府，皆以受气。"（《灵枢·决气》）。

气是指人体通过从外环境摄入食物，消化吸收后转化为自身有功能的微粒物质。气是宏观检测不到的微观物质，到目前为止，在分子基因层次还未检测到"气"。但是现有的还原技术不能认知的表观事物的现象实在太多了，中医"气"的实质还测不到不足为怪。有人认为，"气"好像是生物氧化所产生的热能，但是"气"的含义似乎涵盖了人的生命活动功能和能源，"气"概念涉及生命的本始物质的终极命题，由于宇宙、生命体是无法彻底还原的复杂系统，估计对于"气"的实质只能用整体论表型理论去描述，用还原论的方法则无解。用黑箱方法发现的"气"的表型，是中医学的一大发现，气的表型无论对临床或养生保健，都具有重要意义，理应受到尊重，在医学上只要能解决生命体的功能问题，无疑就是合理的。

2. 卫："浊者为卫，卫在脉外。"（《灵枢·营卫生会》）

"卫气者，所以温分肉，充皮肤，肥腠理，司开阖者也。"（《灵枢·本藏》）

3. 营："清者为营，营在脉中。"（《灵枢·营卫生会》）

"营气之道，内谷为宝。谷入于胃，乃传之肺，流溢于中，布散于外，精专者，行于经隧，常营无已，终而复始。"（《灵枢·营气》）

4. 血："中焦受气，取汁变化而赤，是谓血。"（《灵枢·决气》）

"血者，神气也。泌糟粕，蒸津液，化其精微，上注于肺脉，乃化而为血，以奉生身，莫贵于此。"（《灵枢·营卫生会》）

5. 津："腠理发泄，汗出溱溱，是谓津。"（《灵枢·决气》）

6. 液："谷入气满，淖泽注于骨，骨属屈伸，泄泽补益脑髓，皮肤润泽，是谓液。"（《灵枢·决气》）

7. 脉："壅遏营气，令无所避，是谓脉。"（《灵枢·决气》）

据《灵枢·营卫生会》所说："人受气于谷，谷入于胃，以传与肺，五脏六腑，皆以受气，其清者为营，浊者为卫，营在脉中，卫在脉外，营周不休，五十度而复大会，阴阳相贯，如环无端。"可知"脉"除了指血管外，还指经脉。经脉的实质，至今尚不明白，经脉用还原论方法解释不了，并不等于经脉不存在。正如《第三章　中医学方法论》所指出的，《内经》的经脉是大样本研究方法的产物。

三、三阴三阳经气系统

根据《灵枢·经脉》，与五藏六府配对的有三阴三阳经脉系统，以十二经脉联络相应的五藏六府。根据《素问》五运六气七篇大论，三阴三阳分别是太阳寒气，少阳火气，阳明燥气，少阳火气，太阴湿气，少阴热气，厥阴风气。根据《伤寒论》，三阴三阳经气分布如下。

太阳经气(**寒**):分布于躯体最表层、皮肤腠理层,有足太阳膀胱经、手太阳小肠经。

阳明经气(**燥**):分布于躯体里层、肌肉层,有足阳明胃经、手阳明大肠经。

少阳经气(**火**):分布于躯体半表半里层,有足少阳胆经、手少阳三焦经。

太阴经气(**湿**):分布于躯体里层,涉及代谢系、消化系、呼吸系功能。有足太阴脾经、手太阴肺经。

少阴经气(**热**):分布于躯体里层,涉及心肾内脏功能。有足少阴肾经、手少阴心经。

厥阴经气(**风**):分布于躯体里层,涉及心包、肝脏、交感神经功能。有足厥阴肝经、手厥阴心包经。

以上人体的功能系统及其分组,是整体论的表型理论。表型概念在《第三章　中医学方法论》已经阐述。

第八章　中医学病因模型

病因是发病的原因，又可称为致病因素。致病因素有内因和外因，内因是机体的发病的内在因素，外因是致病的环境因素。“每一种疾病一般来说都有病因，因此病因是引起疾病的必不可少的、决定疾病特异性的因素。”[①]根据现代的生物学知识，疾病的内因主要是基因型。基因型是遗传因素，基因型受环境因素的影响产生表观遗传基因，因此环境因素也可由外因转变为内因。

中医学病因模型是“自然—社会—心理—生物”医学模式的组成部分。《素问·阴阳应象大论》：“阴阳者，天地之道也，万物之纲纪，变化之父母，生杀之本始，神明之府也，治病必求于本”。“本”就是机体遗传的生命终极物质在环境因素作用下产生的病变表型。中医学的病因发病机制是用阴阳五行模型表述的。阴阳是不可测度的宇宙、生命终极物质表型。人类都称自然界终极物质运动为“神”。本书《第三章　中医学方法论》已经阐明，阴阳是“神明之府”，即阴阳是宇宙生命终极物质的结构和功能表现型。关于还原论的基因结构是否是生命体的终极结构的问题，我们在《第三章　中医学方法论》中已经阐明，无论从西方的宇宙终极观，还是东方的宇宙终极观来看，都只能认为基因是生命终极物质的表型。我们假设基因是生命的终极物质的表型，那么，一切疾病的病因就是环境因素和基因因素的相互作用。现代公认的疾病概念：“疾病是指机体在一定的条件下由病因与机体相互作用而产生的一个损伤与抗损伤斗争的有规律的过程。”在这个概念里，病因是指环境因素，如自然界的病原微生物、气象因素等；不良的生活行为方式也是环境因素。机体因素是机体的遗传因素和后天形成的藏府气血功能失常。中医学认为病因有大自然五运六气系统的变化与阴阳五行人型的相乘、相侮关系，以及情志太过、饮食起居失常等环境因素造成五藏六府功能的失常。外因和内因结合后又成为疾病的内因或基础疾病。从系统生物学的表观遗传理论可以证实，环境因素可以改变基因的表达和遗传。

（一）中医学内因

（1）人型：

人型在《灵枢·论勇》分五形人，《灵枢·通天》分阴阳五人，《灵枢·本藏》分五藏二十五变人。

阴阳五行人型是遗传的表型，遗传因素是内因。遗传因素分为阴阳五行属性。由时空气象要素组成的五运六气是外因，外因与内因通过五行相生相克关系造成疾病。

（2）五藏主五志：志是情志。是属于神经中枢应激效应的情绪应激。肝主怒、心主喜、脾主思、肺主忧、肾主恐。中医学的五藏是人的五大功能系统。因为有五藏主五志的基因型，情志太过可伤害相应的五藏基因型。因此情志太过的环境因素造成机体相应的系统功能“藏”受损伤。

---

① 金惠铭. 病理生理学[M]. 北京：人民卫生出版社，第6版，2004.

(3) 正气虚："邪之所凑，其气必虚；阴虚者，阳必凑之"。(《素问·评热病论》)

这里的正气虚是指机体基因表达的免疫功能低下。"阴虚者，阳必凑之"是指机体基因表达的免疫应答过度。

(4) 神不使：《素问·汤液醪醴论》："帝曰：形弊血尽而功不立者何？岐伯曰：神不使也。帝曰：何谓神不使？岐伯曰：针石，道也。精神不进，志意不治，故病不可愈。今精坏神去，营卫不可复收，何者？嗜欲无穷，而忧患不止，精气弛坏，营泣卫除，故神去之而病不愈也。"

这条经文指出，嗜欲无穷，而忧患不止，精气弛坏，营泣卫除，故神去之。精坏神去，营卫不可复收，因而病是不可愈的。因此，嗜欲无穷，而忧患不止既是病因，又是特征性症状，构成了神不使病变表型的两个组分。其病机是"精气弛坏，营泣卫除"推测会有涩脉脉象。

(二) 中医学外因

1. 自然环境因素

(1) 六气：六气有风、热、暑(火)、湿、燥、寒，这六种三阴三阳气象要素只要是不当位(不合三阴三阳六季的时令)之气，就是外邪。根据《内经五运六气学》整理的"内经历"一太阳回归年除了分成四季外，还分为六季。四季为五运时段，六季为六气时段。风、热、暑(火)、湿、燥、寒等六气不当位，或当位时强度过强，都是致病的外因。同样一种疾病，因发病的时段不同，疾病的性质就不同，如"凡病伤寒而成温者，先夏至日者，为病温，后夏至日者，为病暑"(《素问·热论》)。

(2) 五运：五运有太过不及，太过乘其所克之藏(系统)，侮其所不胜之藏(系统)。如木运太过伤及脾藏，反侮肺藏；不及所主之藏被所克之藏克制，或被所胜之藏反侮。如木运不及肝藏被肺藏所克，或被脾藏反侮。

五运六气的太过不及，均有气象气候物候征象，而人体生病的症状群也是固定的，可见第九章中《素问·至真要大论》"病机十九条"。

2. 生活行为环境因素

(1) 生活方式：

起居如惊，神气乃浮。(《素问·生气通天论》)

久视伤血、久卧伤气、久坐伤肉、久立伤骨、久行伤筋。(《素问·宣明五气》)

饮食自倍，肠胃乃伤。(《素问·痹论》)

肠胃是藏之府。大肠为肺之府；小肠为心之府；胃为脾之府；胃部三焦为心包络之府，肠胃损伤就损伤心脾肺，直接影响到精神神经系统，造成全身气血紊乱可危及生命，所以饮食失调是重要的生活方式环境因素。

(2) 情志：是情绪应激，属于神经中枢应激效应。

怒伤肝、喜伤心、思伤脾、忧伤肺、恐伤肾。这里的情志是环境因素(外因)，五藏是

五神藏，属于遗传内因。情志可通过伤害五神藏，而气血紊乱。如“大怒则形气绝，血苑于上发为薄厥”。（《素问·生气通天论》）

“阳气者，烦劳则张，精绝。”（《素问·生气通天论》）

烦劳也是情志病因。

“志意和则精神专直，魂魄不散，悔怒不起，五藏不受邪矣。”（《灵枢·本藏》）

反之，志意不和则精神不守，魂魄涣散，悔怒易起，五藏必受邪。

(3) 违背四时阴阳：

“逆春气则少阳不生，肝气内变。逆夏气则太阳不长，心气内洞。逆秋气则太阴不收，肺气焦满。逆冬气则少阴不藏，肾气独沉。夫四时阴阳者，万物之根本也。……所以圣人春夏养阳，秋冬养阴，以从其根；故与万物沉浮于生长之门。逆其根则伐其本，坏其真矣。”（《素问·四气调神大论》）

“冬不按蹻（按蹻本指按摩导引，此处引申为过于“作强”），春不鼽衄。”（《素问·金匮真言论》）

这句经文是说，冬天不过于作强春季不会病鼽衄。

“冬伤于寒，春必温病。”（《素问·生气通天论》《素问·阴阳应象大论》）

这句经文说，人在冬季不顺应自然而闭藏，以致伤于寒，春必发生温病。

总之，中医的病因理论是整体论的结论，而不是物理化学、病理解剖的还原论结论。所以中医学病因是证的组分，直接用于辨证，制定预防和治疗方案。

结语

《内经》的病因理论是采用“黑箱”方法综合分析疾病与天地阴阳变化的对应关系的理论。根据《素问·气交变大论》：“善言天者，必应于人”的方法，论五运六气的太过不及造成的胜复郁发等变化就是论人体病理生理的变化规律。《内经》论人体功能性病变没有以化学物理作分析工具。但是事实却表明用化学物理做医学基础理论并不能诊断功能性疾病和功能病变阶段的器质性疾病，诊断功能性疾病还原论医学只能靠排除器质性疾病确诊，但是绝大多数器质性疾病都是经过功能性病变阶段进展起来的，等到功能病变发展成有形的器质性疾病，病人往往已经丧失了复原的机会，不能治疗功能疾病（包括功能性疾病和器质性疾病功能病变阶段疾病），这是众所周知的还原论医学与疾病斗争失败的原因。中医学用自己的理论诊治未病（在第二章已经阐明，未病是指功能性疾病或功能病变阶段的器质性疾病），逆转器质性疾病的进程，并通过千年的临床实践。这表明在长期的医药实践中用整体论黑箱方法大样本寻找整体病因和发病机制是科学的方法。

第九章　中医学病理生理模型

中医学病理生理的定义：中医学病理生理就是中医学的疾病发生发展规律和机制的理论。中医学将疾病病理生理称为病机。现在较为公允的中医学病机的定义是指疾病发生、发展、变化及其结局的机理，是以阴阳五行、气血津液、藏象、经络、病因和发病机制等基础理论，探讨和阐述疾病发生、发展、变化和结局的机理及其基本规律。

现代病理生理学的“病理生理”是指疾病发生发展规律和机制①，中医病机学说是中医学用整体论黑箱方法探讨和阐述的疾病发生发展规律和机制，所以，中医学病机是整体论医学的病理生理。本书将中医学病机直接翻译为中医学病理生理，目的是使中医学病机概念更明确、更通俗。中医生理是人体常态表型。《内经》用“黑箱”方法建立表型理论的最简化最通用的分析工具就是阴阳五行模型。所以，中医学的病机是用整体论黑箱方法原创的阴阳五行病理生理模型。阴阳五行病理生理模型就是“阴阳者神明之府”表型理论的终极物质运动的病变表型。

《内经》所论的病理生理是“天人合一”的。《素问·气交变大论》：“善言天者，必应于人”。明确提出天地五运六气各种常法和变法都对应于人的生理和病理生理。五运的相生相克、相乘相侮，都是相对应的五藏经气系统的生理常态和疾病发生发展规律。天地人系统的六气有开枢阖之变、上下中见之变、有从本从标从乎中之变、有中终之变。也就是说，中医学的五藏六府经气系统的病理生理模型来自大自然的气候气象变化规律，自然界气候气象变化规律亦用来描述人体五藏六府经气系统的病理生理，这是《内经》强调阴阳五行哲学是中医师不可不通的缘由。

一、五运阴阳的病理生理一般规律

（一）阴阳的一般规律

（1）阴阳对立律：阴消阳长，阳消阴长；阴长阳消，阳长阴消。阴盛阳衰，阳盛阴衰。在未达极限的区间内阴阳是对立的。

（2）阴阳互根律：孤阴不长，独阳不生，阴生阳长，阳生阴长；阴长阳生，阳长阴生。在有极限的区间内，阴阳生长是相互依赖，相辅相成的。

（二）三阴三阳一般规律

（1）三阴三阳的开枢阖：

三阴是一个开始→枢纽→闭合的环：太阴为开、厥阴为枢、少阴为阖。三阳也是一个开始→枢纽→闭合的环，太阳为开、少阳为枢、阳明为阖。

三阴三阳对应的六气是：太阳为寒气、少阳为火气，阳明为燥气。太阴为湿气、厥

① 金惠铭. 病理生理学[M]. 北京：人民卫生出版社，第6版，2004.

阴为风气，少阴为热气。

(2) 上下相应规律：① 上阳明下少阴(上燥下热)，② 上少阳下厥阴(上火下风)，③ 上厥阴下少阳(上风下火)④ 上少阴下阳明(上热下燥)，⑤ 上太阳下太阴(上寒下湿)，⑥ 上太阴下太阳(上湿下寒)。(《素问·六元正纪大论》)

(3) 标本之变：① 太阳从标(热)从本(寒)，即太阳标阳本阴，从标属于阳，从本属于阴；② 少阳从本(火)即标本均为阳；③ 少阴从标(寒)从本(热)，即少阴标阴本阳，从标属于阴，从本属于阳；④ 太阴从本(湿)，即太阴标本均为阴；⑤ 阳明厥阴不从标本从乎中(凉、温)，即阳明厥阴均为阴阳各半。(《素问·至真要大论》)

(4) 胜复规律：热胜寒复，寒胜热复，湿胜风复，风胜燥复，燥胜火(热)复。(《素问·至真要大论》)

(5) 中见规律：少阳(火)中见厥阴(风)；阳明(燥)中见太阴(湿)；太阳(寒)中见少阴(热)；厥阴(风)中见少阳(火)；太阴(湿)中见阳明(燥)；少阴(热)中见太阳(寒)。(《素问·六微旨大论》)

(6) 中终规律：少阴所至为热生，中为寒；太阳所至为寒生，中为温；阳明所至为燥生，终为凉。(《素问·六元正纪大论》)

(三) 五运一般规律

五行相生相克在正常状态下是生理现象，在反常状态下五行相乘相侮是病理现象。

(1) 五行相生：木生火、火生土、土生金、金生水、水生木。这是母生子的生理作用(生表示滋养)。如果有一行不足，就产生连锁性的虚证。如子盗母气，母不涵子。不足产生虚弱，这是病理现象。

(2) 五行相克：木克土、火克金、土克水、金克木、水克火。这是五行平衡的生理作用(克表示制约)。如果相克之行太过就发生相乘，木乘土、火乘金、土乘水、金乘木、水乘火。如果被克之行太过，就可产生反侮，如：土侮木、金侮火、水侮土、木侮金、火侮水，太过产生相乘相侮，是病理现象。

二、五运六气致病的特征性症状群

《素问·至真要大论》分别列出了五运导致五藏病和六气导致外感病的症状群(病机十九条)。

(一) 五运致病

五运病包括生活行为、情志太过内伤五藏病。五藏病的特征性症状是：

(1) 诸风掉眩，皆属于肝；(掉眩：头摇、肢体震颤、头晕目眩之症。)

(2) 诸寒收引，皆属于肾；

(3) 诸气膹郁，皆属于肺；

(4) 诸湿肿满，皆属于脾；

(5) 诸痛痒疮，皆属于心；

(6) 诸厥固泄，皆属于下；

(7) 诸痿喘呕，皆属于上；

(二) 六气病

包括外感六淫的变化结果的病。

1. 风

(8) 诸暴强直，皆属于风；

2. 火

(9) 诸热瞀瘈，皆属于火；

(10) 诸禁鼓栗，如丧神守，皆属于火；

(11) 诸逆冲上，皆属于火；

(12) 诸燥狂越，皆属于火；

(13) 诸病胕肿，疼酸惊骇，皆属于火；

3. 热

(14) 诸胀腹大，皆属于热；

(15) 诸病有声，鼓之如鼓，皆属于热；

(16) 诸转反戾，水液浑浊，皆属于热；

(17) 诸呕吐酸，暴注下迫，皆属于热。

4. 湿

(18) 诸痉项强，皆属于湿；

5. 寒

(19) 诸病水液，澄彻清冷，皆属于寒；

6. 燥

(无)

病机十九条，既描述时空气象变化（五运六气）对人体五藏、经气系统的致病作用，又描述人体藏府、经气系统的病理生理症状的阴阳五运属性，有广泛的临床指导意义。

三、人体神不使的一般规律

《素问·汤液醪醴论》："帝曰：形弊血尽而功不立者何？岐伯曰：神不使也。帝曰：何谓神不使？岐伯曰：针石，道也。精神不进，志意不治，故病不可愈。今精坏神去，营卫不可复收，何者？嗜欲无穷，而忧患不止，精气弛坏，营泣卫除，故神去之而病不愈也。”

这条经文指出，嗜欲无穷，而忧患不止既是神不使的病因，又是神不使的临床表现。疾病到了神不使的程度是难以治愈的。神不使形成的规律是患者“嗜欲无穷，而忧患不止，精气弛坏，营泣卫除”使神去之。嗜欲无穷，而忧患不止能导致精气弛坏，营泣卫除。到了精气弛坏，营泣卫除，医术就无能为力了。

第十章　中医学病证模型

一、病证模型是中医诊断学模型

《内经》提出了中医学的方法论和根本任务："阴阳者，……神明之府也""治病必求于本"。

中医学是人体表型医学。由于中医学是整体论表型医学，依照《内经》的表型理论，疾病都是环境因素和人体生命终极物质（现代已经观测到生物分子水平的基因型）相互作用产生的病态表型。中医的目标是治病求本。根治疾病，使病态阴阳表型复原为阴平阳秘、形与神俱的健康表型。根据《素问・阴阳应象大论》，阴阳是"神明之府"，疾病的本是生命终极物质神的病变阴阳表型。神的病变阴阳表型"证"是疾病的本，证分为阴阳表里寒热虚实的性质。这些不同性质的病变阴阳表型的确定要有证据，由一定的证据形成临床不同性质的"证"。

中医学的"证"包含了病因病理生理的证据。辨清证的阴阳表里寒热虚实性质等于辨清了病的病因病理生理。所以中医学定义的病都是"病证"，离开诊断"证"，就无所谓诊断"病"。因为中医学的诊断是用来审证求因的。中医学必须通过肉眼能见的整体表型"证"来识别、诊断疾病，不依据物理化学的检查手段诊断疾病，但必须通过四诊掌握疾病的病态表型的"证"。也就是说，中医学要诊断的是阴阳表里寒热虚实性质的证，中医学的诊断学的模型是病证模型。"证"就是证据。以西医学为主体的现代医学通过实验诊断学提供的结果或数据，由医师结合临床病史、家族史、症状、体征、影像检查、病理检查等资料，通过逻辑思维与科学分析应用于临床诊断、鉴别诊断、病情观察、疗效监测和预后判断。这种方法毕竟是还原论的方法，虽然现代实验诊断学正在努力系统化，但终究是破碎化的，用于科学研究可行，用于临床诊病危险性高。危险不仅在于创伤性强，更重要的在于对功能病变阶段的器质性疾病的漏诊、误诊率高。中医临床不仅通过四诊全面收集临床资料，辨证判断病因，而且通过辨证就能全局性观察病情、监测疗效、判断预后，只要正确掌握辨证技术，无疑是完整的、安全的。

之所以中医学注重"证"，是因为中医诊断学与西医诊断学的目标不一样。《内经》明确要求中医"治病必求于本"，根本任务是治愈疾病，而不是诊断疾病。而西医的目标是诊断疾病，而不是治愈疾病。两者价值观迥然不同，因而医学目标完全不同。

中医临床掌握病态阴阳表型的阴阳表里寒热虚实性质，是用来确定病因病机、疾病性质，制定治疗方案的。病变表型的"证"分阴阳表里寒热虚实，阴阳表里寒热虚实的病变表型则由病因病机、脉象、特征性症状三方面证据组成。这三方面证据是"证"的组分，从阴阳病变表型的证入手治疗，调整病变的阴阳表型才能消除病的根本，达到恢复病人阴平阳秘、形与神俱的健康表型的目的。中医学的辨证不需要还原手段检查得到的病理生理指标。用还原手段检查得到的病理生理指标并不是绝对的全面的，而且对中医临床制定治疗原则和治疗方法不起作用，只有证才决定中医学论治。用还原手段可以检查得到的病理生理指标是疾病的标，不是疾病的本。对用还原手段可以检查得到的病理生理指标进行治疗只是治标不治本。所以对中医临床来说，用还原手段可以检查得到的病理生理指标只能作判断自然预后和治疗预后的参考，不能做治疗的靶标。只有证，即阴阳病变表型才是治疗靶标。这是治标和治本的区别。这就是中医学诊断为何以病证为模型的理由。

中医临床能够对现代医学确诊的或不确诊的疾病进行辨证审因，现代诊断疾病的物理化学检查单，只作了解病情的参考，而不能诊断中医学的证。用物理化学检查手段并不能寻求疾病的本(关于本的概念见后面所述)。中医的优势就在于治病求本。离开辨证论治就不能治病求本，中医也就立即消亡。

二、病、证、症的区别

中医学的疾病有病、证、症三概念，这三个概念的关系是：病是独立的疾病概念，证不是独立的疾病概念。病由证构成，证是证据链。证由病因病机、脉象、特征性症状三个组分组成，分为阴阳表里寒热虚实不同的性质。因为病因病机、脉象是因时因地因人而异的，所以证虽然是人类群体化的病变阴阳表里寒热虚实表型，但也是因时因地因人而异的个体化阴阳表里寒热虚实表型，关键是临床辨证以个体脉诊为组分。脉象是群体化的，但是脉诊是个体化的。中医临床原则是按照"证"这一病变表型的阴阳表里寒热虚实进行论治的。症是"证"的组分特征性症状，没有病因病机和个体脉象，根据单一的症是无法辨证(诊断)，无从论治的。中医临床不仅要诊断疾病，而且更重要的是辨别病证的阴阳表里寒热虚实性质。辨别病证不仅是为了观察病情、监测疗效、判断预后，更重要的是决定论治，如热者寒之、寒者热之，虚则补之、实则泻之，汗法、吐法、下法、和法、温法、清法、消法、补法等治疗方法与证是相对应的。

(一) 病的概念

证是阴阳病变表型，而病是独立的疾病概念。"病"这一独立的疾病概念，有特征性症状，有器质性病变的病位，如五藏病，有"肝病""心病""脾病""肺病""肾病"。第六章已经阐明，《内经》的五藏病都有解剖学的内脏形态学改变所指，又有相应的生理功能异常的表型所指。

五藏病都以特征性症状定义，显示《内经》的五藏病定义有长期的大样本的各藏病病例研究基础，和进行过五藏各藏病病死病例解剖的实践。因此，《内经》的五藏病定义明确，有确定的特征性症状，有确定的病变脏器。

《内经》经脉病有各条经脉分布的部位出现的症状和体征的基础。

(1) 外感病：

《伤寒论》将外感病分为三阴三阳经气病。如"太阳之为病，脉浮，头项强痛而恶寒。”“少阳之为病，口苦、咽干、目眩也。”“阳明之为病，胃家实是也。”“太阴之为病，腹满而吐，食不下，自利益甚，时腹自痛。若下之，必胸下结硬。”“少阴之为病，脉微细，但欲寐也。”“厥阴之为病，消渴，气上撞心，心中疼热，饥而不欲食，食则吐蚘，下之利不止。”三阴三阳经气病有三阴三阳的开枢阖传变、三阴三阳有从标从本从中、从中从终、从上从下变化转归。

（2）五藏病：

《金匮要略》所论的五藏病有五行生克乘侮传变。

根据《伤寒》《金匮》，疾病的概念有病因、病位、发病机制、病程、群体化脉象、特征性症状、转归、自然预后和治疗预后等。

《内经》的五藏病定义，均有特征性症状。从五藏病命名来看，五藏病必有相应脏器形态的异常。特征性症状和脏器形态学改变，是五藏病定义的内涵，这种定义必须有大样本的病例。所以《内经》的五藏病是群体化的概念，其诊断指标是特征性症状群。其辨证则在阴阳表理寒热基础上依据四时五藏脉象的太过不及分辨虚实。因为五藏具有阴阳表理寒热性质。

（3）经脉病：

《内经》的经脉病定义，不论是“是动病”，还是“是主病”，均有循经部位的特征性症状和体征。

（4）五藏病辨证

五藏病也是分阴阳表里寒热虚实证的。但《内经》五藏病只分为虚实证。究其原因，五藏分属五行，五藏本身就分阴阳表里寒热表型，如肝藏、心藏属于阳，性温热；肺藏、脾藏、肾藏属于阴，性寒凉。五藏中的肺主皮，属于表，心主脉，肝主筋，脾主肉(《素问・宣明五气》)，属于里，肾主骨属于最里。所以五藏病只要分清虚实，五藏病阴阳表里寒热虚实证的性质就明确了。《内经》五藏病分虚实证的群体化诊断指标是四时脉象。有四时五藏平脉、太过脉、不及脉。太过脉是实证，不及脉是虚证。

（5）外感病辨证

《伤寒》分为三阴三阳病，三阴三阳均分为开枢阖，阴阳表里寒热虚实证的区分就更清楚了。

（二）证概念

“证”是中医学最基本的概念之一，[①]由于中医学认识疾病、治疗疾病都是从“证”入手的，故本书对“证”作了明确的定义。

《素问・阴阳应象大论》：“阴阳者，……，神明之府也。治病必求于本”。疾病的“本”就是人工不可测量的阴阳终极物质“神”的变异，阴阳终极物质常态的含量，产生生

① 周东浩. 对中医“证”的新诠释[N]. 中国中医药报，总 2215.

理表型，表现在肉眼能观察得到的常态的阴阳表型。阴阳终极物质“神”是遗传因素，“神”的变异就发生病变阴阳表型，病变阴阳表型就是疾病表型。病变阴阳表型是生命遗传因素和致病环境因素相结合产生的，是由病因病机、特征性症状、脉象三个临床证据构成的，中医学称为证。所以，证就是分阴阳表里寒热虚实的病变阴阳表型。

证是环境因素损伤机体和机体遗传因素抗损伤的病变阴阳表型。机体遗传的抗损伤的能力是生命力，生命力是生命终极物质结构和功能的表型。因此，证的实质是生命终极物质所表达的功能的病变，生命终极物质功能的变异反映了生命终极物质结构的变异。

1. 证的字义：“证”的字义是起证明作用的人或事，所以，“证”的字义是证据。中医学的证，是中医学诊断模型的病因病机、特征性症状、脉象三个证据组分的综合征。

2. 证的实质：根据《素问・阴阳应象大论》表型理论，生命的常态和病态都是生命系统终极物质“神”的阴阳表型，“神”（生命终极物质）的常态表型是五藏六府经脉经气、卫气营血津液脉系统，“神”的病态表型是证。换句话说，证就是生命终极物质所表达的功能变化的表型。《素问・生气通天论》说：“阴平阳秘精神乃治，阴阳离诀精气乃绝”认为人在生理上是阴平阳秘的，人患病时在病理上是阴阳失衡的。“证”就是阴阳失衡的表型。也就是说，中医诊断的证据是病变阴阳表型，而不是物理化学的检查结果或数据。

根据现代医学疾病的概念，因为疾病是病因损伤和机体抗损伤的斗争过程，故证是机体抗损伤能力与损伤机体的病因相争的表型。

总之，证的概念是中医学具有临床病因病机、特征性症状、脉象三个证据组分的综合征。

3. 证概念发展史

证的概念起源于《内经》。《素问・阴阳应象大论》提出“阴阳者，……神明之府也。治病必求于本”的阴阳表型理论。

《伤寒杂病论》这部中医学经典首次提出“证”这一术语，均把“辨 XX 病脉证并治法”作为每篇的篇目，以示治病要从证入手，辨证论治是中医临床的核心原则和基本方法。证的表型概念滥觞于《内经》，而证名词术语由经典中医学《伤寒》《金匮》在二千年前首次提出。根据《现代汉语词典》“辨证论治”词条，证具有“病人的发病原因、症状、脉象”三大组分。词条编写得很精辟，显示了中华文化对中医学基本概念“证”的共识。

4. 证的组分

根据中医临床经典《伤寒论》，证由脉象、病因病机、特征性症状三方面证据组成，这三方面证据，是证的三个组分，只有三个证据组分构成完整的个体化证的证据链，证才能成立。病态阴阳表型是特征性症状、脉象、病因病机的总和。没有证的三个组分的综合，就没有证据判断阴阳表型是病态的。所以说，病态阴阳表型就是中医临床的证。

（1）脉象

《素问·藏气法时论》《素问·玉机真藏论》在定义五藏病的特征性症状后，定义了群体化的四时五藏平脉、太过脉象、不及脉象，分辨了五藏病的虚实证。这是因为人的脉象是人的整体生态内环境的表型。人类有共同的基因型和共同的地球阴阳五行生态大环境，所以人体从整体到局部的生态内环境是相同的，尤其是四时五运是稳定的主运，因而四时五藏平脉、太过脉、不及脉是比较恒定的群体化的脉象。但是由于个体的人所处的环境不同、个体人的遗传基因型有差异，因而患病是个体化的，个体化的脉诊所获取的脉象是个体化的。辨证论治时把诊脉摆在四诊的首位是充分注意疾病的个体化，所以《伤寒论》《金匮要略》每一篇篇目均冠以辨脉证并治，把脉象作为证的首要证据。脉象是群体化和个体化相结合的以个体化为主的关键证据，《伤寒》三阴三阳病的脉象如太阳病"脉浮"，少阴病"脉微细"都是群体化的。有共同的疾病，就有共同的脉象。三阴三阳病的演变过程中的脉象是个体化的，这是因为个体遗传因素的差异，个体环境因素的差异决定了疾病的转归和预后。中医学临床是个体化医疗，所以《伤寒论》《金匮要略》临床辨证中以脉诊获取脉象作为证的首要证据。

脉象本身是群体化和个体化相结合的，《伤寒》《金匮》强调辨脉证并治，实施了中医临床群体化医疗和个体化医疗相结合，以个体化为主的医疗方式。同时《伤寒》《金匮》以个体化的脉象和群体化的特征性症状相结合也展示了群体化辨证论治和个体化辨证论治相结合，以个体化辨证论治为主的中医临床规范。所以中医临床会有"舍症从脉"和"舍脉从症"的原则。"脉症不符"是病情复杂的表现，一般情况下脉症是相符的。

脉象是整体性系统病变表型，比化学检测有全面性个体性的优点。中医临床个体化医疗之所以能够实现，关键在于脉诊辨证的技术。《素问·脉要精微论》大道至简的脉理，不仅可使中医师对脉理了如指掌，也可使一般民众有所了解。脉象是群体化证的依据，也是个体化证的依据。

附：中医脉学浅说

《内经》认为心主脉和心主神明，所以脉象是心血管系统、神经内分泌免疫系统状态的反映。神经内分泌免疫代谢状态取决于人体整体的生态内环境，整体生态内环境和细胞、亚细胞、分子的生态微环境有互为因果的关系。因此脉象是整体的系统的全方位多层次的人体生态内环境状态的反映。因为人类有共同的生命终极物质、共同的遗传型和共同的地球生态大环境，《内经》脉象所反映的是人类生命终极物质"神"的常态阴阳表型和病态阴阳表型。根据《素问·玉机真藏论》，一年四季均有主时的平脉，可知四时平脉"春脉如弦""夏脉如钩""秋脉如浮""冬脉如营"是回归年四季自然环境变化形成群体化生态内环境变化的反映。所以四时脉象的平脉是人体与五运六气主运相应的生理的常态表型，太过、不及脉象是病理的病态表型。《素问·脉要精微论》说："夫脉者血之府也。长则气治，短则气病，数则烦心，大则病进。上盛则气急，下盛则气胀，代则气衰，细则气少，涩则心痛。"因为心主脉，所以这是临床依据脉象辨别心病阴阳寒热虚实的纲领。由于心主脉、心主神明，所以脉象是“神”的主要表型。脉象反映了人体整体的神经内分泌免疫及代谢功能的状态。由于整体调控局部，整体内环境影响局部微环境，而局部微环境反过来影响整体生态内环境，所以脉诊的病理生理的意义是能通过整体生态内环境监测人体全方位多层次的生态内环境的病态。由于人的个体遗传差异，个体所处的外环境差异，形成个体生态内环境的差异和疾病进展的个体差异，临床脉诊所见的脉象也必然是个体化的。中医学正是通过脉诊构建了群体化和个体化相结合，以个体化为主的医疗模式。《内经》五藏病根据四时脉象的太过不及，分辨出五藏病的阴阳表里寒热虚实证。《内经》四时平脉、太过脉、不及脉以及晋·王叔和以后到明·李时珍根据《内经》《伤寒》《金匮》脉学发展起来的27种主病脉、平脉是群体化概念。辨证论治程序的脉诊是个体化的。个体化的脉象大多是复合脉，必须仔细辨认，找出主脉象。由于脉象是证的主要依据，所以经方派名医带徒时总是要学生诊脉时务必“如临深渊、如履薄冰”，要注意脉象与病因病机相符、与特征性症状相符，要注意病因病机与特征性症状、脉象相符，注意特征性症状与病因病机、与脉象相符，就是脉（脉象）、症（特征性症状）、因（病因病机）是否都相符，做到准确辨证。

(2) 特征性症状　特征性症状的“症”是构成证的重要证据。根据《素问·藏气法时论》，五藏病的表型是特征性症状群。根据《素问·玉机真藏论》四时太过、不及脉象是五藏病分虚实的证据。就是说特征性症状还不能确定五藏病的阴阳表里寒热虚实证。只有结合脉象才能确定五藏病的阴阳表里寒热虚实证。单凭特征性症状，病可以诊断，但是证的阴阳表里寒热虚实是分辨不出来的。中医临床的核心原则和基本方法是辨证论治，单凭“病”是无法论治的。只有分析病的阴阳表里寒热虚实证，才能把握病因病机运筹帷幄地组方遣药。所以特征性症状是病的依据，脉象不但是证的依据，而且是论治的依据，这与对症治标的概念截然不同。

中医临床证的阴阳表里寒热虚实的分辨，主要根据脉象（脉）结合特征性症状群（症）。表里主要根据脉象的浮沉，结合有无恶寒症状表现来确定；虚实主要根据脉位的长短、脉形的虚实，结合有无乏力的全身症状来确定；寒热主要根据脉象的迟数，结合症状的热象或寒象来确定。后世医家所谓“脉证不符”“舍脉从证”“舍证从脉”的“证”，其实是“症”，即特征性症状。这些术语将症与证混淆了，我们应该分别将“脉证不符”“舍脉从证”“舍证从脉”的“证”纠正为“症”，“脉证不符”“舍脉从证”“舍证从脉”应厘正为“脉症不符”舍脉从症”“舍症从脉”。

作为以治本为目标的整体论中医学对症治标是犯忌的，《内经》强调“治病必求于本”，治本就是病因治疗。证由病因病机、脉象、特征性症状组成。辨证就是明确病因。病因是由遗传因素和环境因素相互作用而形成的，遗传因素是生命终极物质的表型，而证就是生命终极物质结构和功能病变的表型。从这个意义上来说，病因病机是构成证的首要组分，所以，分辨疾病的环境因素和遗传因素非常重要。

辨证论治，审证求因，这是中医学的原则。中国民间流传着这样的俚语“西医治标，中医治本。”这是民间对还原论医学和整体论医学差别的评论。

(3) 病因病机　病因病机是病变表型证的首要证据。可以通过诊断证的阴阳表里寒热虚实的性质取得，也可以通过问诊收集。病因可以参阅《第八章　中医学病因模型》，病机可以参阅《第九章　中医学病理生理模型》。

《内经》提出医学的目标：“治病必求于本”，本就是病因病机。病因由环境因素和遗传因素相互作用构成。证的病因病机是有规律可循的。《素问・至真要大论》病机十九条就是阐述五运导致五藏病和六气导致外感病的辨证要点。

① 五运六气病因病机。《内经》以四季更替、年之所加、气之盛衰推论五运六气四季主运主气变化的病因，以五运六气天文、气象、物候术语标明病机。

② 致病的环境因素可以通过问诊去了解。环境因素详见《第八篇　中医学病因模型》。

疾病的“本”是病因病机。医学要治愈疾病的话，必须治本。根据《内经》阴阳为“生杀之本始”“神明之府”的理论，归根结底，病因病机是生命终极物质“神”的变异，是由环境因素和遗传因素相互作用形成的。疾病是生命终极物质病变的表型。遗传因素是一个终极命题，对此我们在《第三章　中医学方法论》中讨论过。终极命题用还原论是无解的，现代的所认识的生命终极物质结构是分子水平的基因。从分子生物学的角度来看，病因与遗传的基因型有关。先不说基因还不是生命终极物质结构，就是面对基因表达异常的病变，还原论的医药也是无以应对的。中医学在 20 个世纪前用整体论黑箱方法从整体水平观察阴阳的表型变化找到生命终极物质的病态阴阳表型予以治本。这是解决医学终极命题的天才的创举。20 个世纪后的现在，用还原论的方法，仍然无法解答生命体病理生理的终极生命力问题。为了使人类摆脱治疗功能性疾病和逆转功能改变阶段的器质性疾病的困厄，有必要引入中医学的方法论、证概念、辨证论治的“神用无方”的方法。

(三) 症概念

症就是症状。作为病的症状和证的组分的症状是特征性的症状，特征性症状是群体化的，具有普遍意义的症状，需要长期的大样本病例的调查。例如温州循证医学研究所通过 5 年时间调查一万三千多例代谢综合征组分（肥胖、高血糖、高血压、高甘油三酯）病例，确定胰岛素抵抗的特征性症状是“善饥、疲乏、焦虑”。根据短期内少数病例是无法确定特征性症状的。

(四) 证与本的同一性

什么是“本”？《素问・阴阳应象大论》强调疾病是“神”（生命的终极物质）的病变，“神”的病变表现就是病态的阴阳表型。疾病是由病因与机体相互作用而产生的一个损伤与抗损伤的斗争过程。疾病的“本”是遗传的生命终极物质所表达的抗病能力不足或免疫应答过度所产生的病变表型。如果生命终极物质所表达的抗病能力正常，即阴阳平衡，就不发生疾病。因此“本”是生命终极物质的概念。生命终极物质病变表型就是证，所以，证与本是同一的概念。

“治病必求于本”。根据《素问·阴阳应象大论》上下文关系，就是说，疾病是遗传的生命终极物质“神”的病变，治病必须分辨阴阳，从“神”的阴阳表型入手进行调节。“本”就是“神”的病态阴阳表型。病态阴阳表型由病因病机、脉象、特征性症状组成。病因病机是环境因素作用于遗传因素形成的。“神”的病态阴阳表型，就是证，因此，证就是“本”。所以，《内经》说的“治病必求于本”，就是通过“神用无方”的辨证论治实现的。

所谓疾病，是病因损伤机体和机体抗损伤的斗争过程的表型，也就是机体受病因损伤而体内生态环境改变造成生命终极物质结构和功能“神”的变异，这就是疾病的本。证是病变表型，病变表型是本的表现型。因此从中医学的角度看，证与本是同一概念。举例如下：

1. 传染病：传染病是外邪入侵和机体抗外邪入侵的外感疾病。

《伤寒论》把外邪入侵发病的初始疾病表型定义为太阳病：“太阳之为病，脉浮，头项强痛而恶寒”。在此基础上根据病邪的性质和机体抗病邪的应激能力，表现为三大病变表型：

（1）中风证：“太阳病，发热，汗出，恶风，脉缓者，为中风”。

（2）伤寒证：“太阳病，或已发热，或未发热，必恶寒，体痛，呕逆，脉阴阳俱紧者，名曰伤寒”。

（3）温病证：“太阳病，发热而渴，不恶寒者，为温病”。

在太阳病“脉浮、头项强痛、恶寒”的基础上不论有无发热，加上“必恶寒，体痛，呕逆，脉阴阳俱紧”，病因都是伤于寒邪。

在太阳病“脉浮、头项强痛、恶寒”的基础上加上“发热，汗出，恶风，脉缓者”等症状群和脉象，就可以判断不是表实而是表虚，病因不是伤于寒邪，也不是伤于热邪，这些脉象和特征性症状群是伤于风邪的证据。

在太阳病“脉浮、头项强痛、恶寒”的基础上出现“发热而渴，不恶寒”的特征性症状，证明病因是伤于温邪。

据“证”就可推知病因病机。《伤寒》总是先确定“病”再确定“证”，单是确定“病”还无从入手治疗，太阳病需辨明是伤寒证还是中风证，或是温病证，才能治疗。这是传染病治病求本方法。

2. 非传染性疾病：非传染性疾病是环境因素和遗传因素相互作用引起的杂病。环境因素是损伤机体的外因，内因是机体抗环境因素损伤的遗传因素，外因和内因相互作用后产生藏府经脉卫气营血津液脉的病变表型，如心病，虚证有气虚证，有气虚血瘀证，有阴寒证；实证有淤血证，有气滞血瘀证，有阳热证；还有虚中挟实证，有实中挟虚证等等，不一而足。单凭诊断的病名无法确定中医临床治疗原则和各种“治法”。中医临床只能通过"望闻问切"四诊收集病变证据，通过逻辑思维综合分析以辨证。对于各种疾病，中医临床都能也只能从辨证入手对疾病的本进行论治。不能"头痛治头，脚痛治脚"地对症治标。辨证论治的治病原理将在本书《第二十章　辨证论治》中探讨。

（五）证的经脉五藏六府定位

证可分为藏府经脉卫气营血津液脉的阴阳表里寒热虚实病变的定性、定位。证的五藏六府病位的定位，明・李时珍编写的《濒湖脉学》依照左右桡动脉寸关尺浮中沉确定五藏六府阴阳表里寒热虚实，使证的五藏六府病变部位的确定有了脉象依据。

附：脉诊的发展

晋・王叔和根据中医基础理论经典著作《内经》和中医临床经典著作《伤寒》《金匮》编写了《脉经》，随着六朝・高阳生据《脉经》编写《脉诀》以后，经过近千年的学术争论，直至明・李时珍编写《濒湖脉学》问世以后争议结束，标志着近千年脉学争论的终结。《濒湖脉学》是中医学脉学的近千年研究发展的成果，在中医师承教育中是必读的教材。

晋・王叔和、明・李时珍根据《内经》把桡动脉诊脉部位分为左右寸关尺，根据《内经》《伤寒》《金匮》，把脉象分为 27 种，和藏府经脉阴阳表里寒热虚实证相对应，这充分展现出中医学在理论体系形成以后近千年中的持续发展。

对证的经脉五藏六府定位也可根据《内经》五藏六府的系统功能，体表系统、经脉系统（参见附篇《黄帝内经通解》第四卷　藏府经脉学）的功能病变综合分析来确定。

（六）《内经》经脉病和五藏病

《灵枢・经脉》对经脉病作了定义，分述了十二经脉是动病、是主病。《素问・藏气法时论》对五藏病作了定义，《素问・玉机真藏论》对四时脉象的太过不及及其特征性症状群作了定义。《内经》的五藏病、经脉病定义是中医临床疾病诊断标准，是中医师必须掌握的，否则是不合格的中医师。

现在将《灵枢・经脉》经脉病、《素问・藏气法时论》五藏病的症状群及《素问・玉机真藏论》以四时五藏脉太过不及和相应的五藏病虚实证症状群，摘录如下，以备查考。

1. 肝病

（1）肝经病：

《灵枢・经脉》：胸满、呕逆、飧泄，狐疝、遗溺、闭癃。

（2）肝藏病：

《素问・藏气法时论》："肝病者，两胁下痛引少腹，令人善怒。虚则目䀮䀮无所见，耳无所闻，善恐，如人将捕之。"

《素问・玉机真藏论》：春脉如弦，……其气来实而强，此谓太过，病在外。其气来不实而微，此谓不及，病在中。……太过则令人善忘，忽忽眩冒而巅疾；其不及，则令人胸痛引背，下则两胁胠满。

2. 心病

（1）心经病：

《灵枢·经脉》：目黄，胁痛，臑臂内后廉痛厥，掌中热痛。

（2）心藏病：

《素问·藏气法时论》：心病者，胸中痛，胁支满，胁下痛，膺背肩甲间痛，两臂内痛。虚则胸腹大，胁下与腰相引而痛。

《素问·玉机真藏论》：夏脉如钩，……其气来盛去亦盛，此谓太过，病在外，其气来不盛去反盛，此谓不及，病在中。……太过则令人身热而肤痛，为浸淫；其不及则令人烦心，上见咳唾，下为气泄。

3. 脾病

（1）脾经病：

《灵枢·经脉》：舌本痛，体不能动摇，食不下，烦心，心下急痛，溏瘕泄，水闭，黄疸，不能卧，强立，股膝内肿厥，足大趾不用。

（2）脾藏病：

《素问·藏气法时论》：脾病者，身重，善饥肉痿，足不收行，善瘈，脚下痛。虚则腹满，肠鸣飧泄，食不化。

《素问·玉机真藏论》：脾脉不独主时，善者不可得见，恶者可见。……其来如水之流者，此谓太过，病在外。如鸟之喙者，此谓不及，病在中。……太过则令人四支不举；其不及则令人九窍不通，名曰重强。（这里指出脾脉不独主时，四时的脾脉脉象是肝心肺肾的脉象）。

4. 肺病

（1）肺经病：

《灵枢·经脉》：咳上气，喘渴，烦心，胸满，臑臂内前廉痛厥，掌中热。气盛有余，则肩背痛，风寒汗出中风，小便数而欠。气虚则肩背痛，寒，少气不足以息，溺色变。

（2）肺藏病：

《素问·藏气法时论》：肺病者，喘咳逆气，肩背痛，汗出，尻阴股膝髀腨胻足皆痛。虚则少气，不能报息，耳聋嗌干。

《素问·玉机真藏论》：秋脉如浮……其气来毛而中央坚，两傍虚，此谓太过，病在外；其气来毛而微，此谓不及，病在中。……太过则令人逆气而背痛，愠愠然；其不及则令人喘，呼吸少气而咳，上气见血，下闻病音。

5. 肾病

（1）肾经病：

《灵枢·经脉》：口热，舌干，咽肿，上气，嗌干及痛，烦心，心痛，黄疸，肠澼，脊股内后廉痛，痿厥，嗜卧，足下热而痛。

（2）肾藏病：

《素问·藏气法时论》：肾病者，腹大胫肿，喘咳身重，寝汗出、憎风。虚则胸中痛，大腹、小腹痛，清厥意不乐。

《素问·玉机真藏论》：冬脉如营，……其气来如弹石者，此谓太过，病在外；其去如数者，此谓不及，病在中。……太过则令人解㑊，脊脉痛而少气不欲言；其不及则令人心悬，如病饥，眇中清，脊中痛，少腹满，小便变。

五藏六府病有阴阳表里寒热虚实之证，其中阴阳错杂、表里错杂、寒热错杂、虚实错杂不一而足，而《内经》中只需分虚实之证，原因是五藏分属五行。五藏本身在人体系统中就有阴阳表里寒热属性，所以五藏病只要分别虚实，五藏各病的阴阳表里寒热虚实的证就明确了。

第十一章　中医学治疗模型

中医学治疗模型是辨证论治的论治模型,论治是从系统的整体水平输入调整系统阴阳平衡的信息、通过整体水平对组织细胞水平、亚细胞水平、分子水平的生态内环境的调节,达到基因表达乃至生命终极物质表达阴阳平衡的目的。

一、中医学治疗原则

中医学的治疗原则是《内经》说的“治病必求于本”“治未病”“调和阴阳、以平为期”以及“急则治标缓则治本”。

(一)治病必求于本

《内经》在2 500年前就说:“阴阳者天地之道也,万物之纲纪,变化之父母,生杀之本始,神明之府也。治病必求于本。”《第三章 中医学方法论》指出,阴阳是“天地之道”“变化之父母,生杀之本始”,明确提出了宇宙、生命运动的终极物质的终极命题。阴阳是“神明之府”。“神明之府”可直译为“微观的不可测的物质(神)的表现(明)”。就是说,人体的阴阳表现,是生命终极物质的表型。因此,阴阳的失调,实质是生命终极物质表达功能的失调。阴阳的平衡,实质是生命终极物质表达的功能平衡。根据系统论,功能执行和结构秩序是统一的[①]。功能的失调表明结构秩序的失常,功能的平衡表明结构秩序的正常。这就是从阴阳表型入手调节生命终极物质“神”的病变的原理,所以《素问·阴阳应象大论》能够提出“治病必求于本”的目标。《第三章 中医学方法论》已经阐明,“治病必求于本”就是说阴阳是生命终极物质“神”的表型。治病必须从阴阳表型入手调节“神”的病变。

阴阳病态表型就是“证”。“证”具有病因病机、特征性症状和脉象三个组分。“证”分为阴阳表里寒热虚实性质,通过辨证辨别疾病的病因病机。中医学是利用从人体生命体这一开放的自然生态系统中输出来的信息的阴阳表里寒热虚实的性质进行辨证,论治是从人体整体水平输入调整系统阴阳表里寒热虚实的信息、利用整体环境对组织细胞水平、亚细胞水平、分子水平的生态微环境的可调节性,通过对整体阴阳表型的调节,达到生命终极物质表达的功能阴阳平衡的目的。反过来说,生命终极物质结构和功能得以调整,才使整体的阴阳表型得到调整。

医学科学是以维护、保障人类生命健康为使命的学科,如果对人类生命的起源、生命的终极物质结构与功能不了解,就不能解开生命病变之谜。对于宇宙、生命终极命题用还原论白箱方法难以解答,医学不得不选择整体论黑箱方法求解。

我们知道,疾病是指机体在一定条件下由病因与机体相互作用而产生的一个损伤与抗损伤斗争的有规律的过程,这是遗传因素和环境因素相互作用引起的损伤与抗损

---

① 徐振林.内经五运六气[M].上海:上海科学技术文献出版社,第1版,1990.

伤斗争的过程。机体的抗损伤能力是生命力，生命力是不可还原的遗传因素。所以用还原论方法不能治病于本。

《内经》的时代没有还原论的工具，当然没有办法打开生命"黑箱"了解生命的终极结构与功能。现代已经深入到分子水平确定了人类基因组，但是仍然不是生命体的终极物质结构。

医学这门生命应用科学，面对终极命题的"神"的无法测度，只有先找到人体的全部表型，并对疾病予以辨证，才能调节生命终极结构与功能的变异，治病求本。以《内经》为基础理论的中医学就是这样实践的。

由于生命本始物质表达的功能表现为不同的阴阳表型，有常态的，也有病态的。通过调整整体的阴阳表型，达到恢复生命本始物质的正常表达，治愈功能疾病的目的，这个《内经》提出的终极阴阳表型理论构建中医学治本的模式，是中医治疗功能性疾病、功能病变阶段的器质性疾病的奥秘。

中国古代对生命复杂系统的功能变化及功能调节，通过终极阴阳表型理论，找到了执简驭繁的阴阳分析法，然后对生命复杂系统的功能调节，采用简便有效的信息输入调节法——四气五味的中药、君臣佐使的方剂、补泻得当的针灸按摩、药食兼用的饮食疗法、气功调息健身运动、心理调适等予以治疗。因为疾病是病因损伤和机体抗损伤的斗争过程，病因损伤为一方，机体抗损伤为另一方，一方为阴，另一方就为阳。反之亦一样。假设基因组能够准确反映生命的终极物质的结构和功能，那就可以说，中医学就是从整体水平把握遗传因素基因与环境因素相作用产生的阴阳表型，然后用控制论的方法对遗传因素的阴阳表型加以调节。目前，已知表型是基因型的肉眼可见的表现型。分子层面的基因虽然不是生命体的终极物质，但是基因型是生命终极物质的表型是可以肯定的。中医学治病求本可能与基因水平的调控有关。但是中医学的阴阳表型是终极的生命物质的表现型，所以中医学治病求本的微观原理的探索有待微观还原水平的逐步深入。但这是基础科学的使命，不是医学这门应用科学的使命。作为应用科学的临床医学的使命就是治病求本，安全有效的达到目标，而绝不是基础科学的研究成果，否则就是医学宗旨的异化。

（二）治未病

《素问·四气调神大论》："圣人不治已病，治未病；不治已乱，治未乱"。

《金匮》："上工治未病"。

《灵枢·九针十二原》："粗守形，上守神。"上即上工，粗即下工。守：卫护，即治疗。神和形的概念完全不同，《易·系辞》："阴阳不测之谓神。"《素问·天元纪大论》："阴阳不测谓之神。"阴阳是观测得到的神的表型。测，《说文》："测，深所至也"，测是形声字，从水，则声。本义：度量水的深浅，测是度量的意思。不测是观测不到。"阴阳不测之谓神。"原意是决定阴阳表型的终极物质是人工观测不到的。就是说，神是决定阴阳表型的微观观测不到的物质。故《内经》所说的神是生命的自平衡、自修复、自再生系统的生命力，按目前的认识水平，这种“神”（生命力）似乎是基因所表达的分子水平的物质运动形式，但是并没有观测到。自古以来难以从微观水平去认识生命的运动形式，只能从表型上去认识，故称微观的生命物质运动为“神”。“守神”就是守护机体的生命力。到20世纪人类建立了分子生物学，能从基因分子水平观测基因型。但是，每一种疾病的基因水平的结构和功能变化是不能全部被破解的。更何况基因尚不能说是生命的终极物质结构。已经破解的基因变异尚找不到应对措施，造成还原论医学对功能性疾病仍然束手无策，以致不能治未病。到了疾病已经显示出形态改变的病灶，绝大多数已不能应对。要么已经失去治疗的时机，只能姑息治疗。要么治死，要么等死，要么创伤性抢救，用“高科技”让临终的病人受罪，让临终病人的亲朋好友得到安慰。这很荒唐，医学资本的增殖就靠这个机遇。现在倡导临终关怀，这也是治已病的一种符合人道的“治疗”，但是谁会乐意亲人从功能病变发展到器质病变离世？让人类幸福就得千方百计治愈疾病。所以《内经》强调“圣人不治已病治未病”“粗守形，上守神”完全是人道主义的。治已病是粗劣的医术，尽管用现代化、高科技包装，还是低劣的医术。《内经》的医学价值观，是经得起几千年历史检验的正确价值观。

形是看得见的形态，是神所支配的，所以《素问·上古天真论》说“形与神俱”是长寿的条件。守神，是通过守护生命力，帮助机体自平衡、自修复、自再生的能力，达到治愈疾病的目的。《内经》强调治疗要依靠“神”——生命体的自愈能力。《素问·汤液醪醴论》：“嗜欲无穷，而忧患不止，精气弛坏，营泣卫除，故神去之而病不愈也”，医学对神不使是无力回天的。

所谓“未病”是否指没有病？本书《第一章　中医学的宗旨和价值观》已经解释过“未病”。根据汉字字义，病字从疒，丙声。《说文》：“丙位南方，万物成炳。”“炳，明也。”故丙是彰显之象。“疒”与“丙”联合起来表示人体疾病加重，病变显著。所以，“病”是指明显的有形的病变，因而“未病”是指未明显的未成形的病变，所以，《内经》所说的未病并不是指没有疾病。现代医学对未成形态学改变的疾病是不重视的，因为没有治愈功能病变的保守疗法，只有对形态学改变的疾病才能施行手术疗法。目前，如果不过度医疗，能够施行手术治疗的疾病并不多，大多数已成形的疾病只能告穷归天，束手受毙。所以“治未病”是医学的职责。“治已病”是价值观和医疗技术低劣的医学。《内经》倡导的医疗技术是高明的。

守形是医生治疗形态明显的病变，即治已病。已病是指明显的有形的病变。当然，许多形态明显的疾病，也是自限性疾病，如炎症红、肿、热、痛，本身就是急性炎症时出现的血管渗出反应和修复过程混杂在一起的反应，炎症是机体的修复能力抗病因损伤的表型，可帮助患者治愈。但是，对炎症也应该治“未病”，既可以减免机体的损伤，又可以降低医疗成本，何乐而不为？再如骨折的愈合，并不是靠医生，而是靠病人自愈能力。就是外科手术后创口的愈合，也要靠病人的自我修复能力。血管栓塞还可能通过侧枝循环的建立缓解局部循环障碍，这种再生能力是生命力“神”的作用。所以《内经》强调：上工守神，下工守形。忠实于《内经》的精诚的中医生会重视病人的自愈能力，不会等到病人已经丧失自愈能力时才徒劳无功地“治疗”，也不会忽视生命的自愈能力而邀功。所以“治未病”是中医学的第二大治疗原则。

（三）调和阴阳，以平为期

《素问·至真要大论》提出中医学治疗的原则是：“谨察阴阳所在而调之，以平为期”，即达到《素问·生气通天论》“阴平阳秘”的目标。中医学是利用人这一生命体是开放的自然系统的特性进行辨证，论治是从系统的整体水平输入调整系统阴阳平衡的信息，通过整体水平对组织细胞水平、亚细胞水平、分子水平的生态微环境的调节作用，达到生命终极物质表达的阴阳平衡的目的。中华的“中”就是不偏不倚，取中位的意思。中华文化的经典不论是易经，还是儒学，皆以中为尊，以和为贵，总是强调平衡的价值。《素问·生气通天伦》强调“阴平阳秘”展现了注重生命平衡的价值观。

调和阴阳，就是敬畏、顺从自然界的自平衡法则。天人合一，和大自然和谐相处，是中医学的正确世界观所创建的医学特色。

（四）急则治标，缓则治本

《素问·五常政大论》说“病有久新，方有大小，有毒无毒，固宜常制矣。大毒治病，十去其六，常毒治病，十去其七，小毒治病，十去其八，无毒治病，十去其九。谷肉果菜，食养尽之，无使过之，伤其正也”。毒指药性峻利。依据药性峻利的程度将中药分为大毒、常毒、小毒，药性缓和称为无毒。从这里引申出“急则治标，缓则治本”的治则。病情急的用大毒治病十去其六，以截断病情发展。然后用药性比较缓和的中药治本。不管是急则治标，还是缓则治本，治病求本、辨证论治的原则是一致的。急则治标只能使病十去其六，之后必须缓则治本，调和阴阳以平为期，以帮助病人的自修复能力，不能再继续治标。这与西医药主张终生服用治标药有天壤之别。

“谷肉果菜，食养尽之，无使过之，伤其正也。”这一段经文还提出了药食同用的治疗原则，彰显了中医学对安全有效的医学目标的追求。

二、中医学的治疗模型

和还原论医学以对抗疗法为主不同，中医学以调节疗法为主。分正治、反治、调和、补法四种。

（1）正治　是在病情不复杂时采取对抗证的性质的疗法（逆者正治）：寒者热之，热者寒之，微者逆之，甚者从之，坚者削之，客者除之，劳者温之，结者散之，留者攻之，燥者濡之，急者缓之，散者收之，损者温之，逸者行之，惊者平之，上之下之，摩之浴之，薄之劫

之，开之发之，适事为故。(《素问·至真要大论》)

(2) 反治 是顺从证的假象的疗法(从者反治)：热因热用，寒因寒用，塞因塞用，通因通用，必伏其所主，而先其所因，其始则同，其终则异，可使破积，可使溃坚，可使气和，可使必已。(《素问·至真要大论》)

(3) 调和治疗 逆之从之，逆而从之，从而逆之，疏气令调，则其道也。(《素问·至真要大论》)

正治(正常的治疗方法)是对抗性的，"微者逆之"，病情轻微，阴阳界限明确，可用此法。正治意思明确，无须解释。反治(反常的治法)是因势利导的。"甚者从之"，病情严重，临床表现错综复杂，经常出现假象，只能辨别真假虚实，因势利导。如果阴阳纠结难解就必须甚者从之。针对真寒假热证，顺从热的假象而用热性药物；针对真热假寒证，顺从寒的假象而用寒性药物，开始好像是与假象相同，结果是消除假象，可使阴阳调和，使疾病痊愈。

调和治疗是调和阴阳，"逆之从之，逆而从之，从而逆之，疏气令调，则其道也。"根据疾病的阴阳错杂情况，不断用正治和反治调节阴阳，使阴阳气疏通，调正各自的阴阳位势。

(4) 补法治疗 如果正治、反治、调和治疗都无效，就用补法治疗："诸寒之而热者，取之阴；热之而寒者，取之阳；所谓求其属也"。(《素问·至真要大论》)

以上几种治疗方法，需要临床医生有丰富的临床经验，有洞察秋毫的观察能力，有高超的综合能力和分析能力。《内经》的高明之处是对疾病没有像现代这样采取物理检查、化学分析、基因组学等分析方法，而是从疾病的阴阳表型入手辨证论治，运筹诊室之中，决战于整体水平到基因水平之间。这不光是一门技术，更是一门战斗艺术。不仅需要精深的中医经典理论造诣，更需要丰富的临床经验，年轻医生需要师承。师承是汲取历代医生的经验沉淀的捷径。

在古代，中医医祖就提出人体生命运动的起始因素，即宇宙、生命的终极命题，并提纲挈领地揭示生命本始物质表达的基本规律——阴阳五行模型；给出简便有效的解决方法——根据望闻问切诊断阴阳失调之所在而调之，以平为期，从而有效地治疗功能改变的疾病。历经 2 000 多年，到了 20 世纪末，现代生物学虽然已经完成人类基因组计划，但至今还未能解决功能改变的疾病。用改变基因结构的方法，既不合伦理，又不可行。相比之下，中医学在二千年之前就利用表型理论解决了遗传因素表达出错的问题。在古代，中医能治未病，可以证明其技术是成熟的。中医"简便廉验"的原因就在于有超前的哲学观和科学思维方法，有中华民族数千年的生命实践的验证。

当近代西医学还在用放血疗法乱治疾病时，早在二十四个世纪前中医学已经有系统的理论治病于本，这证明中华文明的先进。

三、中医学治法

中医学治法有“八法”：汗法、吐法、下法、和法、温法、清法、消法、补法。这八法均源自《内经》。

（1）汗法 《素问·阴阳应象大论》：“其在皮者，汗而发之。”

（2）吐法 《素问·至真要大论》：“其在高者，引而越之。”

（3）下法 《素问·至真要大论》：“其在下者，引而竭之。”“中满者，泻之于内。”

（4）和法 《素问·至真要大论》：“热因热用，寒因寒用，塞因塞用，通因通用，必伏其所主，而先其所因，其始则同，其终则异，可使破积，可使溃坚，可使气和，可使必已。”“逆之从之，逆而从之，从而逆之，疏气令调，则其道也。”

可见，和法是中医对复杂的动态平衡的大系统失调进行调节的一大治法，一般是通过正治反治的配合，调节其阴阳表里寒热虚实错杂病证的疗法，比如，《伤寒论》中小柴胡汤是治疗外感病邪在半表半里病证的方剂、桂枝汤是调和营卫的方剂，各种泻心汤是调和胃肠上中下三焦的方剂。四逆散是调和肝脾的方剂。《素问·阴阳应象大论》：“清阳实四肢，”脾主四肢，肝郁则脾虚，故阳气不达四肢而四肢厥逆。通过调和肝脾，使阳气通达四肢。

（5）温法 《素问·至真要大论》：“寒者热之”“清者温之”“治寒以热”。

（6）清法 《素问·至真要大论》：“热者寒之”“温者清之”“治热以寒”。

（7）消法 《素问·至真要大论》：“坚者削之”“结者散之”。

（8）补法 《素问·三部九候》：“虚则补之”《素问·至真要大论》：“损者益之。”《素问·阴阳应象大论》：“形不足者，温之以气，精不足者补之以味。”《素问·至真要大论》：“诸寒之而热者，取之阴；热之而寒者，取之阳；所谓求其属也。”

第十二章　中药理论模型

中药是中医治疗疾病的武器。中药理论是中医学基础理论的重要组成部分，也是中医临床的工具。中药理论是对分布在我国辽阔大地和海域的种类繁多、产量丰富的天然药材资源，包括植物、动物和矿物的中医认识、临床应用经验的总结和理论升华。可以食用或外用的动植物、矿物，它们的治疗功效、有毒无毒，都是中华民族的祖祖辈辈在生命实践中验证出来的。不仅具有一定的中医疗效，而且具有一定的安全性，绝大部分价格低廉。这些天然药材的药性按中医理论分四气五味、升降浮沉、归经、有毒无毒等，称为中药理论。

中药是天然药，没有中药四气五味、升降浮沉、归经、有毒无毒理论定性的药物都不是中药。中药理论的四气五味、升降浮沉、归经、有毒无毒等概念是中医医师必须掌握的基本功。但一些天然植物、矿物被某些商业炒家炒作成有疗效价值的中药，这是必须澄清的。

一、四气五味

与中医辨证论治相对应的是中药的四气五味升降浮沉归经模型。如《素问·至真要大论》："寒者热之，热者寒之，温者清之，清者温之。"热者寒之、温者清之是负调节，寒者热之、清者温之是正调节。

五味功能，依据《素问·藏气法时论》："辛散、酸收、甘缓、苦坚、咸软。"《素问·至真要大论》："以苦泻之、燥之、泄之"。故苦坚可作"苦泻""苦泄""苦燥"。泻是实者泻之，含有攻下之义，泄是排泄，含有泄火之义。《灵枢·五味》："胃者，五藏六府之海也，水谷皆入于胃。五藏六府，皆禀气于胃。五味各走其所喜，谷味酸，先走肝。谷味苦，先走心。谷味甘，先走脾。谷味辛，先走肺。谷味咸，先走肾。谷气津液已行，营卫大通，乃化糟粕，以次传下。"由此可知，五味入胃，酸收、苦泄、辛散、甘缓、咸软均对相应的"藏"进行负调节：酸先走肝，酸收使肝气不亢盛；苦先走心，苦泄使心气不亢进；辛先走肺，辛散使肺气宣散而不过于收敛（肃降）；甘先走脾，甘缓使脾气不亢进，不过于进食；咸先走肾，咸软使肾气不过于作强和过用伎巧。五味通过负调节以平衡五藏功能。《阴阳应象大论》："人有五藏化五气，以生喜怒悲忧恐。故喜怒伤气，寒暑伤形。暴怒伤阴，暴喜伤阳。"这里明确提出：气候伤形，情志伤气。形是躯体，气是神气。

五神藏功能与不利结果是：肝在志为怒。怒伤肝。心在志为喜。喜伤心。脾在志为思。思伤脾。肺在志为忧。忧伤肺。肾在志为恐。恐伤肾。五志是五藏功能，五藏功能为何又伤害五藏自己？

《素问·灵兰秘典》和《素问·阴阳应象大论》说："肝者，将军之官，谋虑出焉，主怒。心者，君主之官也，神明出焉，主喜。膻中者，臣使之官，喜乐出焉。肺者，相傅之官，治节（收敛、萧杀）出焉，主忧。脾胃者，食廪之官，五味出焉，主思。肾者，作强之官，伎巧出焉，主恐。"

可见五藏与中枢神经大脑边缘系统、自主神经系统有关，其中心藏脾藏与大脑皮层有关，肾藏与下丘脑—垂体—性腺轴及小脑、运动神经有关。五神藏是人的本能，本能的需求发展，难以自控，故人的情志倾向于亢进，过于亢进必然导致五藏功能转为衰弱。抑制其过度，使之平衡就是补益。五藏有五种情志活动相关的系统功能。

肺主肃降，使气机顺畅不上逆；忧过度，使肺气过度下降，影响肝气调达。

心藏主神明，使人意识清醒；过喜使神志失常甚至危及全身。

肝藏主精神应激，与下丘脑—垂体—肾上腺皮质激素系统有关，其功能正常才能使内脏功能正常，气机疏通；过怒使肝藏气机失调，神经内分泌系统功能紊乱，引起广泛的神经内分泌变动，使血压、血脂、血糖、体重等代谢功能异常，外至皮肤粘膜，内至脏器功能均发生连锁反应。

脾藏和摄食中枢有关，其功能正常才不会多食；思虑过度，使脾藏运化功能失常，或善饥，或饱胀。

肾藏功能正常，才不会过度作强和伎巧，恐是压力、焦虑，有压力使人争强好胜，过度的争强好胜使人肾气亏损。

五藏功能主要表现在人的本能需求欲——食欲、性欲、情欲，均需要随时保持平衡。中医的五神藏是人的生存、成长、繁衍后代的本能所表现出来的各种功能系统。这些功能是遗传的，不是后天生成的。故都是生命终极物质的表型。而中医治疗总是调整其终极物质表达的太过不及，注重平衡。现代分子生物学已经将生命终极物质分析到分子层面的基因型，所以我们可以将基因型看成是生命终极物质的表型。

情欲，为各种情感和本能欲望。我们这里所说的情欲是情感的需要欲，在人本主义生理需要层次中比最基础的生理需要的欲望—食欲和性欲更高一层次的生理需要的欲望，是归属与爱的需要、尊重的需要、认识需要、审美需要、自我实现需要。这些需要实现了就产生喜的正面情感，这些需要不实现或未实现会产生思、忧、怒等负面情感。

从《内经》中药学可知，中医从人体整体水平观察阴阳表型变化首先就是从中枢神经系统入手的，神经系统对内分泌系统和神经—内分泌系统对免疫系统、循环系统、泌尿系统、消化系统、生殖系统、血液系统、运动系统、皮肤粘膜等系统的综合协调作用都是整体的表型。中医从整体观视角发现了五神藏。现代已经明确了中枢神经系统的边缘系统主情绪活动，通过下行神经系影响自主神经系统、内脏器官活动以及体表的皮肤粘膜功能，体表的皮肤粘膜功能、内脏器官活动影响自主神经系统，又通过上行神经系影响边缘系统。内脏功能和中枢神经的上下往返联系，或互相促进、或制约、或协同，构成一个动态平衡的整体。《内经》以五神藏系统整体论解释神经系统对内脏功能的影响，是通过表型组合取得。因此治疗五藏系统，均离不开对生命终极物质表达的表型的调节方法，现代已经还原到了分子水平基因表达的表型，但是还找不到调节方法。数千年来中华民族一直从调节表型的神经—内分泌系统功能入手，治疗各种生理病变和心身疾病。这条捷径，简便验廉。

四气五味也体现了《内经》阐述医理药理用词精炼扼要的特点，四气不是药物的四种气味，而是药物的温热寒凉四大性能；五味是收、泄、缓、散、软五大性能。五味虽然与五种味道有关，但不能解释为五种味道。四气五味是中药药理模型。

二、升降浮沉

由于各种疾病在病机和证候上，常常表现出向上（如呕吐、喘咳）、向下（如泻利、崩漏、脱肛），或向外（如自汗、盗汗）、向内（如表证不解的畏寒）等病势趋向。因此，能够针对病情，改善或消除这些病情的药物，相对来说也就分别具有升降浮沉的趋向。这种性能可以纠正机体功能的失调，使之恢复正常，或因势利导，有助于驱邪外出。

升和降，浮和沉都是相对的，升是上升，降是下降，浮表示发散，沉表示泄利等作用。一般具有升阳发表、祛风散寒、涌吐、开窍等功效的药物，都能上行向外，药性是升浮的；而具有泻下、清热、利尿渗湿、重镇安神、潜阳息风、消导积滞、降逆、收敛、止咳平喘等功效的药物，都能下行向内，药性都是沉降的。但有些药物的性能明显存在着二向性，如麻黄既能发汗，又能平喘、利水；川芎既“上行头目”又“下行血海”，不过这种情况是少数。

药物升降浮沉的性能与药物本身的性味有不可分割的关系，能升浮的药物大多具有辛、甘味和温、热性；能沉降的药物大多具有酸、苦、咸、涩和寒、凉性。所以，李时珍曾经指出：“酸咸无升，辛甘无降，寒无浮，热无沉。”此外，药物升降浮沉的性能还常受到加工炮制的影响，在复方中一种药物的作用趋向还可能受到其他药物的的制约。

药物炮制，经酒炒则性升，姜汁炒则性散，醋炒则收敛，盐水炒则下行。而在复方配伍中性质升浮的药物，在较多的沉降性药物配伍时，其升浮之性受到一定的制约，反之性质属沉降的药物同较多的升浮性质药物同用，则其沉降之性亦能受到一定程度的制约。

总之，各种药物所具有的升降浮沉性质，在一定的条件下，是可以人为控制而转化的。

三、归经

归经是指药物对于机体某部分的作用——主要对某经（藏府及其经络）或某几经产生明显的作用，而对其他经则作用较小，或没有作用。这是前人对药物四气、升降浮沉的性能的用药的经验。当不同药性的药物合用时，因为药物的归经不同，发挥的治疗作用可不受影响。

四、有毒无毒

药物的四气五味升降浮沉的偏性就是“毒”。《素问·五常政大论》:“大毒治病，十去其六；常毒治病，十去其七；小毒治病，十去其八；无毒治病，十去其九；谷肉果菜，食养尽之。无使过之，伤其正也。”强调治疗用药不能过度，提倡食养即药食同用。药食同用是中医药学者梦寐以求的理想。《神农本草经》根据药性的无毒有毒把药物分为上中下三品。

认识各种药物的有毒、无毒，大毒、小毒，可以帮助我们了解其作用是峻利或和缓，能根据病体虚实、疾病深浅来适当地选用药物和确定剂量。并可通过炮制、配伍、制剂等环节来减轻或消除其有害作用，以确保用药安全。

第十三章　中医学方剂理论模型

早在我国原始社会时期，我们的祖先已发现天然药物并用于治疗疾病。最初只是使用单味药。经过许多年代的医疗实践，认识到用几味药配合起来治病的效果更好，于是逐渐形成了方剂。从1979年在长沙发现的《五十二病方》，推断在春秋战国时期，已经确立了方剂学的基础。

一、方剂与治法

方剂是在辨证立法的基础上选药配伍组成的，所以首先要理解方剂与治法的关系。治法是指导遣药组方和运用成方的指导原则。方剂是体现治法和完成治法主要手段。方剂与治法、辨证的关系是“方从法出”“法随证立”。

方剂与药物的关系：单味药疗效不及方剂，方剂是由各种性能不同的药物组合而成的“方以药成”，但中药离开方剂有偏性，并且没有君臣佐使的配伍，功效不佳。

（二）方剂的分类

《本草纲目》引《药对》：把方剂分为“宣可去壅”剂、“通可去滞”剂、“补可去弱”剂、“泄可去闭”剂、“轻可去实”剂、“重可镇怯”剂、“涩可固脱”剂、“滑可去著”剂、“燥可去湿”剂、“湿可去燥”剂。对于病情错杂的，这十剂可以联合使用。

二、方剂的君臣佐使配伍原则

与中医辩证论治相应的是方剂的君臣佐使配伍。《素问·至真要大论》：“君一臣二，奇之制也；君二臣四，偶之制也；君二臣三，奇之制也；君二臣六，偶之制也。”提出中医进行方药君臣佐使配伍是一个重要原则。

中医进行方药配伍时组成复方的药物可按其所起的作用分为君药、臣药、佐药、使药，称之为“君”“臣”“佐”“使”。

1. “君”（君药）：即针对主病或主证起主要治疗作用的药物，是方剂组成中不可缺少的主药；

2. “臣”（臣药）：有两种意义，① 辅助君药加强治疗主病或主证的药物；② 针对兼病兼证起主要治疗作用的药物；

3. “佐”（佐药）有三种意义：① 佐助药即配合君、臣药以加强治疗作用；或直接治疗次要症状的药物；② 佐制药，即用以消除或减弱君、臣药的毒性，或制约君、臣药峻烈之性的药物；③ 反佐药，即病重邪甚，可能拒药时，配用与君药性味相反而又能在治疗中起相成作用的药物；

4. “使”（使药）有两种意义：① 引经药，即能引方中诸药至病所的药物；② 调和药，即具有调和方中诸药作用的药物。“君药”是复方中不可或缺的主效药，而“臣”“佐”

"使"三药则可酌情配置或删除。

如上所述,药物配伍的君臣佐使变化,或药味剂量的变化,直接改变了方剂的功能,如《伤寒论》桂枝汤,白芍和桂枝用量的变化,方名也就随着改变,主治功能也随着改变。所以,从评价化学药的话语体系去评价中药方剂,是不符合中医药的原则的。

近年来,中药方剂君臣佐使配伍原理的研究,正在深入到分子生物学的层面。如对复方黄黛片从分子生物学和生物化学角度的研究,详尽阐明了复方黄黛片治疗急性早幼粒细胞白血病(APL)的分子机理。显示其君臣佐使的分子机制,四硫化四砷是复方黄黛片的"君药",它直接作用于癌蛋白,通过诱导其降解,从根本上逆转癌细胞的疯长,使其分化成熟。丹参酮和靛玉红作为复方黄黛片的辅助药物,主要是通过促进癌蛋白的泛素化并加快其降解,进一步促进白血病细胞的分化成熟,抑制癌细胞的细胞周期及分裂增殖来发挥作用。动物试验结果还表明,使用了青黛以后雄黄的毒副作用大幅度降低。这些体现了典型的"臣药"和"佐药"的功效;并且丹参酮和靛玉红通过增加运送四硫化四砷的通道蛋白的数量,显著增加了进入白血病细胞的四硫化四砷浓度,从而提高了疗效,两者都起到了"使药"的作用。复方黄黛片通过各组分的联合应用,产生了大于三个组分加和的协同效应。

人类基因组学科学家陈竺说:"长期的中医临床实践表明,中药复方的作用主要体现在两个方面,即增效和减毒。开展复方作用机理研究的重要意义在于,尽管中药方剂的产生远早于分子生物学的问世,但在分子水平证明方剂配伍原则的合理性,将为进一步优化方剂的组合提供依据,有助于发现新的现象,产生新的知识,获得源头创新。利用现代先进的研究手段来探究中医理论和方药应用原则,用现代分子生物学的语言来阐明中药复方的作用机理和配伍原理,向国际社会展示中药复方科学合理性的内涵,是促进中医药创新发展并实现现代化、国际化的迫切需要。"①

现代药学的价值观是用还原论的方法,搞清每一味中药的化学成分及其药理(药理也是西方的话语体系),并加以提纯或合成。但是这已经不是中药,而是化学药,例如阿司匹林来源于天然的柳树皮,现代医学则提炼了其中的有效成分水杨酸,并乙酰化,减小了它对胃的损伤。以后又发现了阿司匹林抑制血小板功能的副作用,现在其副作用又成了抗血小板的治疗作用。至于阿司匹林的肾损害、肝损害等毒副作用与天然无副作用的柳树皮已经大相径庭,说明化学合成药、化学提纯药与天然药无法相提并论。一味生物药作为一种中药,它是一个阴阳平衡的整体,比如麻黄其叶是发汗药,其根是止汗药,生姜其皮是凉性药,其肉是热性药。中医理解的自然界的生物总是阴阳平衡的,阴阳寒热温凉用化学分析是解释不了的,但是,用化学合成或提纯就有毒性这足以说明阴阳平衡是不可违背的大自然法则,你用什么方法去解释,那是话语体系的问题,"话语即为实在"就是这个意思,我们认为用有效的方法使阴阳平衡才是科学。因为只有遵循

① 游雪晴.陈竺谈用分子生物学阐释中药复方的"君臣佐使"[N].科技日报,2008-4-9.

自然法则，才能使人类及人类生存的环境保持健康。

现代的主流医学是西医学，用西医学的话语体系评估中医药，结论必然是中医药不科学。事实上，用还原论为方法论建立起来的西医学，并不能有效地治疗各种疾病，例如高血压和糖尿病，西医药的治疗方法是降压、降糖，并要求病人长期服药。长期服药的潜台词就是没有根治办法。医学的宗旨是治病救人，能简便廉验地治病的医学不科学，不能治病但能赚钱的医学是科学，这是对科学的嘲讽。因此现代医学必须向中医学学习，主动地研究中医学的科学性，汲取中医药的精华，而不是要中医学削足适履去迎合西医学。中医学“简便廉验”是最大的优势，能服务于13亿中国人已经意义非凡。当然一直出面攻击中医不科学的人，并不是西方人，而是中国人，一直对中医药实行西医药专政的人也是中国人。西方人却正在接受中医学。而这些中国人为何支持高风险低效而高费用的西医药，反对简便廉验的中医药，很值得深思。

陈竺说：“生命是一个复杂的、整体化和网络化的系统。从系统观、信息结构、复杂性的角度，探索生命现象与疾病本质已成为国际生命科学领域的前沿和热点。近年来，人体系统生物医学以及复杂性科学的蓬勃发展，为研究现代医学模式和中医学提供了可能的新思路和新方法。系统生物学通过在整体水平测定基因与环境相互作用的结果，来准确评估人体的健康。它是非破坏性测量，可直接用于人体反映全身的健康状况；它是以核酸、蛋白和代谢物等生物分子为测定对象，具有高通量、低成本，可实现大样本人群动态监测等优势。”

陈竺还说：“现在系统生物医学为中、西两大医学的汇聚创造了前所未有的机遇和平台，把中医和西医整合在一起，是促进中医现代化的非常好的途径。”陈竺期望，中医药在保持自身特色，传承发展的同时，更好地汇聚、融合现代科学技术，从而创造出一个高于传统意义上的中医和西医的全新医学。①

① 游雪晴.陈竺谈用分子生物学阐释中药复方的“君臣佐使”[N].科技日报，2008－4－9.

第十四章　中医学养生模型

《素问·上古天真论》："昔在黄帝，生而神灵，弱而能言，幼而徇齐，长而敦敏，成而登天。乃问于天师曰：余闻上古之人，春秋皆度百岁，而动作不衰；今时之人，年半百而动作皆衰者。时世异耶人将失之耶？岐伯对曰：上古之人，其知道者，法于阴阳，和于术数，食饮有节，起居有常，不妄作劳，故能形与神俱，而尽终其天年，度百岁乃去。今时之人不然也，以酒为浆，以妄为常，醉以入房，以欲竭其精，以耗散其真，不知持满，不时御神，务快其心，逆于生乐，起居无节，故半百而衰也。夫上古圣人之教下也，皆谓之虚邪贼风，避之有时，恬淡虚无，真气从之，精神内守，病安从来。是以志闲而少欲，心安而不惧，形劳而不倦，气从以顺，各从其欲，皆得所愿。故美其食，任其服，乐其俗，高下不相慕，其民故曰朴。是以嗜欲不能劳其目，淫邪不能惑其心，愚智贤不肖，不惧于物，故合于道。所以能年皆度百岁而动作不衰者，以其德全不危也。"

"上古圣人之教下也，皆谓之虚邪贼风，避之有时，恬淡虚无，真气从之，精神内守，病安从来。是以志闲而少欲，心安而不惧，形劳而不倦，气从以顺，各从其欲，皆得所愿。故美其食，任其服，乐其俗，高下不相慕，其民故曰朴。是以嗜欲不能劳其目，淫邪不能惑其心，愚智贤不肖，不惧于物，故合于道。所以能年皆度百岁而动作不衰者，以其德全不危也。"这里提出除了"食饮有节，起居有常"还要做到：

一、顺应天时，躲避不当位的气象，即变异的气象；二、精神内守，志闲而少欲，心安而不惧；三、形劳而不倦，气从以顺。形体不能不劳动，也不要过度劳倦，使气从以顺。四、要节食，"食饮有节"就是饮食有节制，不能暴食和饮食过饱，特别是中华民族的祖先在上古时就发明火种，有吃熟食、热食的良好习惯，不应该茹毛饮血、饮食生冷。五、起居有常，就是一年四季要顺应自然气候物候变换的规律，及时作息。这一点在《素问·四气调神大论》中有详述。

据《素问·上古天真论》所述，在五帝时期已经出现不良的生活行为方式："今时之人不然也，以酒为浆，以妄为常，醉以入房，以欲竭其精，以耗散其真，不知持满，不时御神，务快其心，逆于生乐，起居无节，故半百而衰也。"

在现代，由于经济的发展、物质的丰裕、劳力的减轻、竞争的加剧，伪中医养生学多吃营养品的误导，多食、少动、焦躁的生活行为正在取代《内经》所记载的人类在上古时期原有的健康的生活行为方式，以致代谢—神经—内分泌系统性紊乱的心血管危险的病理状态成了全球性流行性疾病。患者求医，医嘱总是控制食饮，多数患者很不乐意，特别喜欢听能吃什么和吃什么养生的话题，而商业炒作者也正需要提倡多吃营养品养生，于是伪中医养生学应运而生。

为了人类健康长寿，我们必须拨乱反正，重新复习《内经》的中医养生学。

《素问·上古天真论》"法于阴阳，和于术数，食饮有节，起居有常，不妄作劳""恬淡虚无，真气从之。精神内守，病安从来"的养生法，该如何解释？可以在《素问·四气调神大论》中找到答案。

《素问·四气调神大论》："春三月，此谓发陈。天地俱生，万物以荣，夜卧早起，广步于庭，被发缓形（松解头发，放松肢体），以使志生；生而勿杀，予而勿夺，赏而勿罚。此春气之应，养生之道也。”

“夏三月，此为蕃秀。天地气交，万物华实，夜卧早起，无厌于日。使志无怒，使华英成秀，使气得泄，若所爱在外。此夏气之应，养长之道也。”

“秋三月，此谓容平。天气以急，地气以明，早卧早起，与鸡俱兴。使志安宁，以缓秋刑，收敛神气，使秋气平，无外其志，使肺气清。此秋气之应，养收之道也。”

“冬三月，此谓闭藏。水冰地坼，无扰乎阳，早卧晚起（糖尿病患者请注意在餐后一小时运动，不要空腹晨练），必待日光。使志若伏若匿，若有私意，若已有得。去寒就温，无泄皮肤，使气亟夺。此冬气之应，养藏之道也。”

《内经》把节食，顺应四时作息和调神作为养生大法。从经文上看，四季调神总是爱人爱物、知足常乐，使志安宁。

依照《内经》，人类要保持健康必须“法于阴阳，和于术数。”阴阳是宇宙的运行规律，术数是阴阳五行数学。“法于阴阳”是效法宇宙的生长收藏的平衡规律；“和于术数”是合于阴阳五行自然法则。两句话都是顺应自然的意思。人类健康生活行为方式是：“食饮有节”的用膳习惯，适应四时的起居活动，“恬淡虚无”的平和心态。

现今流行的伪养生法非但提倡多食营养品，而且不提倡调神。

众所周知，大脑神经紊乱是一切疾病的诱发和促发因素，交感神经系统活性增强必然导致“善饥多食”，能量过剩脂肪堆积造成胰岛素抵抗，胰岛素抵抗造成骨骼肌摄取利用葡萄糖功能减弱，出现乏力少动的症状。活动减少，脂肪堆积，更加加重胰岛素抵抗，此时，只要胰岛β细胞功能犹存，或β细胞衰竭的器质性糖尿病强化外源性胰岛素治疗，就必然产生高胰岛素血症而瘦素水平升高，产生交感活性增强出现焦急忧虑的情绪和焦虑症状。交感神经系统活性增强是胰岛素抵抗的重要病理生理，胰岛素抵抗所产生的动脉血压升高和动脉内膜细胞损害和胰岛素抵抗血管紧张素Ⅱ水平升高所产生的氧化应激反应是缩短寿命的主要病理生理。养生却不主张调神，反过来宣扬吃营养品，这是迎合人们经济生活丰裕而追求享受的社会潮流造成的导致胰岛素抵抗。人们要提倡中医养生法，就要学习中医学的经典《内经》，达到“食饮有节”“积精全神”“形与神俱”的养生目标。打着养生的旗号，提倡多吃是伪养生学。

讨论：

根据《黄帝内经》，中医养生法的原则是：“法于阴阳，和于术数，食饮有节，起居有常，不妄作劳，故能形与神俱。”《素问·上古天真论》明确提出中医养生是根据季节气候物候变化节律，调节自己的生活行为方式：食饮要有节制，作息时间要适应四季物候的生、长、收、藏规律，做到心态像四季一样阴阳平衡。“法于阴阳，和于术数，食饮有节，起居有常，不妄作劳。”是经典中医学的养生法，对此《素问·四气调神大论》做了详细的解释。可是现今流行的伪养生法却是提倡吃出健康，打着中医养生法的旗号，整天讲究吃。人们误以为中医养生是讲饮食营养，没有读过《内经》的人们哪里知道中医养生学是提倡节食的。由于人们经济改善，在伪养生法的鼓动下兴起大吃营养养生的误导消费，使人们多吃营养品，结果不但不能养生，反而营养过剩使人生病甚至影响寿命。现代生物化学已经阐明，人体摄入和消耗的能量物质越多，生物氧化就增强（物质在体内进行氧化称为生物氧化，主要是糖、脂肪、蛋白质等在体内分解时释放能量，最终生成二氧化碳和水的过程，其中有相当一部分能量可使 ADP 磷酸化生成 ATP，供生命活动之需，其余能量以热能形式逐步释放，可用于维持体温），生物氧化增强，产生的副产品——反应氧簇就增多，反应氧簇增多就是氧化应激，进食营养越多带来的危害就越严重，机体老化速度就越快；能量过剩导致胰岛素抵抗，胰岛素抵抗引发体内物质代谢—神经内分泌紊乱，氧化应激更为厉害，诱发的老年化疾病（代谢综合征的各种组成疾病，如高血压、糖尿病、血脂异常、中心性肥胖、代谢性微量蛋白尿、动脉硬化及其心脑肾终点事件）更多。反之，人体摄入、消耗的能量物质越少，反应氧簇产生得越少，氧化应激的危害就减轻，机体老化速度就减慢，所以节食才能养生。因此，二千年前提倡的食饮有节的中医养生法是经得起现代生物化学的验证的。“食饮有节”“恬淡虚无”是中医所倡导的养生法则。伪养生法完全与中医养生学背道而驰。

我们提倡《内经》的中医养生方法，节制饮食，要“管住自己的嘴”“迈开自己的腿”“平和自己的心”。提倡“少吃、多走、平和”的生活方式，把导致胰岛素抵抗和氧化应激的生活行为方式革除掉。应该学习中医养生法，“积精全神，形与神俱”“恬淡虚无，真气从之。精神内守，病安从来。”（《素问·上古天真论》）。

第十五章 传染病《伤寒论》辨证论治模型

本书《第九章 中医学病理生理模型》中说过，《素问·气交变大论》："善言天者，必应于人"。明确提出天地五运六气各种常法和变法都对应于人的生理常态和病理生理。五运的相生相克、相乘相侮，都是相对应的五藏经气系统的生理常态和疾病发生发展规律。据《内经》五运六气理论，天地人系统的六气有上下中见之变、有从本从标从乎中之变。也就是说，中医学的五藏六府经气系统的病理生理模型来自大自然的气候气象变化规律，所以自然界气候气象变化规律亦用来描述人体五藏六府经气系统的病理生理(病机)。中医学临床经典《伤寒论》使用的就是六气理论这一模型，在探讨中医临床各节时再复习一次病理生理模型是有必要的。六气模型见《第九章 中医学病理生理模型》。

中医临床经典著作《伤寒论》的编著，主要有两条主线：一、根据《内经》六气模型；二、对传染性疾病分三阴三阳病辨脉证并治。

三阴三阳是左旋右转的两个环：阳环和阴环。阴阳两环均有"开、枢、阖"三个环节：阳环以太阳为开、少阳为枢、阳明为阖。阴环以太阴为开、厥阴为枢、少阴为阖。三阴三阳还各有标本中见之变。太阳之标属于阳，太阳之本为寒气属于阴，所以伤于阴寒可以发热。三阴三阳病各有定义、有病因、有病位、有发病机制、有脉象体征、有必要临床表现(特征性症状)、有病程、有转归预后(预后有自然预后和治疗预后)。仅有病名还不能论治，必须进一步辨证，证包含中医的病因病理生理(病机)、脉象、特征性症状，然后才能辨证论治："法随证立""方从法出"，再拟方遣药。

"太阳病"相当于传染病潜伏期、前驱期，属表证，因为太阳标阳本寒，体征必脉浮，症状可发热，可无发热，但必恶寒。"太阳病"分太阳伤寒、太阳中风、太阳温病。太阳病伤寒证、太阳中风证、太阳温病证已经介于前驱期与症状明显期之间。太阳温病没有详细论治，后世发展，得以有"卫气营血"或上中下三焦辨证论治两种辨证方法。

太阳为开，处于整体最表层。太阳病通过阳经经气传变至少阳、阳明，变为症状明显期。少阳为枢，处于半表半里，阳明为阖，是阳经最里层。故说万物所归，变为阳明里证，不复传变。阳明病"胃家实"表型的特征性症状是大便不通，有"阳明中风证""阳明中寒证"之别。阳明标为阳，本为凉燥属阴，故阳明从标属阳，从本属阴，不从标本从于中，性质属凉燥。故便秘可有热结、阳结，可有寒结、阴结。阳明病可逆转为少阳病，少阳本火，标阳，少阳从标从本都属阳。故少阳病属于火热性质的半表半里证，少阳病的定义是口苦咽干目眩。是火热的疾病表型。太阳病通过阴经经气传变，可变为太阴病，太阴标阴本湿属于寒湿，从标从本都属于阴，太阴病的特征性症状是寒性腹泻。太阳病、太阴病可传变为少阴病，少阴为阴经之阖，为整体的最里层，是传染病的终点，会出现休克表型："脉微细、但欲寐"。少阴本热标阴，故可热化(热休克)也可寒化(冷休克)。少阴病可见全身炎症反应综合征、多器官功能障碍和衰竭，休克、弥散性血管内凝血(DIC)，如果机体还有抗损伤的生命力，经积极扶正祛邪，还可逆转至厥阴，传变为厥阴病。厥阴为阴经之枢，可以向愈，也可以复发。厥阴不从标本从于中，性质属温。厥阴病表型的特征性症状是消渴、心中痛热。以手足厥热进退状态为预后的指标。

太阳病伤寒证或中风证大致是由于免疫功能低下，对病原微生物入侵免疫应答反应低下的传染病初期，这类传染病的特点是潜伏期长，表现为太阳病伤寒证、中风证。太阳温病证则相反，属于免疫应答反应较强烈的传染病，起病和传变迅速。《伤寒论》的主要目标是提供如何应对免疫应答反应功能低下的传染病的诊疗方法。所以，张仲景对温病的传变及其应对方法反而省略了。因为温病由太阳经气传入少阳、阳明变为少阳病、阳明病，或传入太阴转为太阴病、传入少阴经气变为少阴病，温病的少阳病、阳明病、太阴病、少阴病、厥阴病也同样遵照《伤寒论》的病名定义辩病脉证并治，不另列温病辨脉证并治亦是有道理的。

总之，《伤寒论》对太阳病温病证不展开讨论，可能是因为太阳病温病证传变为少阳病、阳明病、少阴病、厥阴病时，不管外邪性质如何，只要病因与机体的抗损伤能力互相斗争的发展过程产生的表型是三阴三阳病，就可遵循三阴三阳病的概念进行脉证并治，无需分述。

至于太阳温病的脉证并治没有记载，是否系脱简还是作者认为不必另列，难以考证，从而给后人留下《伤寒论》不适合温热病的误解。后世在《伤寒论》基础上发展起来的以卫气营血辩证的《温热论》是对《伤寒论》太阳病温病证的补充。

最后有必要指出中医的传染病伤寒证、中风证、温病证，是病因与机体抗损伤斗争过程所表现出来的临床表型，其病因病机、临床表现、病程、转归、预后都是有规律可循的，可见中医传染性疾病的概念、脉证并治是确定的，在二千年前就有这样完整的医疗体系，并经得起二千年临床检验，是非常了不起的科学成就。《黄帝内经》《伤寒论》等中医经典在人类文明史、世界医学科学史上的地位不可忽视。

第十六章　传染病《温热论》辨证论治模型

上一章提到《伤寒论》对太阳病温病证的处置没有论述。传染病的辨证论治发展到清代，叶天士《温热论》对《伤寒论》太阳病温病证作了较好补充，发展了温病的卫气营血辨证论治。中医学临床传染病辨证论治模型在高等医药院校教材《温病学》中最终形成完整的体系。

《温热论》："温邪上受，首先犯肺，逆传心包。肺主气属卫，心主血属营，辨营卫气血虽与伤寒同，若论治法则与伤寒大异也。大凡看法，卫之后方言气，营之后方言血。在卫汗之可也，到气才可清气，入营犹可透热转气，如犀角、元参羚羊角等物。入血就恐耗血动血，直须凉血散血，如生地、丹皮、阿胶、赤芍等物。"

"营卫气血虽与伤寒同"可见清代温病学家明确三阴三阳病也是卫气营血病。《温热论》对《伤寒论》太阳病温病证的预后、转归及其中药治疗作了补充。

作为传染病的伤寒、中风，分太阳、少阳、阳明、太阴、少阴、厥阴六个阶段的病变表型；作为传染病的温病分卫分、气分、营分、血分四个阶段的病变表型，这些辨证的实质是人体因时因地因人抗病原微生物入侵的阴阳病变表型，病原微生物因时因地因人而发生变异，人体神经内分泌免疫功能因时因地因人因病原微生物变异而做出免疫应答的由特征性症状、脉象组成的阴阳病变表型。这些表型既有机体抗损伤生命力的表现，又有病原微生物入侵后变异的表现。可见不管是伤寒、中风的三阴三阳证，还是温病的卫气营血证既包含机体抗病能力，又包含病原微生物的变异。是最全面、最客观地反映传染病机体生命力和病原微生物入侵状态的病理状态的病变表型。所以，中医学辨证论治是群体化和个体化相结合以个体化为主的医疗方法。《伤寒论》经方、后世温病学发明的中药抗病原微生物感染的专方专药，是群体化的辨证论治的专方专药。再加以个体化的辨证论治，可极大地降低传染病的病死率。在我国抗 SARS 传染病中，在 2013 年抗 H7N9 禽流感中，中医都作出了贡献。这是中医传染病学的历史意义和现实意义的见证。

第十七章　非传染性慢病辨证论治模型

中医临床经典《金匮要略》是对非传染性疾病辨证论治的著作，明确了各种非传染性疾病的定义和治疗方法。《金匮要略》卷上"藏府经络先后病脉证第一"相当于《金匮要略》总论，论述五藏病的传变规律，五藏与四时五行的对应关系，治疗原则：补不足，损有余。接着论述"望闻问切"诊病方法。值得注意的是张仲景对五运六气主运、主气气位的关注，如"有至而未至，有至而不去，有至而太过，何谓也？师曰：冬至之后，甲子夜半少阳起，少阳之时阳始生，天得温和，以未得甲子，天因温和，此为未至而至也；以得甲子而天未温和，为至而未至也；以得甲子而天大寒不解，此为至而不去也；以得甲子而天温和如盛夏五六月时，此为至而太过也。"可见《金匮要略》治疗非传染性慢病同样是在"天人合一"理念的指导下实现的。

《金匮要略》记载的有精神疾病，口眼生殖器三联征免疫病，脑卒中后遗症，风湿病，心脏病，呼吸道、消化道、泌尿道疾病，出血性疾病，糖尿病，肿瘤，黄疸，各类水液代谢障碍（胸水、腹水、全身水肿等）疾病，妇产科病等。对非传染性疾病的防治是根据《内经》四时五运论治的理论。

《金匮要略》开篇"藏府经络先后病脉证第一"：

"问曰：上工治未病，何也？师曰：夫治未病者见肝之病，知肝传脾，当先实脾，四季脾王不受邪，即勿补之。中工不晓相传，见肝之病，不解实脾，惟治肝也。"这段经文论述了：① 五藏病相传规律是五行相克，② 五藏功能与四时五运同步变化。这段经文表明中医临床医学的慢病辨证论治是以五运六气的五运六气理论主运为模型的。

春主肝，肝者，将军之官，谋虑出焉。主怒。显然肝病与交感神经兴奋有关。四季末主脾，脾胃者，仓廪之官，五味出焉，可知脾（胰脏）与副交感神经有关，见肝之病，知肝传脾，这完全符合现代对自主神经（植物神经）是一对功能相反的交感和副交感神经相互平衡制约的认识。①

"脾能伤肾，肾气微弱，则水不行。水不行而心火之气盛则伤肺，肺被伤，则金气不行；金气不行，则肝气盛，故肝自愈。"注：秋主肺，肺主肃降，主悲的情绪，用悲的情绪可以克制怒。肃降之气抑制肝的生长之气。肺气被克，则肝气正常生发。

"夫肝之病，补用酸，助用焦苦，益用甘味之药调之。酸入肝，焦苦入心，甘入脾。脾能伤肾，肾气微弱，则水不行，则心火之气盛则伤肺。肺被伤，则金气不行；金气不行，则肝气盛，则肝自愈。此治肝补脾之要妙也。肝虚则用此法，实则不在用之。经曰：虚虚实实，补不足，损有余。此其义也。余藏准此。"注：这段经文论述了① 治五藏病以五味；② 五行相克规律为治病法则。

---

① 吴文源．躯体形式障碍[M]．北京：人民卫生出版社，第1版，2012．

第十八章　中医群体化和个体化医疗模式

中医学自 2 000 年前战国时期成书的《内经》开始就是群体化和个体化相结合治疗的模式，《素问·藏气法时论》《素问·玉机真藏论》辨证论治是群体化的；《素问·异法方宜论》《灵枢·阴阳二十五人》《灵枢·通天》《灵枢·行针》《灵枢·论勇》等篇辨证论治是因地因时因人制宜。群体化治疗模型是中国黄河流域和长江流域中下游地区人群的一般治疗模型，《素问·异法方宜论》论述东方、西方、北方、南方、中央各地域的气候、饮食习惯、体质、常用的自然疗法不同，“圣人杂合以治，各得其所宜，故治所以异而病皆愈者，得病之情，知治之大体也。”强调根据地域环境差异辨证论治。《灵枢·阴阳二十五人》《灵枢·论勇》提出各类个性、人格、体质类型不同的人，系五行属性不同，强调依照个体差异辨证论治。《素问》五运六气七篇大论论述由时间、空间、气象要素、物候等综合表现型的五运六气变化所引起的流行病的病机、治疗原则、中药四气五味的运用等，是群体化的特征性症状和群体化的病因病理生理、治疗理论。纵观整部《内经》所建立的辨证论治体系，是群体化治疗和个体化治疗相结合的医疗模式，而发展到《伤寒论》《金匮要略》则是群体化的确定病因病机病位、治疗方药，发明了经方，又根据患者病情的自然演变和治疗变化，实行辨证论治。中医学的群体化医疗是中医学依照人类遗传型表型的一致性，确定疾病的证型。中医学个体化医疗，又依据个体发病的表型（如脉象、舌苔）确定疾病的阴阳表里寒热虚实性质的证。根据时间、地理、人型加以综合辨证，即所谓“谨察阴阳所在”，然后通过中药君臣佐使配伍的方剂或具有补泻作用的手法治疗，达到“以平为期”的目标。实践表明，群体化治疗不一定适合每一个体，只有个体化治疗才能治愈疾病。群体化治疗和个体化治疗相结合，最关键的医疗技术是个体化的脉诊，通过脉诊掌握个体整体水平的生态内环境。也通过脉诊掌握个体发病的病因病机，抓住疾病的本。

东汉张仲景的《伤寒杂病论》是群体化治疗和个体化治疗相结合以个体化治疗为主的中医临床医学经典。经方是群体化的专病专方专药，随着个体化的疾病演变，经方不断加减以实行个体化的辨证论治。进入 21 世纪后，中医正在循证医学化，用群体化辨证论治结合现代实验病理生理学研发中医专病专方专药，结合个体差异进行个体化的辨证论治。群体化治疗和个体化治疗相结合已经提高到一个新水平。

第十九章　中医自然—社会—心理—生物医学模式

经典中医学用整体论黑箱方法创立了中医“自然—社会—心理—生物”表型医学。二十世纪实验病理生理学、系统生物学的发展已经为经典中医学的生物医学研究打下了基础。新世纪中医学正在用实证加推理的方法研究经典的自然—社会—心理—生物医学模式。

经典中医学没有用还原论的白箱方法，因此中医不是现代的生物医学。二十世纪的中西医结合，实质是试图让中医与生物医学结合。进入二十一世纪后，中医学的科学性不断地得到证明。二十一世纪初中医在抗传染性疾病中已展现了优势。如在 2002 年底至 2003 年夏秋之交的抗 SARS 传染病中、在 2013 年抗 H7N9 禽流感中，中医都作出了贡献，证明了中医学的科学性。

对于非传染性疾病，中医学注重用动物模型研究各种慢性非传染性疾病的病因、发病机制、中医辨证论治规律，和大样本的临床随机试验研究中医证型。实验室研究用类似人类行为的环境因素模式复制人类心理应激反应的动物模型、用类似人类“多食、少动、焦躁”的生活行为方式复制人类胰岛素抵抗的动物模型。通过对大样本的胰岛素抵抗患者的代谢综合征组分的聚集性与生活行为环境因素的调查以及代谢综合征各组分的自主神经功能检测，确认胰岛素抵抗的临床表型和生活行为表型。通过对人类心理应激反应、胰岛素抵抗的群体化中医辨证，明确中药复方治疗模型动物的有效性，并通过大样本临床随机试验，证实中医的病因病机理论是切合实际的。在中药药理学实验中，研究相应的中药专方专药的药理作用及其分子机制。中医大样本的研究方法、实验室研究方法，是中医循证医学的主要方法。新世纪中医循证医学的研究开启了中医自然—社会—心理—生物医学的新纪元。

第二十章　辨证论治

（一）概述

1．辨证论治的渊源

本书在《第三章　中医学方法论》中阐明了辨证论治滥觞于《内经》。

在战国时期成书的《内经》已经用阴阳五行整体论模型构建了藏府经脉系统、卫气营血津液脉系统理论和病因病理生理理论体系，由此产生了疾病表型的概念、治疗法则、方剂理论、中药理论等。《素问·阴阳应象大论》："治病必求于本。"《灵枢·师传》："黄帝曰：余闻先师，有所心藏，弗着于方。"《素问·天元纪大论》："神用无方，谓之圣。"提出了对于"神"的病变，不可能有固定的治疗方法，必须群体化和个体化医疗相结合，坚持因时因地因人制宜的辨证论治原则。《内经》五运六气理论奠定了中医学辨证论治的基础。依据《内经》理论撰写的中医临床经典《伤寒论》《金匮要略》治疗外感病和杂病各篇均以辨病脉证并治为篇目。提出了辨证论治为中医学临床的核心原则和基本方法。证的概念、辨证论治历史悠久，源远流长。辨证论治的特点是不受医疗条件限制，不受疾病的异质性限制，也不受疾病的进程限制。"有是证，用是药"，辨证论治既有原则性，又有灵活性。采用的是久经人群实践检验的安全的天然药物口服或外用，手法治疗采用具有补泻作用的自然疗法，如针灸推拿。因此整体论中医学显示出"安全、有效、简便、廉价"的优势。辨证论治是中医学临床的核心原则和基本方法，世界上的医学唯有中医学是用黑箱方法系统考察、建立人类表型系统分析健康和不健康（正常表型和病态表型），进行安全且卓有疗效的群体化医疗和个体化医疗相结合以个体化医疗为主的辨证论治的医学。因此，辨证论治是中医学的核心原则和基本方法，离开辨证论治就是与中医背道而驰。

2．辨证论治的定义：辨证论治是指中医根据病人的病因病机、症状、脉象等，结合中医理论，全面分析，作出判断，进行治疗。

3．证概念：证是由病因病机，特征性症状、脉象组成的表型。是"神"（生命终极物质）的病变阴阳表型。取名为"证"，是诊断和治疗的证据的意思。

4．证的组分：证是中医学病因病机＋脉象＋症状三个组分的综合征。舌象虽然很重要，但不是"证"的必要组分。也就是说，没有脉象证是不成立的。

（1）病因病机

① 病因

作为"证"的组分的病因，分遗传内因和环境外因：阴阳五行人型（基因型表型，表现为五官外形、品行特征）是内因，五运六气的年之所加、气之盛衰、六淫的气象、气候等环境因素是外因。生活方式的饮食起居、体力活动、社会人文环境，属于外因，外因与内因相结合导致疾病的产生。内因除了人型，还有情志太过、饮食起居失常等因素引起基础的五藏功能失调。依照现代系统生物学知识，中医学的人型是由结构基因、功能基因遗传的，而功能基因可以因环境而变，所以说外因可以改变内因。

② 病机

作为证的组分的中医学病机，其实是遗传因素和环境因素相互作用引起的病理生理改变，中医学将其性质分为阴阳表里寒热虚实，其病变规律循着阴阳对立互根规律、三阴三阳变化规律、五行生克乘侮规律。

我们知道证的实质是疾病表型，表型是遗传因素和环境因素相互作用的结果，要明确证的病因病机就要寻找引起遗传因素相互作用的环境因素。如感染性疾病与致病微生物入侵和人体的免疫功能异常有关，如感受风寒，皮肤粘膜破损，急慢性精神应激等等。非感染性疾病与不良的生活行为有关，如饮食不节（过饥、过饱，生冷、辛辣饮食）、安逸过度、压力过大、精神焦虑等；功能基因组学发现环境因素可以改变结构基因组的修饰，形成表观基因。表观基因不仅可以改变基因的表达，而且可以遗传给后代。疾病到了功能衰竭的时候，又出现错综复杂的证，也是基因型应对病变环境的表现型。因此，有理由认为病和证是环境因素改变了基因乃至生命终极物质的表达。

（2）特征性症状

作为“证”的组分的特征性症状是固定的症状群。如外感病表证的症状群是“头项强痛而恶寒”，“恶寒”是必备的表证特征性症状。后世医家所说的“脉证不符”“舍脉从证”“舍证从脉”的“证”，其实是特征性症状的“症”。

（3）脉象

脉象为中医辨证的必要依据。脉象指桡动脉脉动应指（指腹）的形象，包括频率、节律、形态（脉象的紧张度、强度、充盈度）、深浅。应指的深浅分浮沉脉，轻取应指为浮脉、重取应指为沉脉、更重取应指为伏脉。依据脉搏的频率快慢分数脉、迟脉。脉搏的节律不齐分为促、结、代、涩脉，程度重的为促、结、代脉，程度轻的为涩脉。脉搏节律整齐、频率稍快、充盈度饱满，应指流利为滑脉。脉象强度大的为实脉，强度低的为虚类脉（虚脉、细脉、弱脉、微脉等）。脉象紧张度高的为紧脉、弦脉，紧张度低的为虚类脉、濡脉。脉象强度、紧张度、频率正常为缓脉。《濒湖脉学》一共分 27 种脉象，反映了人的整体神经内分泌免疫及代谢功能的状态。在中医辨证论治体系中，左右寸关尺的 27 种脉象又分主五藏六府的阴阳表里寒热虚实病证。

5. 证的实质：

在《第十章　中医学病证模型》中论述过，“因为疾病是病因损伤和机体抗损伤的斗争过程，故‘证’是机体抗损伤能力与损伤机体的病因相争的表型。”

（二）辨证论治的程序

辨证论治的程序是“四诊”→“辨证”→“治法”→“方药”。

1. 四诊

（1）四诊的次序：脉诊→问诊→望诊→闻诊。

根据《伤寒论》《金匮要略》的辨证论治都是辨病的脉证并治法，故在经典中医学中脉象是证的首要指标。

中医临床望闻问切四诊首先从脉诊入手，根据脉象得出初步的临床印象，再是问诊（十问）；三是望诊，望皮肤，面色、手掌足底肤色是否异常；望舌苔厚薄、颜色、腻滑、干湿，舌质颜色、舌体肿瘦，舌边及舌下淤血状态，四是闻诊，听患者语言、呼吸，注意患者的体气，腹部、胸部叩听诊等，这是四诊最一般的次序。由于病情错综复杂，往往出现脉象和特征性症状不符的情况。在《伤寒论》中开了脉症舍从的先河，如有脉症不符，就要去伪存真，或舍脉从症，或舍症从脉。强调了脉象在辨证中的关健性作用。如果四诊不是先从脉诊入手，医生对患者的整体状态和疾病表型心中无数，问诊就会茫无头绪，病人诉说也往往漫无边际。据说现在有许多不诊脉只凭病人的主诉对症施治的“中医”，甚至还有称为“中医专家”的。必须指出，这些“中医”根本不是中医。

2. 辨证

（1）辨证的定义：辨证就是将四诊（望、闻、问、切）所收集的病因、症状和体征（如脉象、舌象）等临床资料，通过分析、综合，辨清疾病的病因、性质、部位、以及邪正之间的关系，判断为某个部位某种阴阳表里寒热虚实性质的证。

（2）证的实质：现在人们认为，疾病都直接或间接与基因有关，基因表达的异常产生形态和功能的病态表型，形成疾病。中医学称基因表达的病态表型为“证”。“证”的实质是病态表型。

（3）辨证的程序

① 性质的判断　根据中医学的病因病机和脉象、特征性症状的对照，可以作出证的阴阳表里寒热虚实性质的判断。

② 病位的判断　根据左右寸关尺脉象定位、《第十章　中医学病证模型》五藏病、经脉病定义，《第七章　中医学生理模型》、附篇《黄帝内经通解（第四卷　五藏六府经脉学）》，作出表里、三焦、五藏六府、经脉、三阴三阳经气、卫气营血病位判断。如阳虚＋脉象症状的病位在脾胃，可诊断脾胃阳虚证。

（4）四诊相互关系　中医学的病因病机和脉象、特征性症状的对照，对辨证的影响是：根据问诊所取得的病因病机证据，可以推测脉象、特征性症状，根据切诊所取得的脉象证据，可以推测病因病机、特征性症状，根据问诊所取得的特征性症状证据，可以推测病因病机、脉象。如果脉（脉象）症（症状）因（病因病机）三者相符，则病情简单；如果三者不相符，则病情复杂；如果有相反，则病情严重，不可掉以轻心。所以望闻问切四诊，切不可草草过场，医者千万要“如临深渊，如履薄冰”。

3. 论治

论治亦称施治，是根据辩证的结果，确定相应的治疗方法。

（1）论治的程序：“理”→“法”→“方”→“药”。

根据辨证确认病因病机病证（理），确定治法（法），拟方（方），遣药（药）。

（2）论治的涵义：论治是运筹对病证的战略战术，确定方剂用药。方剂君臣佐使配伍的重要目标除对疾病的协同作战外，也为了阻止疾病的传变和防止药物可能出现的副作用。

在《第十一章　中医学治疗模型》中给出了论治的定义，“论治是从系统的整体水平输入调整系统阴阳平衡的信息、通过整体水平对组织细胞水平、亚细胞水平、分子水平的生态内环境的调节，达到基因乃至生命终极物质表达的阴阳平衡的目的。”

4．预测预后

疾病的预后主要根据阴阳五行数学模型推测。如阴阳对立、阴阳互根、阴阳消长、阴阳转化，阴阳运行的开枢阖、标本中见变化规则等。五行相生相克、乘侮关系，五行子系统本身的阴阳变化规则等。可参见《第九章　中医学病理生理模型》。

（三）辨证论治的实质

辨证论治的“证”有中医学群体化的病因病机理论、群体化的特征性症状、群体化的主病脉象。但是临床上由于个体差异，生活环境、发病时间、地理方位差异，需要个体化的辨证论治。《素问・天元纪大论》：“神用无方，谓之圣。”《灵枢・师传》：“黄帝曰：余闻先师，有所心藏，弗着于方。”可见“神用无方”就是不固执于某一方法之意。这就是中医群体化医疗和个体化医疗相结合的“辨证论治”的原则。辨证论治就是在中医学理论指导下对患者因时因地因人制宜地进行同病异治、异病同治，是群体化医疗和个体化医疗相结合，以个体化为主的医疗模式。中医学辨证的实质是辨别不健康的表型，论治的实质是调节疾病的表型。

（四）辨证论治的治病原理

1．辨证论治的医学原理

中医学把疾病的表型分为阴阳表里寒热虚实的证，这是对病因与机体相互作用而产生的一个损伤与抗损伤斗争的有规律的过程的病变表型性质的确定。随着基因组学的发展，人类认识到疾病都直接或间接与基因有关。基因表达的异常产生形态和功能的病态表型，称为疾病。中医学将基因病态表达的表型称为“证”。现有的疾病检查方法和治疗方法尚未达到揭示和治疗基因组尤其是多发、复杂的功能基因组的病变的技术水平，在整体上把握疾病的基因表型不失为客观的执简驭繁的分析法。对疾病的治疗不从病灶入手，而用不打开黑箱的控制论方法从整体的疾病表型入手予以调节，并以此检验疗效，是安全有效的治疗人体各层次疾病的方法。

2．辨证论治对病灶与整体生态环境的作用

病灶的形成与整体的生态环境和各系统的生态环境以及细胞亚细胞分子水平的微环境失常有关。病灶形成后，反过来对各级生态内环境造成破坏。辨证论治通过对生态内环境的治理，可使病灶失去生存和发展的基础，小病灶可以萎缩消弭，大病灶可以控制其疯长，如果在合适的条件下，采用外科手术切除病灶，或用针对病变靶点的专方专药治疗，再加用辨证论治治理生态内环境，临床疗效比较理想。

3. 辨证论治与专方专药

通过大样本病例的辨证论治确定中医专病专方专药，这样研发的专病专方专药由于大样本病例所提取的病变表型“证”的确定性，必然靶点准确，能直接击中病变的要害，再通过辨证论治调理患者的生态内环境，两者结合是经典中医学的发展方向。比如糖尿病、高血压初起是功能疾病，最终会形成病灶，前者是胰岛β细胞衰竭，后者是大、中、小、微各级动脉硬化，动脉管壁增厚变硬。据2007年温州循证医学研究所的两份报告，中医药群体化辨证论治（确定专病专方专药）和个体化辨证论治相结合能逆转糖尿病、高血压的进程。说明群体化辨证论治和个体化辨证论治相结合，是中医学的发展方向。

由于辨证是辨人体生命终极物质病变的阴阳表型。由此发明适用于大样本的群体化治疗的专方专药，并通过实验室实验，靶点必然准确。群体化辨证论治和个体化辨证论治相结合是以靶点作为治疗网点，予以以点带面的整体化论治，所以疗效更加明显。

中医临床辨证论治是通过望闻问切四诊检查收集临床资料，进行临床取证辨证，审证求因，以把握人体这个自然—社会—心理—生物信息系统的病变状态。通过特征性症状、脉象等体征和病因病机确诊病证即病态表型的阴阳表里寒热虚实性质，再予以论治，采用具有四气五味升降浮沉性能的天然药材和具有补泻功能的自然手法治疗，是最安全、最客观的医学方法。

辨证论治原则和方法充分发挥医生的综合思维能力，使医生对疾病能运筹帷幄、治病于本。

第二十一章　中医学是世界的未来医学

自北洋政府起至新中国成立之前的历届政府或屈于买办资本的压力，或弱国心态作怪，不管中医有无疗效只要不符合西方科学观就视为不科学而废止。究其根源还在于“新文化运动的发动者们相信，为了救中国，就必需摒弃中国传统文化而代之以西方的科学和民主。而他们在医学界的追随者们也真诚地相信，要强壮中国人的体质就必需‘废止中医’而全盘接受‘科学的’西方医学”①。由此可见，在新文化运动中，一些文化界的领头羊既不深究中医学所代表的中华文化，也不深究西医学所代表的西方文化。只要不符合西方科学观就不科学，这是典型的民族虚无主义。他们并不明白，除了还原论的科学方法，还有整体论的科学方法。医学这门应用科学，面对的是有生命的活体，不适合用还原论，对生命活体这个开放的复杂系统，更适合整体论的方法。整体论的黑箱方法能更客观地把握生命活体的常态和病态，更安全有效地防治疾病。他们把中医学这门中华民族的，也是全人类的文化精华当作糟粕。他们反封建专制竟要反对优秀的中华传统文化。中医学经过一百多年的打压，并没有被消灭，而是牢牢地植根于民间，受到人民的保护，在新千年里更显得生机盎然，得到了中华人民共和国中央政府的全力扶持，目前中医药已走出国门，为全人类提供医疗保健服务。

西医药掌控了20世纪的世界医学体系的话语权。作为世界主流医学，它的医学宗旨、核心价值观和整个医疗体系的资本属性已给人类的健康事业带来了危害。

1996年，联合国世界卫生组织（WHO）在《迎接21世纪的挑战》报告中，全面反思了20世纪世界主流医学的状况，高瞻远瞩地提出了21世纪医学的转变方向：“21世纪的医学将从‘疾病医学’向‘健康医学’发展；从重治疗向重预防发展；从对病源的对抗治疗向整体治疗发展；从对病灶的改善向重视生态环境的改善发展；从群体治疗向个体治疗发展；从生物治疗向心身综合治疗发展；从强调医生的作用向重视病人的自我保健作用发展；从医疗服务来说，从以疾病为中心向以病人为中心发展等等。”展示了世界未来医学的蓝图。

将二千年前建立的中医学理论体系和二千年的中医临床实践，对照WHO《迎接21世纪的挑战》报告提出的21世纪世界医学的发展方向，我们看到中医学已处于21世纪未来医学的前沿，中医学是世界的未来医学的发展方向。

（一）21世纪医学从“疾病医学”向“健康医学”发展

为什么提出“疾病医学”和“健康医学”两个概念？

（1）“疾病医学”概念

疾病的定义　根据教科书《病理生理学》：“目前一般认为，疾病是指机体在一定的条件下由病因与机体相互作用而产生的一个损伤与抗损伤斗争的有规律的过程。”因此，“疾病医学”是以诊断治疗疾病为中心的医学。作为医学，本来以诊断治疗疾病为中

① 谢蜀生.医学的空间——中国近现代疾病.医学史的人文解读[N].中华读书报，2006-06-21.

心似乎无可厚非。但是医学的能力有限，医生至多只能帮助病人祛除病因、提高自身抗损伤能力，达到病愈的目的。在疾病过程中病人的自身抗损伤能力是病愈的内因，因此人工的治疗手段往往是回天乏力的。“疾病医学”既然不能以人工的技术治愈疾病，疾病医学去掉了愈病的目标，就只剩下诊断疾病，判断预后的目标。这样“疾病医学”就成了诊断疾病的医学，疾病的确诊就成了疾病医学的价值所在。以还原论为价值取向的医学必然追求高科技检查疾病，这就形成医学不管能否愈病，不管疗效如何，只要确诊，让病人明明白白地死，就有医学价值的价值观。这样医疗机构就得引进资本，就得给医药资本以增值空间。显然，“疾病医学”不以治愈疾病为中心，而以诊断疾病为中心。这样的医学既可以使资本投资有利可图，又可以推卸医疗责任。对于医疗市场的垄断者，何乐不为？但是这样的“医学”一方面涨高医疗费用，使国家、社会不堪经济重负；一方面加剧患者的心理压力，不能促进健康，而能促进疾病。所以“疾病医学”是医学的异化，是完全错误的发展方向。

(2) “健康医学”概念

① 健康的定义　根据 WHO 对健康的定义：“健康不仅是没有疾病和病痛，而且是躯体上、精神上和社会上处于完好状态。”因此，健康的标准很高，以健康为目标的医学是“健康医学”。“健康医学”是使病人康复至躯体上、精神上和社会上处于完好状态的医学。在“健康医学”里，没有疗效是没有医学价值的，故“健康医学”价值取向是医学宗旨的回归，是医生使命的重建。可见“健康医学”与“疾病医学”是迥然不同的概念，两者的宗旨、体制、理论体系，是相对立的。

② 中医健康概念　《内经》认为健康是“形与神俱”“阴平阳秘，精神乃治”的完好状态。中医学的健康医学是平衡医学，中医学选择了阴阳五行数学模型描述了人体与宇宙的阴阳五行同构关系和同步变换关系。阴平阳秘指阴阳平衡。阴平即阴气平和；阳秘即阳气密固，即是阴阳平和协调之意。

西医学是还原论的医学，它的药物是人造的，它的手术是人为的，还原论的人定胜天观念只是西方文明的一个愿望，还原论方法主导医学这门救人的实践性很强的学科，高风险低疗效，迫使西医学变成以诊断为目标的医学。因为它的还原论价值观必须有还原的工具和设备，就要有资本投入，为了资本有增值的空间，价值取向必须是诊病，而不是愈病。因为迄今为止，还原方法还没有找到调节机体内环境、提高机体修复能力的方法，愈病是不可能的。如果价值取向是愈病的话，西医的整个体系就会崩塌，所以西医学只能是现代化的“疾病医学”，不可能是“健康医学”。

中医产生于不具备还原技术的古代。只因为中华民族祖先的才高识妙才用整体论的思维发展、建立起“黑箱”方法的医学体系，这个医学体系不需诊断设备只需望闻问切辨证，目的是治病于本、治愈疾病，绝不可能是为了诊断疾病。所以中医是以治疗疾病为目标的医学，价值取向是愈病。中医学的体系建立在“悬壶济世”的价值观上，故中医追求的目标是健康。为了维护健康，必须尊重自然、顺应自然，发现、发明人类生命实践中安全有效的能使人保持和恢复健康的天然药物、自然疗法，所以中医学是“健康医学”而不是“疾病医学”。中医学是整体论医学，不是还原论医学，它不“现代化”却是真正的现代化，是21世纪世界未来医学的前沿。

中医有没有疾病概念？

根据《病理生理学》疾病的定义，所有的疾病的症状和体征，或生化指标、影像学影像，都是由病因与机体相互作用而产生的损伤与抗损伤斗争的表现。疾病就是病因损伤与机体抗损伤斗争的异质性表现型。

根据《内经》，以及由《内经》理论为基础的《伤寒论》《金匮要略》的中医疾病也都是由病因与机体相互作用而产生的损伤与抗损伤斗争的过程，都有有特定的症状和体征，因此中医的疾病也具有异质性。中西医对疾病的病因发病机制的认知方法是不同的，西医用的是还原论的白箱方法，中医用的是整体论的黑箱方法，西医从还原论实证入手，中医从整体论表型入手。西医学的疾病的诊断指标是通过实验室检验或影像学检查得到的证据，中医则是根据望闻问切四诊收集的症状和体征作为证据，这两者虽然依据的证据不同，但是中医对疾病的个体化的辨证论治是不受中医或西医的病名限制的，可以同病异治，也可以异病同治。中医不用参照西医异质性的诊断依据，这是中医表型医学的优势。中医诊断疾病的条件是病因病机＋特征性症状＋脉象，如“太阳之为病脉浮，头项强痛而恶寒”，不需要现代物理化学检查。这是落后还是先进？从还原论角度看是落后，从整体论角度看是先进。从疾病医学角度看是落后，从健康医学角度看是先进。从医学安全有效治病的核心价值来看，中医四诊最客观，因而最科学最先进。西医诊疗技术高风险低疗效，最不切合客观需求，因而最不科学最落后。从医学的还原水平来看，中医四诊很落后，西医及时引用还原论科学方法很先进。从医学的分析综合水平来看，西医很落后，中医审证求因很先进。虽然中医辨证论治是经验性很强的一门技能，难以机械模拟，但它一直传承了数十个世纪，因此它的医学体系是客观存在，不可否定的，特别是个体化的治疗是其他医学望尘莫及的。

WHO提出21世纪的医学要从“疾病医学”向“健康医学”发展。目前西医只注重诊断，不注重愈病，是“疾病医学”的典型。而“健康医学”是以健康为中心的医学，必须以提高治疗效果康复病人的心身健康为目标，西医学的技术限于目前的水平无法治愈绝大多数的疾病。所以WHO提出21世纪的医学要从“疾病医学”向“健康医学”发展，是对21世纪医学的超高的要求。目前以手术疗法、化学治疗为医疗方法的西医学不能担当，必须发掘中医学的千年临床经验的宝库。当然中医也可利用西医的检查方法，但并非必要。因为“健康医学”以治愈疾病，让病人恢复健康为价值取向，而不是以诊断疾病为价值取向。以疗效为医学的核心价值本来是天经地义的。只要医学不资本化，其核心价值不能不是疗效。不以疗效为核心价值的医学还算不算医学？说白了，谁愿意不是为了治愈疾病，而是把自己当做“高科技”试验品？中医药大医精诚、悬壶济世的健康医学价值观是最具人文精神的。

(二) 21 世纪医学从被动医疗向主动医疗发展

WHO 提出 21 世纪的医学要从重治疗向重预防发展，变被动医疗为主动医疗，重视预防疾病的发生和发展，这正是中医治未病的方向。

不管找得到还是找不到西医对疾病确诊的证据，中医都可以通过疾病的表型证进行辨证论治，而不受医疗设备限制，既可以提高治愈率又可以降低医疗成本，杜绝创伤性检查。所以本世纪引进中医，对疾病采取主动治疗是一个方向，在病变尚未明显时就主动地予以治疗，而决不等待疾病明显得能确诊时才予以被动治疗，变被动为主动，这是本世纪医学发展的方向。但是西医学采用的创伤性治疗和化学治疗，是不允许提前主动治疗的，这就要靠天然的无毒副作用的口服药物或其他无创的自然疗法，中医学在这一方面提供了医疗技术，但中医的技术并不迎合医学资本的有利可图的期望。所以中医学以治未病为价值取向，西医学则以治已病为价值取向。不是观念不同，而是由于医学属性不同、宗旨不同、医疗方法不同。中医治未病是 21 世纪医学的方向。

(三) 21 世纪医学从生物治疗向心身综合治疗发展

WHO 提出 21 世纪医学从生物治疗向心身综合治疗发展的目标，是因为所有的生命体都是应激系统，人类不同于一般生物之处是人类的大脑皮层是高度分化了的，所以人类不仅是一个生物应激系统，更重要的是一个自然—社会—心理应激系统。中医在 2 000 年前，就通过表型组合将人的心理与躯体合为一体(五藏)，作为表型系统的一个重要组分。用整体表型组如实地反映了人类应激反应的病理生理，原创了“自然—社会—心理—生物应激系统医学”。这是整体论的科学方法的辉煌成就。中医学提供了诸多的心理治疗和中药治疗方法，中医治疗心身疾病具有相当的优势。

(四) 21 世纪医学从局部病灶治疗向生态环境治疗发展

WHO 提出 21 世纪的医学要从对病灶的改善向重视生态环境的改善发展。生态环境不仅指体外的生态环境，也指体内的生态环境，包括整体水平的内环境，也包括细胞水平分子水平的微环境。因为机体内环境的失常可以引发疾病，形成器质性的病灶。病灶也可影响机体的生态内环境。生态环境与病灶的关系是：生态环境是局部病灶的基础，局部病灶是生态环境恶化的表现或结果，仅对局部病灶治疗是远远不够的。应该理解各种表型是基因型和环境共同作用的结果这一常识，治病必求于本，还给病人健康。对外界自然生态环境的治理，在联合国领导下的各国正在努力。但对人体生态内环境的治理，西医学一筹莫展。所以医学要实行从局部病灶治疗向生态环境治疗发展，必须引进中医学的辨证论治体系。

疾病是病因损伤机体和机体抗损伤反应的表现，病因为一方，机体的抗损伤能力为另一方。在一般条件下，双方斗争的胜负主要取决于机体的生命力，依照现有的知识，生命力是基因型的表达结果。基因的正常表达需要机体整体水平神经内分泌免疫的内环境和各层次生态内环境直至细胞、亚细胞、分子水平微环境的正常生态。如果机体内环境失衡就会损伤机体生命力，甚至失去生命力。WHO 提出医学要从对局部病灶的改善向重视生态环境的改善发展，是非常正确的。

中医通过辨证论治治疗机体各个层次的生态内环境的原理可能是：因为人体整体是一个开放的系统，人体的细胞也是开放的系统，外环境和内环境通过信息交流互相影响。而整体内环境通过和各层次直至细胞微环境之间的信息交流相互影响。因此从整体水平入手，既可改善整体水平的生态内环境，又可改善细胞、亚细胞、分子水平的生态微环境。实践证明中医辨证论治的治疗方法是成功的。中医学五千年的临床实践给 21 世纪世界医学提供了可借鉴的经验。

（五）21 世纪医学从对抗性治疗向整体治疗发展

WHO 提出 21 世纪的医学要从对病源的对抗治疗向整体治疗发展。对病源的对抗治疗是忽视机体的生命力在疾病发生发展过程中的主导作用，是不合理的。中医学强调“谨察阴阳所在而调之，以平为期”，故中医学是平衡的医学。中医学调和阴阳以平为期是从整体表型入手的，从对病源的对抗治疗向整体治疗发展，中医学是范本。

（六）21 世纪医学从群体治疗向个体治疗发展

20 世纪后叶随着基因组学的发展已经明确，人类个体的差异决定了个体疾病的临床表现，个体对药物的反应、自然预后和治疗预后均有差异，群体化治疗不可能适合每一个体，这正是中医学因时因地因人制宜的个体化辨证论治的立足点。中医学个体化治疗所采集的证据是多因素的，分析方法、治疗方法是综合的，理论和方法很系统又可操作性强。其个体化治疗有悠久的历史，临床经验丰富，是 21 世纪医学从群体治疗向个体治疗发展的范本。

（七）21 世纪医学从强调医生的作用向重视病人的自我保健作用发展

《内经》强调“恬淡虚无，真气从之。精神内守，病安从来。”强调四季调神，从生活方式行为方式上顺应自然，做好自我保健。《内经》认为病人到了“神不使”的状态，医生是无法起死回生的。也就是说医术的有效性依靠病人自身的平衡、修复、再生能力。中医自古以来提倡“大医精诚”，是富有医德的医学。“大医精诚”应成为全世界医生的操行。

（八）21 世纪医学从以疾病为中心向以病人为中心发展

通过上面分析可知，“疾病医学”以疾病为中心，既可以使资本投资有利可图，又可以推卸医疗责任。以病人为中心的医学是“健康医学”，需要有高度的责任心和高明的医术。“疾病医学”和“健康医学”的概念迥然不同。故从医疗服务来说，必须从以疾病为中心向以病人为中心发展。

总而言之，从WHO应对挑战提出21世纪的医学的八个发展方向可以看到，联合国确实是以人类的根本利益为出发点的主持公平正义的国际领导组织，也可以看到中医药是21世纪世界医学的先驱。中医药的“自然—社会—心理—生物医学模式”是最能如实反映医学的对象客观规律的医学模式，是世界医学的发展方向。毋庸置疑，WHO应对挑战提出21世纪的医学的发展方向也是21世纪全球医改的方向。整体论的黑箱方法和中华人体表型医学是最适合以健康为中心的，医学的科学方法和最如实反映医学的对象的客观规律的医学体系，基因组学虽然是揭示分子水平的生命奥秘的工具，但难以改善生命整体水平的生态内环境以及细胞、亚细胞、分子水平的生态微环境，而回顾经典中医学坚持整体论从整体表型入手调节阴阳仍不失为一种好方法。生物学在20世纪末已经从分子生物学发展成为系统生物学，中医学表型医学概念将通过系统生物学的平台不断得到分子基因水平的解释，而取得了主流医学话语权的西医学却对功能病变阶段的器质性疾病和功能性疾病一筹莫展。在公元前用黑箱方法建立起来的中医学遥遥领先了20个世纪。西医落后的原因是与其对疾病固执地采用医学学科并不适用的还原论方法有关，发展到现代又出现医学资本主体化，使医学变得和资本的固有特性相关。对生命负责的医学要怀着对生命的大爱，敬畏自然、顺应自然。这就需要对人体的生理病理先有一个整体论的认知和整体论的调节方法，用来维护人类的健康。至于整体论的中医学能否有一个微观的解释，这要看21世纪科学的发展水平，而不是中医学不科学不可知。但我们知道“还原的过程必然只能进行到一定的层次，这不仅仅因为我们的心智不够，还有更重要的原因：自然界是不可以彻底还原的。”中医学之所以会跨越2 000年，成为世界的未来医学，是因为中医学不带资本基因，其宗旨是“济世”，其方法论是适合研究生命活体的黑箱方法。中华民族完全可以由五千年中医药的传承而展现出的软实力而自信自强！

附篇　《黄帝内经通解》第四卷
五藏六府经脉学

附篇说明

一、中医经典中在东汉时期成书的《伤寒》《金匮》《本经》三部著作均按类加种差形式逻辑编写，概念比较明确。唯独在战国时期成书的《黄帝内经》书写方式采用问答体体例，论述概念缺少形式逻辑框架。读者就是通读了《黄帝内经》全书，对各种概念的理解还容易产生以偏概全的误解。为明确《内经》中的各个概念，古人对《素问》《灵枢》进行过分类合编，如隋・杨上善的《太素》，明・张介宾的《类经》。但是这种方法仍然解决不了问答体论文，论述概念缺乏类加种差的形式逻辑问题。为了确定《内经》的每一个概念是否具有确定性、无矛盾性、一贯性和论证性，浙南经方家吴国栋、谷振声、许国华诸位大师生前均认为要厘清《内经》中的每一个概念，有必要把《灵枢》《素问》两部书全部拆开，然后将《内经》两部书中所有的论述同一概念的经文集中在一起以经解经地考证，《黄帝内经通解》（以下简称《内经通解》）就是按浙南经方家大师们的要求编写的，因此《内经通解》把分散在《素问》《灵枢》中论述同一个概念的经文用一个类加种差的形式逻辑框架进行归类。也就是把《内经》的经文，依照类加种差的形式逻辑加以编排，用经文互见的方式以经解经，以考证《内经》每一概念的确定性、无矛盾性、一贯性。《内经通解》中除了笔者将集中起来的《内经》经文，加上类加种差的标题外，不另作解释，只是在解释藏府的解剖学实体时作了必要的提示和个别文字需要训诂时作了训诂。读者基本上可通过经文互见确定概念。

二、《内经》藏府经脉概念是中医学生理学、病理生理学、诊断学、疾病学的基础理论，在整理《内经》藏府经脉概念的经文时，遇到诸多跨越中医生理学病理生理学、疾病学、诊断学学科范畴的经文。为了考证方便，必须把涉及中医学各个学科的同一个藏府经脉概念的经文编排在一起。请读者谅解。

三、为了简明扼要，《内经通解》在引用经文时只注明出自《素问》或《灵枢》篇目的顺序号，不写篇目名。

四、编写《内经通解》时完全可以根据集中在一起的经文，以经解经归纳总结，得出结论。但笔者没有这样做，而是把论述同一概念的经文集中在一起，按照类加种差的形式逻辑次序加上标题，本书从《内经通解》中选择第四卷作为本书附篇时，仍然不作归纳总结，希望读者能够以经解经，得出客观的结论。

五、本书第七章“中医学生理模型”中已经依据《素问・阴阳应象大论》《素问・灵兰秘典》等篇总述五藏六府的经文，阐述了中医学的生理模型。本附篇可视为第七章的扩充。五藏六府与天文（时间）地理气候物候关系的详细描述，则在《内经五运六气学》一书中已经有了系统化的论述，这些内容在本附篇中不再重复。

卷一　肝胆系统

一、肝藏系统

(一) 总述

东方生风，风生木，木生酸，酸生肝，肝生筋，筋生心，肝主目。其在天为玄，在人为道，在地为化。化生五味，道生智，玄生神，神在天为风，在地为木，在体为筋，在藏为肝。在色为苍，在音为角，在声为呼，在变动为握，在窍为目，在味为酸，在志为怒。怒伤肝，悲胜怒，风伤筋，燥胜风，酸伤筋，辛胜酸。(《素问》五)

肝者，将军之官，谋虑出焉。(《素问》八)

(二) 肝藏的解剖实体

肝藏形状呈叶状，(《灵枢》第五十四："肝叶始薄")。肝藏在膈下连接胆囊。(《灵枢》第十)

(三) 肝藏的系统功能

① 肝藏血。(《素问》第六十二)肝藏血，血舍魂。(《灵枢》第八)人卧血归于肝。肝受血而能视。(《素问》第十)

② 肝藏魂。(《素问》第二十二)(《灵枢》第七十八)

③ 肝之合筋也，其荣爪也。(《素问》第十)

肝应爪。(《灵枢》四十七)

肝主筋。(《灵枢》七十八)(《素问》第二十三)

肝者，其华在爪，其充在筋。(《素问》第九)

肝主身之筋膜。(《素问》第四十四)

肝藏筋膜之气也。(《素问》第十八)

肝合筋。(《灵枢》第四十九)

(东方生风)在体为筋。(《素问》第五)(《素问》第六十七)

(敷和之纪)其养筋。(《素问》第七十)

(风从东方来)内舍于肝，外在筋纽。(《灵枢》第七十七)

肝生筋。(《素问》第六十七)

肝合胆，胆者，筋其应。(《灵枢》第四十七)

筋为刚。(《灵枢》第十)

诸筋者，皆属于节。(《素问》第十)

足厥阴之筋……结于阴器，络诸筋。(《灵枢》第十三)

厥阴者，肝脉也，肝者，筋之合也，筋者，聚于阴气，而脉络于舌本也。故脉弗荣，则筋急；筋急则引舌与卵，故唇青舌卷卵缩，则筋先死。(《灵枢》第十)

（四）肝藏体表系统

（1）七窍：

目者，肝官也。（《灵枢》第三十七）

肝气通于目。（《灵枢》第十七）

（东方生风）在窍为目。（《素问》第五）

东方青色，入通于肝，开窍于目。（《素问》第四）

敷和之纪……其主目。（《素问》第七十）

肝者之为将，使之侯外，欲知坚固，视目大小。（《灵枢》第二十九）

（2）眼睛五轮：

精之巢为眼……筋之精为黑眼。（《灵枢》第八十）

（3）五液：

肝主泣。（《灵枢》第七十八）

肝为泪。（《素问》第二十三）

（4）面部：

庭者，首面也，……其下者，肝也。肝左者，胆也。（《灵枢》第四十九）

肝热病者，左颊先赤。（《素问》第三十三）

（5）口腔：

夫肝者，中之将也，取决于胆，咽为之使。（《素问》第四十七）

（6）头、颈项、胸胁、腹部：

东风生于春，病在肝，其俞在颈项。（《素问》第四）

故春气者，病在头。（《素问》第四）

（木不及）其藏肝，其病内舍胠胁。（《素问》第六十九）

肝有邪，其气流于两腋。（《灵枢》第七十一）

腹为阴，阴中之阳，肝也。（《素问》第四》）

左胁应春分，其日乙卯。（《灵枢》第七十八）

（7）四肢：

足三阳者，阴中少阳也。（《灵枢》第四十一）

左足应立春，其日戊寅己丑。（《灵枢》第七十八）

（8）二阴：

厥阴终者中热嗌干，喜溺心烦，甚者舌卷卵上缩而终矣。（《素问》第十六）（《灵枢》第九）

（9）桡动脉：

尺内两旁中附上，左外以侯肝，内以侯膈。（《素问》第十七）

（10）肝藏经脉系统：

足厥阴根起于大敦，结于玉冥，络于膻中。（《灵枢》第五）

肝出于大敦，大敦者，足大趾之端，及三毛之中也，为井木；溜于行间，行间足大趾间也，为荥；注于太冲，太冲行间上二寸陷者之中也，为俞；行于中封，中封内踝之前一寸半，陷者之中，使逆则宛，使和则通，摇足而得之，为经；入于曲泉，曲泉辅骨之下，大筋之上也，屈膝而得之，为合。足厥阴也。（《灵枢》第二）

肝足厥阴之脉，起于大趾丛毛之际，上循足跗上廉，去内踝一寸，上踝八寸，交出太阴之后，上腘内廉，循股阴，入毛中，过阴器，抵小腹，挟胃，属肝，络胆，上贯膈，布胁肋，循喉咙之后，上入颃颡，连目系，上出额，与督脉会于巅；其支者，从目系下颊里，环唇内；其支者，复从肝，别贯膈，上注肺。（《灵枢》第十）

是动则病腰痛不可以俛仰，丈夫㿗疝，妇人少腹肿，甚则嗌干，面尘，脱色。是主肝所生病者，胸满，呕逆，飧泄，狐疝，遗溺，闭癃。（《灵枢》第十）

足厥阴气绝，则筋绝。厥阴者，肝脉也，肝者，筋之合也，筋者，聚于阴气，而脉络于舌本也。故脉弗荣，则筋急；筋急则引舌与卵，故唇青舌卷卵缩，则筋先死。庚笃辛死，金胜木也。（《灵枢》第十）

（阴中之少阳，肝也）其原出于太冲，太冲二。（《灵枢》第一）

足厥阴之本，在行间上五寸所，标在背腧也。（《灵枢》第五十二）

厥阴脉循阴器而络于肝。（《素问》第三十一）

（人之常气）厥阴常多血少气。（《素问》第二十四）

二、胆府系统

（一）总述

胆者，中正之官，决断出焉。（《素问》第八）

（二）胆府的解剖实体

五十岁肝气始衰，……胆汁始灭。（《灵枢》第五十四）

胆者，中精之府。（《灵枢》第二）

胆足少阳之脉……贯肺络肝属胆。（《灵枢》第十）

（三）胆府的系统功能

肝合胆，胆者，筋其应。（《灵枢》第四十七）

足少阳之上……血气皆少则无须，感于寒湿则善痹，骨痛爪枯也。（《灵枢》第六十四）

足少阳之上……气血盛则通髯美长，血多气少则通髯美短，血少气多则少髯。气血皆少则无须。

足少阳之下气血盛者胫毛美长，外踝肥，血多气少则胫毛美短，外踝皮坚而厚，血少气多则胫毛少，外踝皮薄而软，血气皆少则无毛，外踝瘦无肉。（《灵枢·阴阳二十五人第六十四）

通髯极须者，少阳多血。（《灵枢》第六十五）

面部：庭者，首面也……肝左者，胆也。（《灵枢》第四十九）

（四）胆府经脉系统

足少阳跟于窍阴，溜于丘墟注于阳辅，入于天容、光明也。（《灵枢》第五）

胆出起于窍阴，窍阴者，小趾次趾之端也，为井金；溜于侠溪。侠溪足小趾次趾之间也为荥；注于临泣，上行一寸半陷者中也，为腧；过于丘墟；丘墟，外踝之前下陷者中也，为原；行于阳辅，阳辅，外踝之上辅骨之前，及绝骨之端也，为经；入于阳之陵泉在膝外陷者中也，为合，伸而得之，足少阳也。（《灵枢》第二）

足少阳跟起于窍阴，名曰阴中之少阳。（《素问》第六）

足少阳跟于窍阴，结于窗笼。窗笼者，耳中也。（《灵枢》第五）

胆合于阳陵泉。（《灵枢》第四）

少阳之本，在窍阴之间，标在窗笼之前。窗笼者，耳也。（《灵枢》第五十二）

足少阳之脉起于目锐眦，上抵头角，下耳后，循颈行手少阳之前，至肩上，却交出手少阳之后，入缺盆。其支者从耳后入耳中，出走耳前至目锐眦后，其支者到锐眦，下大迎，合于手少阳，抵于顗下，加颊车，下颈合缺盆以下胸中，贯肺络肝属胆，循胁里，出气冲，绕毛际，横入髀厌中，其支者，从缺盆下腋循胸过季胁，下合髀阳，出膝外廉，下外辅骨之前，直下抵绝骨之端，下出外踝之前，循足跗上，入小趾次趾之间，其支者，别跗上，入大指之间，循大指歧骨内出其端，还贯爪甲，出三毛。（《灵枢》第十）

足少阳跟于窍阴，溜于丘墟注于阳辅，入于天容、光明也。（《灵枢》第五）

胆出起于窍阴，窍阴者，小趾次趾之端也，为井金；溜于侠溪。侠溪足小趾次趾之间也为荥；注于临泣，上行一寸半陷者中也，为腧；过于丘墟；丘墟，外踝之前下陷者中也，为原；行于阳辅，阳辅，外踝之上辅骨之前，及绝骨之端也，为经；入于阳之陵泉在膝外陷者中也，为合，伸而得之，足少阳也。（《灵枢》第二）

足少阳跟起于窍阴，名曰阴中之少阳。（《素问》第六）

足少阳跟于窍阴，结于窗笼。窗笼者，耳中也。（《灵枢》第五）

胆合于阳陵泉。（《灵枢》第四）

少阳之本，在窍阴之间，标在窗笼之前。窗笼者，耳也。（《灵枢》第五十二）

足少阳之脉起于目锐眦，上抵头角，下耳后，循颈行手少阳之前，至肩上，却交出手少阳之后，入缺盆。其支者从耳后入耳中，出走耳前至目锐眦后，其支者到锐眦，下大迎，合于手少阳，抵于顗下，加颊车，下颈合缺盆以下胸中，贯肺络肝属胆，循胁里，出气冲，绕毛际，横入髀厌中，其支者，从缺盆下腋循胸过季胁，下合髀阳，出膝外廉，下外辅骨之前，直下抵绝骨之端，下出外踝之前，循足跗上，入小趾次趾之间，其支者，别跗上，入大指之间，循大指歧骨内出其端，还贯爪甲，出三毛。（《灵枢》第十）

是动则病口苦，善太息，心胁痛，不能转侧，甚则面微有尘，体无膏泽，足外反热，是为阳厥。是主骨所生病者，头痛，颔痛，目锐眦痛，缺盆中肿痛，腋下肿，马刀侠瘿，汗出振寒，疟，胸、胁、肋、髀、膝外至胫、绝骨、外踝前及诸节皆痛，小趾次趾不用。（《灵枢》第十）

足少阳脉气所发者，六十二穴，两角上各二。

直目上发际内各五。

耳前角上各一。

耳前角下各一。

锐发下，各一。

客主人，各一。

耳后陷中，各一。

下关各一。

耳下牙车之后，各一。

缺盆各一。

掖下三寸，胁下至胠，八间各一。

髀枢中傍，各一。

膝以下至足小趾次趾各六俞。（《素问》第五十九）

卷二　心小肠系统

一、心藏系统

（一）总述

南方生热，热生火，火生苦，苦生心，心生血，血生脾，心主舌。其在天为热，在地为火，在体为脉，在脏为心，在色为赤，在音为征，在声为笑，在变动为忧，在窍为舌，在味为苦，在志为喜。喜伤心，恐胜喜，热伤气，寒胜热，苦伤气，咸胜苦。（《素问》第五）

心者，君主之官也，神明出焉。（《素问》第八）

（二）心藏的解剖学实体

五气入鼻，藏于心肺。（《素问》·第九）

手少阴之脉，起于心中，出属心系下膈络小肠。（《灵枢》第十）（注：心的解剖学实体同现代解剖学的心脏。）

（三）心藏系统功能

心主汗。（《灵枢》九针论第七十八）

心藏神、心为汗。（《素问》第二十三）

心生血。（《素问》六十七）（《素问》第五）

心主身之血脉。（《素问》第四十四）

心藏血脉之气也。（《素问》第十八）

心合脉。（《灵枢》第四十九）

诸血者，皆属于心。（《素问》第十）

夫脉者，血之府也。（《素问》第十七）

血者神气也。(《灵枢》第十八)

心藏脉,脉舍神。(《灵枢》第八)

心者神之舍也。(《灵枢》第八十)

心者五藏六府之大主也,精神之所舍也。(《灵枢》第七十一)

舌者,心之官也。(《灵枢》第三十七)

心气通于舌,心和则舌能知五味矣。(《灵枢》第十七)

(四)心藏体表系统

(1)七窍:

夫心者,五藏之专精也,目者其窍也,华色者其荣也。是以人有德也,则气和于目;有亡则忧知于庭。(《素问》第八十一)

(南方生热)开窍为舌。(《素问》第五)

心气通于舌,心和则舌能知五味矣。(《灵枢》第十七)

南方赤色,入通于心……开窍于耳,藏精于心。(《素问》第四)

(2)眼睛五轮:

精之窠为眼……血之精为络。(《灵枢》第八十)

(3)五液:

心主汗。(《灵枢》九针论第七十八)

心藏神,心为汗。(《素问》宣明五气篇第二十三)

(4)面部:

庭者,首面也,……下极者,心也。(《灵枢》第四十九)

心热病者,颜先赤。(《素问》第三十三)

(5)口腔:

舌者,心之官也。(《灵枢》第三十七)

膺喉首头应夏至,其日丙午。(《灵枢》第七十八)

(6)胸胁、腹部:

南风生于夏,病在心,俞在胸肋。(《素问》第四)

夏气者,病在藏。(《素问》第四)

无髑骬(胸骨剑突)者,心高,髑骬小短举者心下,髑骬(长者心下坚,髑骬弱小虚者心脆,髑骬直下不举者心端正,髑骬倚一方者心偏倾也。(《灵枢》第四十七)

少阴终者,面黑齿长而垢,腹胀闭,上下不通而终矣。(《素问》第十六)

少阴终者,面黑齿长而垢,腹胀闭塞,上下不通而终矣。(《灵枢》第九)

火不及……其藏心,其病内舍膺胁。(《素问》第六十九)

(7)四肢:

手之阳者,阳中之太阳也。(《灵枢》第四十一)

左手应立夏。(《灵枢》第七十八)

肺心有邪，其气留于两肘。(《灵枢》第七十一)

(8) 背：

背为阳，阳中之阳，心也。(《素问》第四)

(9) 桡动脉：

(尺内两旁)上附上……左外以侯心，内以侯膻中。(《素问》第十七)

(10) 心藏经脉系统：

心出于中冲，中冲，手中指之端也，为井木；流于劳宫，劳宫掌中中指本节之内间也，为荥；注于大陵，大陵掌后两骨之间方下者也，为俞；行于间使，间使之道，两筋之间，三寸之中也，有过则至，无过则止，为经；入于曲泽，曲泽，肘内廉下陷者之中也，屈而得之，为合。手少阴也。(《灵枢》第二)

(阳中之太阳，心也)其原出于大陵。大陵二。(《灵枢》第一)

手少阴之本，在锐骨之端，标在背腧也。(《灵枢》第五十二)

手少阴之别，名曰通里，去腕一寸半，别而上行，循经入心中，系舌本，属目系。其实则支膈，虚者不能言，取掌后一寸，别走太阳也。(《灵枢》第十)

心手少阴之脉，起于心中，出属心系，下膈，络小肠；其支者，从心系，上挟咽，系目系；其直者，复从心系却上肺，下出腋下，下循臑内后廉，行太阴心主之后，下肘内，循臂内后廉，抵掌后锐骨之端，入掌内后廉，循小指之内，出其端。(《灵枢》第十)

是动则病嗌干，心痛，渴而欲饮，是为臂厥。是主心所生病者，目黄，胁痛，臑臂内后廉痛厥，掌中热痛。(《灵枢》第十)

手少阴气绝，则脉不通；脉不通，则血不流；血不流，则发色不泽，故其面黑如漆柴者，血先死。壬笃癸死，水胜火也。(《灵枢》第十)

手太阳之正……入腋走心，系小肠也。手少阴之正，别入于腋两筋之间，属于心，上走喉咙出于面，合目内眦，此为四合也。(《灵枢》第十一)

营气从脾注心中，循手少阴出腋下臂，注小指，合手太阳，上行乘腋出项内，注目内眦，上巅下项，合足太阳。(《灵枢》第十六)

手少阴多气少血。(《灵枢》六十五)(《灵枢》第七十八)

阳明络属心(故曰上走上为噫也)。(《素问》第四十九)

包络者属心而络于胞中(今气上迫肺，心气不得下通)。(《素问》第三十三)

背俞之脉，其俞注于心。(《素问》第三十九)

手少阴之筋起于小指之内侧，结于锐骨，上结肘内廉上入腋，交太阴，挟乳里，络于胸中循臂，下系于脐。(《灵枢》第十三)

二、小肠府系统

(一) 总述

小肠者，受盛之官，化物出焉。(《素问》第八)

（二）小肠的解剖学实体

小肠后附脊，左环回日迭积，其注于回肠者，外附于脐上。回运环十六曲，大二寸半，径八分分之少半，长三丈三尺。回肠当脐左环，回周叶积而下，回运还反十六曲，大四寸，径一寸寸之少半，长二丈一尺。（《灵枢》第三十一）

小肠大二寸半，径八分分之少半，长三丈二尺（《灵枢》三十一："长三丈三尺"），受谷二斗四升，水六升三合合之大半。（《灵枢》第三十二）

（三）小肠府的系统功能：

咽喉小肠者，传送也。（《灵枢》第三十五）

（四）小肠体表系统

（1）目

诊目痛，赤脉从上下者，太阳病。（《灵枢》第七十四）

（2）项：

（邪）出于项则下太阳。《灵枢》第四）

（3）面部：

唇厚、人中长，以侯小肠。（《灵枢》第二十九）

庭者，首面也；……面王以上者，小肠也。（《灵枢》第四十九）

美眉者太阳多血。（《灵枢》第六十五）

手太阳之上，血气盛则有多须，面多肉以平；血气皆少则面瘦恶色。（《灵枢》第六十四）

（4）手掌：

手太阳之下，血气盛则掌肉充满，血气皆少则掌瘦以寒。（《灵枢》第六十四）

（5）肢体：

肘后粗以下之三四寸热者，肠中有虫。（《灵枢》第七十四）

（6）皮肤、目：

太阳之脉，其终也，戴眼反折瘛瘲，其色白，绝皮乃绝汗，绝汗则终矣。（《灵枢》第九）

太阳之脉，其终也，戴眼反折瘛瘲，其色白者，绝汗出，出则死。（《素问》第十六）

（7）脉

心合小肠，小肠者，脉其应。（《灵枢》第四十七）

心应脉，皮厚者，脉厚，脉厚者，小肠厚；皮薄者，脉薄，脉薄者，小肠薄；皮缓者，脉缓，脉缓者，小肠大而长；皮薄而脉冲小者，小肠小而短。诸阳经脉皆多纡屈者，小肠结。（《灵枢》第四十七）

（8）小肠府经脉系统：

缺盆之中，任脉也，名曰天突。三次脉，手太阳也，名曰天窗。（《灵枢》第二）

手太阳小肠者，上合手太阳，出于少泽，少泽，小指之端也，为井金；溜于前谷，前谷，在手外廉本节前陷者中也，为荥；注于后溪，后溪者，在手外侧本节之后也，为俞；过于腕骨，腕骨，在手外侧腕骨之前，为原；行于阳谷，阳谷，在锐骨之下陷者中也，为经；入于小海，小海，在肘内大骨之外，去端半寸，陷者中也，伸臂而得之，为合。手太阳经也。（《灵枢》第二）

手太阳之本，在外踝之后，标在命门之上一寸也。手少阳之本，在小指次指之间上二寸，标在耳后上角下外眦也。手阳明之本，在肘骨中，上至别阳，标在颜下合钳上也。手太阴之本，在寸口之中，标在腋内动也。手少阴之本，在锐骨之端，标在背腧也。手心主之本，在掌后两筋之间二寸中，标在腋下下三寸也。（《灵枢》第五十二）

手太阳之别，名曰支正。上腕五寸，内注少阴；其别者，上走肘，络肩髃。实则节弛肘废；虚则生肬，小者如指痂疥。取之所别也。（《灵枢》第十）

小肠手太阳之脉，起于小指之端，循手外侧，上腕，出踝中，直上循臂骨下廉，出肘内侧两筋之间，上循臑外后廉，出肩解，绕肩胛，交肩上，入缺盆，络心，循咽，下膈，抵胃，属小肠；其支者，从缺盆循颈上颊，至目锐眦，却入耳中；其支者，别颊，上𩕳，抵鼻，至目内眦，斜络于颧。（《灵枢》第十）

是动则病嗌痛，颔肿，不可以顾，肩似拔，臑似折。是主液所生病者，耳聋、目黄，颊肿，颈、颔、肩、臑、肘、臂外后廉痛。（《灵枢》第十）

手太阳脉气所发者，三十六穴，目内眦各一。

目外各一。

鼽骨下各一。

耳郭上各一。

耳中各一。

巨骨穴各一。

曲掖上骨穴各一。

柱骨上陷者各一。

上天窗四寸，各一。

肩解各一。

肩解下三寸，各一。

肘以下至手小指本各六俞。（《素问》第五十九）

卷三　脾胃系统

一、脾藏系统

（一）总述

中央生湿，湿生土，土生甘，甘生脾，脾生肉，肉生肺脾主口。其在天为湿，在地为土，在体为肉，在脏为脾，在色为黄，在音为宫，在声为歌，在变动为哕，在窍为口，在味为甘，在志为思。思伤脾，怒胜思，湿伤肉，风胜湿，甘伤肉，酸胜甘。（《素问》第五）

脾胃者，仓廪之官，五味出焉。（《素问》第八）

（二）脾藏的解剖学实体

脾与胃以膜相隔耳。（《素问》第二十九）脾足太阴之脉……入浮属脾络胃，上膈。（《灵枢》第十）（注：脾藏在膈下，与胃以膜相隔，其解剖学实体是胰脏。）

（三）脾藏系统功能

脾主肉。（《素问》第二十三）

脾主肌。（《灵枢》第七十八）

脾主身之肌肉。（《素问》第四十四）

脾合肉。（《灵枢》第四十九）

脾藏意。（《灵枢》第七十八）（《素问》第二十）

脾藏营，营藏意。（《灵枢》第八）

脾藏肉……而此成形。（《素问》第六十二）

脾生肉。（《素问》第六十七）（《素问》第五）

脾藏肌肉之气也。（《素问》第十八）

脾胃大肠小肠三焦膀胱者，仓廪之本，营之属也，名曰器……其华在唇四白，其充在肌。（《素问》第九）

（土不及）其眚四维，其藏脾……外在肌肉四支。（《素问》第六十九）

在志为思。（《素问》第五）

其志为思。（《素问》第六十九）

（五藏六府）脾为之卫。（《灵枢》第三十六）

脾者主为卫。（《灵枢》第二十九）

脾合胃，胃者五谷之府。（《灵枢》第二）

胃者肉其应。（《灵枢》第二）

（四）脾藏体表系统

(1) 七窍：

中央黄色，入通于脾开窍于口，藏精于脾。（《素问》第四）

(2) 眼睛五轮：

精之窠为眼……肌肉之精为束，裹挟筋骨血气之精而与脉搏并为系，上属于脑，后出于项中。（《灵枢》第八十）

水者，阴也，目下亦阴也，腹者至阴之所居，故水在腹者，必使目下肿也。（《灵枢》第二十三）

(3) 五液：

脾为涎。（《素问》第二十七）

脾主涎。(《灵枢》第七十六)

脾主涎。(《灵枢》九针论第七十八)

脾主涎。(《素问》宣明五气篇第二十三)

(4) 面部:

庭者,首面也,……(胆)下者,脾也,方上者,胃也。(《灵枢》第四十九)

脾热病者,鼻先赤。(《素问》第三十三)

(5) 口腔:

中央黄色,入通于脾,开窍于口,藏精于脾……故病在舌本。(《素问》第四)

唇舌者,肌肉之本也。(《灵枢》第十)

揭唇者,脾高,唇下者脾下,唇坚者脾坚,唇大不坚者脾脆,唇上下好者脾端正,唇偏举者脾偏倾也。(《灵枢》第四十七)

(6) 胸胁、腹部、脊:

腹为阴,阴中之至阴,脾也。(《素问》第四)

中央为土,病在脾,俞在脊。(《素问》第四)

太阴终者,腹胀闭不得息,气噫善呕,呕则逆,逆者面赤,不逆则上下不通,不通则面黑皮毛燋而终矣。(《灵枢》九)

太阴终者,腹胀闭不得息,气噫善呕,呕则逆,逆者面赤,不逆则上下不通,不通则面黑皮毛焦而终矣。(《素问》十六)

六府膈下藏应中洲。(《灵枢》第七十八)

土不及,……其藏脾,其病内舍心腹。(《素问》第六十九)

(7) 腰以下:

腰以下者,足太阴阳明皆主之。(《灵枢》第九)

(8) 四肢:

(土不及)其害四维,其藏脾……外在肌肉四支。(《素问》第六十九)

脾有邪,其气留于两髀。(《灵枢》第七十一)

(9) 桡动脉:

(尺内两旁)上附上……右外以侯胃,内以侯脾。(《素问》第十七)

(10) 脾藏经脉系统:

外者为阳,内者为阴。然则中为阴,其冲在下,名曰太阴,太阴根起于隐白,名曰阴中之阴。(《素问》第六)

脾出于隐白,隐白者,足大趾之端内侧也,为井木;溜于大都,大都本节之后下陷者之中也,为荥;注于太白,太白腕骨之下也,为俞;行于商丘,商丘内踝之下陷者之中也,为经;入于阴之陵泉,阴之陵泉,辅骨之下陷者之中也,伸而得之,为合。足太阴也。(《灵枢》第二)

足太阴之本,在中封前上四寸之中,标在背腧与舌本也。(《灵枢》第五十二)

足太阴之别，名曰公孙。去本节之后一寸，别走阳明；其别者，入络肠胃，厥气上逆则霍乱，实则肠中切痛；虚则鼓胀。取之所别也。（《灵枢》第十）

脾足太阴之脉，起于大趾之端，循趾内侧白肉际，过核骨后，上内踝前廉，上踹内，循胫骨后，交出厥阴之前，上膝股内前廉，入腹，属脾，络胃，上膈，挟咽，连吞本，散舌下；其支者，复从胃，别上膈、注心中。（《灵枢》第十）

是动则病舌本强，食则呕，胃脘痛，腹胀，善噫，得后与气，则快然如衰，身体皆重。是主脾所生病者，舌本痛，体不能动摇，食不下，烦心，心下急痛，溏瘕泄，水闭，黄疸，不能卧，强立，股膝内肿厥，足大趾不用。（《灵枢》第十）

足太阴气绝者，则脉不荣肌肉。唇舌者，肌肉之本也。脉不荣，则肌肉软；肌肉软，则舌萎人中满；人中满，则唇反；唇反者，肉先死。甲笃乙死，木胜土也。（《灵枢》第十）

脾之大络，名曰大包。出渊腋下三寸，布胸胁。实则身尽痛，虚则百节尽皆纵。此脉若罢络之血者，皆取之脾之大络脉也。凡此十五络者，实则必见，虚则必下。视之不见，求之上下。人经不同，络脉亦所别也。（《灵枢》第十）

二、胃府系统

（一）总述

脾胃者，仓廪之官，五味出焉。（《素问》第八）

脾胃大肠小肠三焦膀胱者，仓廪之本，营之属也，名曰器。（《素问》第九）

（二）胃的解剖学实体

胃纡曲屈，伸之，长二尺六寸，大一尺五寸，径五寸，大容三斗五升。（《灵枢》第三十一）

上焦出于胃上口，下焦下溉诸肠。（《灵枢》第十八）

附：全消化道解剖

谷所从出入浅深远近长短之度：唇至齿长九分，口广二寸半；齿以后至会厌，深三寸半，大容五合；舌重十两，长七寸，广二寸半；咽门重十两，广一寸半。至胃长一尺六寸，胃纡曲屈，伸之，长二尺六寸，大一尺五寸，径五寸，大容三斗五升。小肠后附脊，左环回周迭积，其注于回肠者，外附于脐上。回运环十六曲，大二寸半，径八分分之少半，长三丈二尺。回肠当脐，右环回周叶积而下，回运还反十六曲，大四寸，径一寸寸之少半，长二丈一尺。广肠傅脊，以受回肠，左环叶积上下，辟大八寸，径二寸寸之大半，长二尺八寸。肠胃所入至所出，长六丈四寸四分，回曲环反，三十二曲也。《灵枢》第三十一）

（三）胃的系统功能

脾合胃，胃者五谷之府。（《灵枢》第二）

阳明者，胃脉也。胃者六府之海，其气亦下行。（《素问》第三十四）

两阳合于前，故曰阳明。（《灵枢》第四十一）

藏府各因其经而受气于阳明，故为胃行其津液。四支不得禀水谷气，日以益衰阴道

不利筋骨肌肉无气以生，故不用焉。谷始入于胃，其精微者，先出于胃之两焦，以溉五藏，别出两行营卫之道。(《灵枢》第五十六)

六府者，胃为之海。(《灵枢》第二十九)

胃者水谷之海也，……胃之所出气血者，经隧也，经隧者，五藏六府之大络也，。(《灵枢》第六十)

胃者水谷之海。(《灵枢》三十三)

胃者五谷之府。(《灵枢》第二)

肾者，胃之关也，关门不利，故聚水而从其类也。(《素问》第六十一)

人受气于谷。谷入于胃，以传与肺。五藏六府，皆以受气，其清者为营，浊者为卫。(《灵枢》第十八)

六气者各有部主也，其贵贱善恶，可为常主，以五谷与胃为大海也。(《灵枢》第三十)

胃中空则宗脉虚。(《灵枢》第二十八)

胃不实则诸脉虚。(《灵枢》第二十八)

谷气入胃，其糟粕、津液、宗气分为三隧。(《灵枢》第七十一)

气积于胃，以遏营卫，各行其道。(《灵枢》第七十五)

人以水谷为本，故人绝水谷则死，脉无胃气亦死。(《素问》第十八)

胃之大络，名曰虚里，贯鬲络肺，出于左乳下，其动应衣，脉宗气泄也。(《素问》第十八)

(四) 胃府体表系统

(1) 躯干四肢：

两阳合于前，故曰阳明……此两火合并，故为阳明。(灵枢)第四十一)

阳明何谓也？曰两阳合并也。(《素问》第七十四)

(1-1) 腰以上：

中身以上，名曰广明。广明之下，名曰太阴，太阴之前，名曰阳明，阳明根起于厉兑，名曰阴中之阳。(《素问》第六)

(1-2) 腰以下：

身重难以行者，胃脉在足也。(《素问》第三十三)

从腰以下者，足太阴阳明皆主之。(《灵枢》第九)

(2) 外形：

广骸、大颈、张胸，五谷乃容。(《灵枢》第二十九)

胃厚色黑，大骨及肥者，皆胜毒。故其瘦而薄胃者，皆不胜毒也。(《灵枢》第五十三)

(3) 鱼际：

鱼上白肉有青血脉者，胃中有寒。(《灵枢》第七十四)

（4）面部：

庭者，首面也；阙上者，咽喉也；阙中者，肺也；下极者，心也；直下者，肝也；肝左者，胆也；下者，脾也；方上者，胃也。（《灵枢》第四十九）

邪中于面则下阳明。（《灵枢》第四）

诸阳之会，皆生于面。（《灵枢》第四）

（5）口腔：

唇舌者，肌肉之本也。（《灵枢》第十）

胃之清气，出于口。（《灵枢》第四十）

胃中竭，竭则咽路焦，故舌本干而善渴。（《灵枢》第六十三）

其浊气出于胃走唇舌而为味。（《灵枢》第四）

（6）人迎：

颈侧之动脉人迎，人迎，足阳明也，在婴筋之前。（《灵枢》第二十）

缺盘之中任脉也，名曰天突，一次任脉侧之动脉，足阳明也，名曰人迎。（《灵枢》第二）

足阳明挟咽之动脉也，其腧在膺中。（《灵枢》第二）

（7）九窍：

头痛耳鸣，九窍不利，胃肠所生也。（《灵枢》第二十八）

诊目痛，赤脉……从下上者，阳明病。（《灵枢》第七十四）

阳明终者，口目动作，喜惊幻言，色黄，其上下之经盛而不行则终矣。（《灵枢》第九）

阳明终者，口目动作，喜惊幻言，色黄，其上下之经盛，不仁，则终矣。（《素问》第十六）

热病体重，胸中热，取之以四针，于其腧及下诸指间，索气于胃络。（《灵枢》第二十三）

（8）桡动脉：

中附上……右外以侯胃，内以侯脾。（《素问》第十七）

（9）胃府经脉系统：

中身以上，名曰广明。广明之下，名曰太阴，太阴之前，名曰阳明，阳明根起于厉兑，名曰阴中之阳。（《素问》第六）

足阳明，挟咽之动脉也，其腧在膺中。（《灵枢》第二）

胃出于厉兑，厉兑者，足大趾内次趾之端也，为井金；溜于内庭，内庭，次趾外间也，为荥；注于陷谷，陷谷者，上中指内间上行二寸陷者中也，为俞；过于冲阳，冲阳，足跗上五寸陷者中也，为原，摇足而得之；行于解溪，解溪，上冲阳一寸半陷者中也，为经；入于下陵，下陵，膝下三寸胻骨外三里也，为合；复下三里三寸，为巨虚上廉，复下上廉三寸，为巨虚下廉也；大肠属上，小肠属下，足阳明胃脉也。大肠小肠，皆属于胃，是足阳明也。（《灵枢》第二）

足阳明之本，在厉兑，标在人迎，颊挟颃颡也。（《灵枢》第五十二）

足阳明之别，名曰丰隆。去踝八寸。别走太阴；其别者，循胫骨外廉，上络头项，合诸经之气，下络喉嗌。其病气逆则喉痹瘁瘖。实则狂巅，虚则足不收，胫枯。取之所别

也。(《灵枢》第十)

胃足阳明之脉，起于鼻之交頞中，旁纳太阳之脉，下循鼻外，入上齿中，还出挟口环唇，下交承浆，却循颐后下廉，出大迎，循颊车，上耳前，过客主人，循发际，至额颅；其支者，从大迎前下人迎，循喉咙，入缺盆，下膈，属胃，络脾；其直者，从缺盆下乳内廉，下挟脐，入气冲中；其支者，起于胃口，下循腹里，下至气冲中而合，以下髀关，抵伏兔，下膝膑中，下循胫外廉，下足跗，入中指内间；其支者，下廉三寸而别下入中趾外间；其支者，别跗上，入大趾间出其端。(《灵枢》第十)

是动则病洒洒振寒，善呻，数欠，颜黑，病至则恶人与火，闻木声则惕然而惊，心欲动，独闭户塞牖而处。甚则欲上高而歌，弃衣而走，贲向腹胀，是为骭厥。是主血所生病者，狂疟温淫，汗出，鼽衄，口喎，唇胗，颈肿，喉痹，大腹水肿，膝膑肿痛，循膺乳、气冲、股、伏兔、骭外廉、足跗上皆痛，中趾不用，气盛则身以前皆热，其有余于胃，则消谷善饥，溺色黄；气不足则身以前皆寒栗，胃中寒则胀满。(《灵枢》第十)

足阳明，侠喉之动脉也，其俞在膺中。(《灵枢》第二)

缺盆之中，任脉也，名曰天突。一次，任脉侧之动脉足阳明也，名曰人迎。(《灵枢》第二)

足阳明脉气血所发者，六十八穴，额颅发际旁各三。

面鼽骨空各一。

大迎之骨空各一。

人迎各一。

缺盆外骨空各一。

膺中骨间各一。

侠鸠尾之外，当乳下三寸，侠胃脘各五。

侠脐广三寸，各三。

下齐二寸，侠之各三。

气街动脉各一。

伏兔上各一。

三里以下至足中趾各八俞，分之所在穴空。(《素问》第五十九)

卷四　肺大肠系统

一、肺藏系统

(一) 总述

西方生燥，燥生金，金生辛，辛生肺，肺生皮毛，皮毛在肾，肺主鼻。其在天为燥，在地为金，在体为皮毛，在脏为肺，在色为白，在音为商，在声为哭，在变动为咳，在窍为鼻，在味

为辛，在志为忧。忧伤肺，喜胜忧，热伤皮毛，寒胜热，辛伤皮毛，苦胜辛。（《素问》第五）

肺者，相傅之官，治节出焉。（《素问》第八）

（二）肺藏的解剖学实体

肺者，藏之长也，心之盖也。（《素问》第四十四）

五藏六府，肺为之盖。（《灵枢》第二十九）

肺者，五藏六府之盖也。（《灵枢》第七十八）

肺者，藏之盖也。（《素问》第四十六）

肺藏气。（《素问》第六十二）

肺藏气，气舍魄。（《灵枢》第八）

忧。（《素问》第六十七）

（精气）并肺则悲。（《素问》第六十七）

（西方生燥）在声为哭。（《素问》第五）

肺主涕。（《灵枢》第七十八）

肺为涕。（《素问》第二十三）

鼻者，肺之官也。（《灵枢》第三十七）

肺气通于鼻，肺和则鼻能知臭香矣。（《灵枢》第十七）

五气入鼻，藏于心肺。心肺有病，而鼻为之不利也。（《素问》第十一）

西方白色，开窍于鼻。（《素问》第四）

肺其畏热，其主鼻。（《素问》第七十）

肺合大肠。（《灵枢》第二）

肺合大肠，大肠者，皮其应。（《灵枢》第四十七）

手阳明太阴为表里。（《灵枢》第七十八）

（手）阳明与太阴为表里。（《素问》第二十四）

（三）肺藏的体表系统

（1）七窍：

鼻者，肺之官也。（《灵枢》第三十七）

肺气通于鼻，肺和则鼻能知臭香矣。（《灵枢》第十七）

五气通于鼻，藏于心肺，心肺有病，而鼻为之不利也。（《素问》第十一）

五气通于鼻，藏于心肺。（《素问》第九）

（西方生燥）在窍为鼻。（《素问》第五）

肺其畏热，其主为鼻。（《素问》第七十）

（2）眼睛五轮：

精之窠为眼……其窠气之精为白眼。（《灵枢》第八十）

（3）五液：

肺为涕。（《素问》第二十三）

肺主涕。(《灵枢》第七十八)

(4) 面部:

庭者,首面也;阙上者,咽喉也;阙中者,肺也。(《灵枢》第四十九)

肺热病者,右颊先赤。(《素问》第三十三)

(5) 四肢:

心肺有邪,其气留于两肘。(《灵枢》第七十八)

右手应立秋,其日戊申己未。(《灵枢》第七十八)

手之阴者,阳中之少阴也(肺为阳中之少阴)。(《灵枢》第四十一)

(6) 腰部以上:

从腰以上者,手太阴阳明皆主之。(《灵枢》第九)

(7) 膺胁肩背部:

西风生于秋,病在肺,俞在肩背。(《素问》第四)

秋气者,病在肩背。(《素问》第四)

背为阳,阳中之阴,肺也。(《素问》第四)

西方白色,入通于肺……藏精于肺,故病在背。(《素问》第四)

背者胸中之府,背曲肩随,府将坏矣。(《素问》第十七)

金不及……其藏肺,其病内舍膺胁肩背。(《素问》第六十九)

右胁应秋分,其日辛酉。(《灵枢》第七十八)

五藏六府者,肺为之盖,巨肩陷咽,候见其外。(《灵枢》第二十九)

白色小理者,肺小,粗理者,肺大。巨肩反膺陷喉者肺高,合腋张胁者肺下,女子肩背厚者肺坚,肩背薄者肺脆,背膺厚者肺端正,胁偏疎者肺偏倾也。(《灵枢》第四十七)

(8) 腹部:

太阴终者,腹胀闭不得息,气噫善呕,呕则逆,逆者面赤,不逆则上下不通,不通则面黑皮毛燋而终矣。(《灵枢》第九)

太阴终者,腹胀闭不得息,气噫善呕,呕则逆,逆者面赤,不逆则上下不通,不通则面黑皮毛焦而终矣。(《素问》第十六)

(9) 三部九候:

上部天,两额之动脉;上部地,两颊之动脉;上部人,耳前之动脉。

中部天,手太阴也;中部地,手阳明也;中部人,手少阴也。

下部天,足厥阴也;下部地,足少阴也;下部人,足太阴也。

故下部之天以候肝,地以候肾,人以候脾胃之气。

帝曰:中部之候奈何? 岐伯曰:亦有天,亦有地,亦有人,天以候肺,地以候胸中之气,人以候心。

帝曰:上部以何候之? 岐伯曰:亦有天,亦有地,亦有人。天以候头角之气,地以候口齿之气,人以候耳目之气。(《素问》第二十)

(10) 肺藏经脉系统：

肺出于少商，少商者，手大指端内侧也，为井木；溜于鱼际，鱼际者，手鱼也，为荥；注于太渊，太渊鱼后一寸陷者中也，为俞；行于经渠，经渠寸口中也，动而不居为经；入于尺泽，尺泽肘中之动脉也，为合。手太阴经也。(《灵枢》第二)

手太阴之本，在寸口之中，标在腋内动也。(《灵枢》第五十二)

手太阴之别，名曰列缺。起于腕上分间，并太阴之经，直入掌中，散入于鱼际。其病实则手锐掌热；虚，则欠呿，小便遗数。取之去腕寸半。别走阳明也。(《灵枢》第十)

肺手太阴之脉，起于中焦，下络大肠，还循胃口，上膈属肺，从肺系横出腋下，下循臑内，行少阴心主之前，下肘中，循臂内上骨下廉，入寸口，上鱼，循鱼际，出大指之端；其支者，从腕后直出次指内廉出其端。(《灵枢》第十)

是动则病肺胀满，膨胀而喘咳，缺盆中痛，甚则交两手而瞀，此为臂厥。是主肺所生病者，咳上气，喘渴，烦心，胸满，臑臂内前廉痛厥，掌中热。气盛有余，则肩背痛，风寒汗出中风，小便数而欠。气虚则肩背痛，寒，少气不足以息，溺色变。(《灵枢》第十)

手太阴气绝，则皮毛焦。太阴者，行气温于皮毛者也。故气不荣，则皮毛焦；皮毛焦，则津液去皮节；津液去皮节者，则爪枯毛折；毛折者，则毛先死。丙笃丁死，火胜金也。(《灵枢》第十)

阙中者(阙者，眉间也)，肺也。(《灵枢》第四十九)

附：面部色诊人迎寸口脉诊总述

明堂者，鼻也；阙者，眉间也；庭者，颜也；蕃者，颊侧也；蔽者，耳门也。其间欲方大，去之十步，皆见于外，如是者寿，必中百岁。

雷公曰：五言之辨，奈何？黄帝曰：明堂骨高以起，平以直，五脏次于中央，六腑挟其两侧，首面上于阙庭，王宫在于下极，五脏安于胸中，真色以致，病色不见，明堂润泽以清，五官恶得无辨乎？

雷公曰：其不辨者，可得闻乎？黄帝曰：五色之见也，各出其色部。部骨陷者，必不免于病矣。其色部乘袭者，虽病甚，不死矣。

雷公曰：官五色奈何？黄帝曰：青黑为痛，黄赤为热，白为寒，是谓五官。

雷公曰：病之益甚，与其方衰，如何？黄帝曰：外内皆在焉。切其脉口，滑小紧以沉者，病益甚，在中；人迎气大紧以浮者，其病益甚，在外。其脉口浮滑者，病日进；人迎沉而滑者，病日损。其脉口滑以沉者，病日进，在内；其人迎脉滑盛以浮者，其病日进，在外。脉之浮沉及人迎与寸口气小大等者，病难已；病之在藏，沉而大者，易已，小为逆；病在府，浮而大者，其病易已。人迎盛坚者，伤于寒，气口盛坚者，伤于食。

雷公曰：以色言食之间甚，奈何？黄帝曰：其色麤以明，沉夭者为甚，其色上行者，病益甚；其色下行，如云彻散者，病方已。五色各有脏部，有外部有内部也。色从外部走内部者，其病从外走内；其色从内走外者，其病从内走外。病生于内者，先治其阴，后治其阳，反者益甚。其病生于阳者，先治其外，后治其内，反者益甚。其脉滑大，以代而长者，病从外来，目有所见，志有所恶，此阳气之并也，可变而已。

雷公曰：小子闻风者，百病之始也；厥逆者，寒湿之起也，别之奈何？黄帝曰：常候阙中，薄泽为风，冲浊为痹。在地为厥。此其常也；各以其色言其病。

雷公曰：人不病卒死，何以知之？黄帝曰：大气入于脏腑者，不病而卒死矣。雷公曰：病小愈而卒死者，何以知之？黄帝曰：赤色出两颧，大如拇指者，病虽小愈，必卒死。黑色出于庭，大如拇指，必不病而卒死。

雷公再拜曰：善哉！其死有期乎？黄帝曰：察色以言其时。雷公曰：善乎！愿卒闻之。黄帝曰：庭者，首面也；阙上者，咽喉也；阙中者，肺也；下极者，心也；直下者，肝也；肝左者，胆也；下者，脾也；方上者，胃也；中央者，大肠也；挟大肠者，肾也；当肾者，脐也；面王以上者，小肠也，面王以下者，膀胱子处也；颧者，肩也；颧后者，臂也；臂下者，手也；目内眦上者，膺乳也；挟绳而上者，背也；循牙车以下者，股也；中央者，膝也；膝以下者，胫也；当胫以下者，足也；巨分者，股里也；巨屈者，膝膑也。此五脏六腑肢节之部也，各有部分。有部分，用阴和阳，用阳和阴，当明部分，万举万当。能别左右，是谓大道；男女异位，故曰阴阳。审察泽夭，谓之良工。

沉浊为内，浮泽为外。黄赤为风，青黑为痛，白为寒，黄而膏润为脓，赤甚者为血痛，甚为挛，寒甚为皮不仁。五色各见其部，察其浮沉，以知浅深；察其泽夭，以观成败；察其散搏，以知远近；视色上下，以知病处；积神于心，以知往今。故相气不微，不知是非，属意勿去，乃知新故。色明不麤，沉夭为甚，不明不泽，其病不甚。其色散，驹驹然，未有聚；其病散而气痛，聚未成也。

肾乘心，心先病，肾为应，色皆如是。

男子色在于面王，为小腹痛；下为卵痛；其圜直为茎痛，高为本，下为首，狐疝(疒贵)阴之属也。女子在于面王，为膀胱子处之病，散为痛，搏为聚，方员左右，各如其色形。其随而下至胝，为淫，有润如膏状，为暴食不洁。

左为左，右为右。其色有邪，聚散而不端，面色所指者也。色者，青黑赤白黄，皆端满有别乡。别乡赤者，其色赤，大如榆荚，在面王为不日。其色上锐，首空上向，下锐下向，在左右如法。以五色命脏，青为肝，赤为心，白为肺，黄为脾，黑为肾。肝合筋，心合脉，肺合皮，脾合肉，肾合骨也。(《灵枢》第四十九)

二、大肠府系统

(一) 总述

大肠者，传道之官，变化出焉。(《素问》第八)

(二) 大肠的解剖学实体

回肠大四寸，径一寸寸之小半，长二丈一尺，受谷一斗，水七升。

广肠大八寸，径二寸寸之大半，长二尺八寸，受谷九升三合八分合之一。(《灵枢》第三十二)

广肠傅脊，以受回肠，左环叶积上下辟，大八寸，径二寸寸之大半，长二尺八寸。肠胃所入至所出，长六丈四寸四分，回曲环反，三十二曲也。（《灵枢》第三十一）

（三）大肠府系统功能

肺合大肠，大肠者，传导之府。（《灵枢》第二）

大肠手阳明之脉。（《灵枢》第十）

阳明为合。（《灵枢》五）（《素问》第六）

阳明之阳，名曰害蜚，上下同法，视其部中有浮络者，皆阳明之络也。（《素问》第五十六）

三阳为父，二阳为卫，一阳为纪。（《素问》第七十九）

所谓二阳者阳明也。（《素问》第七十九）

两火并合，故为阳明。（《灵枢》第四十一）

两阳合明故曰明。（《素问》第七十四）

（四）大肠府体表系统

（1）九窍：

头痛耳鸣，九窍不利，胃肠之所生也。（《素问》第二十八）

（2）鼻：

鼻隧以长，以侯大肠。（《灵枢》第二十九）

（3）面部：

庭者，首面也；……中央者，大肠也。（《灵枢》第四十九）

（4）肢体：

肘后粗以下之三四寸热者，肠中有虫。（《灵枢》第七十四）

鱼络血者手阳明病。（《灵枢》第四）

（5）口目：

阳明终者，口目动作，喜惊喜妄，色黄，其上下之经盛而不行，则终也。（《灵枢》第九）

阳明终者，口目动作，喜惊喜妄，色黄，其上下之经盛而不仁，则终也。（《素问》第十六）

（6）三部九候：

中部地，手阳明也……以侯肠中之气。（《素问》第二十）

（7）大肠府经脉系统：

缺盆之中，任脉也，名曰天突。……二次脉，手阳明也，名曰扶突。（《灵枢》第二）

大肠上合手阳明，出于商阳，商阳，大指次指之端也，为井金；溜于本节之前二间，为荥；注于本节之后三间，为俞；过于合谷，合谷，在大指岐骨之间，为原；行于阳溪，阳溪，在两筋间陷者中也，为经；入于曲池，在肘外辅骨陷者中，屈臂而得之，为合。手阳明也。（《灵枢》第二）

手阳明之本，在肘骨中，上至别阳，标在颜下合钳上也。(《灵枢》第五十二)

手阳明之别，名曰偏历。去腕三寸，别入太阴；其别者，上循臂，乘肩髃，上曲颊偏齿；其别者，入耳，合于宗脉。(《灵枢》第十)

大肠手阳明之脉，起于大指次指之端，循指上廉，出合谷两骨之间，上入两筋之中，循臂上廉，入肘外廉，上臑外前廉，上肩，出髃骨之前廉，上出于柱骨之会上，下入缺盆，络肺，下膈，属大肠。其支者，从缺盆上颈，贯颊，入下齿中，还出挟口，交人中，左之右，右之左，上挟鼻孔。(《灵枢》第十)

是动则病齿痛，颈肿。是主津液所生病者，目黄，口干，鼽衄，喉痹，肩前臑痛，大指次指痛不用，气有余则当脉所过者热肿；虚则寒栗不复。(《灵枢》第十)

手阳明脉气所发者，二十二穴。鼻空外廉项上，各二。

大迎骨空各一。

柱骨之会各一。

髃骨之会各一。

肘以下至手大指次指本各六俞。

手少阳脉气所发者三十二穴：鼽骨下各一。

眉后各一。

角上各一。

下完骨后各一。

项中足太阳之前各一。

侠扶突各一。

肩贞各一。

肩贞下三寸分间各一。

肘以下至手小指次指本各六俞。(《素问》第五十九)

卷五　肾膀胱系统

一、肾藏系统

(一) 总述

北方生寒，寒生水，水生咸，咸生肾，肾生骨髓，髓生肝，肾主耳。其在天为寒，在地为水，在体为骨，在脏为肾，在色为黑，在音为羽，在声为呻，在变动为栗，在窍为耳，在味为咸，在志为恐。恐伤肾，思胜恐，寒伤血，燥胜寒，咸伤血，甘胜咸。(《素问》第五)

肾者，作强之官，伎巧出焉。(《素问》第八)

(二) 肾藏的实体解剖

肾少阴之脉……贯脊属肾络膀胱；其直者，从肾上贯肝膈。(《灵枢》第十)

腰者肾之府。(《素问》第十七)(注:《内经》指出,肾在肝膈下面,腰脊两旁。)

(三) 肾藏系统功能

腰者肾之府。(《素问》第十七)

人始生,先成精,精成而脑髓生,骨为干。(《灵枢》第十)

肾主骨。(《灵枢》第四十七)

肾主身之骨髓。(《素问》第四十四)

骨者髓之府,不能久立,行则振掉,骨将惫矣。(《素问》第十七)

髓者以脑为主。(《素问》第四十七)

诸髓者皆属于脑。(《素问》第十七)

水守者积水也。至阴者肾之精也,……脑者阴也,髓者骨之充也。(《素问》第八十一)

肾藏精,精舍志。(《灵枢》第八)

肾藏精志也。(《灵枢》第七十八)

肾藏志。(《素问》第六十二)

肾藏志,是谓五藏所藏。(《素问》第二十三)

脑为髓之海。(《灵枢》第二十三)

肾藏精,(岁水不及)其病内舍腰脊骨髓。(《素问》第六十九)

(精气)并肾则恐。(《灵枢》第七十八)

(北方生寒)在志为恐。(《素问》第五)(《素问》第六十七)

在声为呻。(《素问》第五)

髓者以脑为主。(《素问》第四十七)

髓者皆属于脑。(《素问》第十)

(北方生寒)在志为恐。(《素问》第五)

其志为恐。(《素问》第六十七)

肾者主为外,使之远听,视耳好恶,以知其性。(《灵枢》第二十九)

北方色黑,入通于肾,开窍于二阴。(《素问》第四)

耳者,肾之窍。(《灵枢》第三十七)

肾气通于耳,肾和则耳能闻五音矣。(《灵枢》第十七)

五藏常内阅于上七窍也,肾气通于耳。(《灵枢》第十七)

肾者主为外,使之远听,视耳好恶,以知其性。(《灵枢》第二十九)

五藏六府(心为之主,耳为之听,目为之侯)肾为之主外。(《灵枢》第三十六)

肾者,胃之关也。关门不利,故聚水而从其类也。(《素问》第六十一)

(四) 肾藏体表系统

(1) 九窍:

耳者,肾之窍。(《灵枢》第三十七)

肾气通于耳,肾和则耳能闻五音矣。(《灵枢》第十七)

五藏常内阅于上七窍也,肾气通于耳。(《灵枢》第十七)

肾者主为外,使之远听,视耳好恶,以知其性。(《灵枢》第二十九)

五藏六府(心为之主,耳为之听,目为之侯)肾为之主外。(《灵枢》第三十六)

五藏常内阅于上七窍也,肾气通于耳。(《灵枢》第十七)

北方色黑,入通于肾,开窍于二阴。(《素问》第四)

(2) 眼睛五轮:

精之窠为眼,骨之精为瞳子,筋之精为黑眼。(《灵枢》第八十)

(3) 五液:

肾主唾。(《灵枢》第七十八)

(五藏化液)肾为唾。(《素问》第二十三)

(4) 面部:

庭者,首面也;……中央者,大肠也;挟大肠者,肾也;当肾者,脐也。(《灵枢》第四十九)

(5) 四肢:

右足应立冬,其日戊戌己亥。(《灵枢》第七十八)

足之阴者,阴中之太阴也。肾为阴中之太阴。(《灵枢》第四十一)

冬气者,病在四肢。(《素问》第四)

(6) 腰部:

腰者肾之府。(《素问》第十七)

(7) 腰部以下:

从腰以下者,足太阴阳明皆主之。(《灵枢》第九)

腰尻下窍应冬至,其日壬子。(《灵枢》第七十八)

北风生于冬,病在肾,俞在腰股。(《素问》第四)

北方黑色,入通于肾,开窍于二阴,藏精于肾,故病在膝。(《素问》第四)

(8) 腹部:

腹为阴,阴中之阴,肾也。(《素问》第四》)

腹为阴,阴中之至阴,脾也。(《素问》第四)

(9) 腰股:

北风生于冬,病在肾,俞在腰股。(《素问》第四)

(10) 肾藏经脉系统:

肾出于涌泉,涌泉者足心也,为井木;溜于然谷,然谷,然骨之下者也,为荥;注于太溪,太溪内踝之后跟骨之上陷中者也,为俞;行于复溜,复溜,上内踝二寸,动而不休,为经;入于阴谷,阴谷,辅骨之后,大筋之下,小筋之上也,按之应手,屈膝而得之,为合。足少阴经也。(《灵枢》第二)

足少阴之本,在内踝下上三寸中,标在背输与舌下两脉也。(《灵枢》第五十二)

足少阴之别，名曰大钟。当踝后绕跟，别走太阳；其别者，并经上走于心包下，外贯腰脊。其病气逆则烦闷，实则闭癃，虚则腰痛。取之所别者也。(《灵枢》第十)

肾足少阴之脉，起于小趾之下，邪走足心，出于然谷之下，循内踝之后，别入跟中，以上踹内，出腘内廉，上股内后廉，贯脊，属肾，络膀胱；其直者，从肾上贯肝膈，入肺中，循喉咙，挟舌本；其支者，从肺出络心，注胸中。(《灵枢》第十)

是动则病饥不欲食，面如漆柴，咳唾则有血，喝喝而喘，坐而欲起，目䀮䀮如无所见，心如悬若饥状。气不足则善恐，心惕惕如人将捕之，是为骨厥。是主肾所生病者，口热，舌干，咽肿，上气，嗌干及痛，烦心，心痛，黄疸，肠澼，脊股内后廉痛，痿厥，嗜卧，足下热而痛。(《灵枢》第十)

足少阴气绝，则骨枯。少阴者，冬脉也，伏行而濡骨髓者也，故骨不濡，则肉不能着也；骨肉不相亲，则肉软却；肉软却，故齿长而垢，发无泽；发无泽者，骨先死。戊笃己死，土胜水也。(《灵枢》第十)

二、膀胱府系统

(一) 总述

膀胱者，州都之官，津液藏焉，气化则能出矣。(《素问》第八)

(二) 膀胱的解剖学实体

膀胱洲都之官，津液藏焉，气化则能出矣。(《素问》第八)

膀胱病者，小腹偏肿而痛，以手按之，即欲小便而不得。(《灵枢》第四)

(三) 膀胱府系统功能

美眉者，足太阳之脉气血多，恶眉者血气少；其肥而泽者血气有余，肥而不泽者气有余，血不足；瘦而无泽者，气血俱不足。(《灵枢》第六十四)

膀胱足太阳之脉是主筋所生病者。(《灵枢》第十)

巨阳主气。(《素问》第二十三)

巨阳者，诸阳之属也，其脉连于风府，故为诸阳之主气也。(《素问》第三十一)

风气与太阳侵入，行诸分肉间，与卫气相干。(《素问》第四十三)

肾合三焦膀胱，三焦膀胱者，腠理毫毛之所应。(《灵枢》第四十七)

(四) 膀胱府体表系统

(1) 鼻孔：

鼻孔在外，膀胱漏泄。(《灵枢》第二十九)

岐伯曰：六府者，胃为之海，庞骸、大颈、张胸，五谷乃容。鼻隧以长，以候大肠。唇厚、人中长，以候小肠。目下果大，其胆乃横。鼻孔在外，膀胱漏泄。鼻柱中央起，三焦乃约，此所以候六府者也。上下三等，藏安且良矣。(《灵枢》师传第二十九)

(2) 目：

诊目痛，赤脉从上下者，太阳病。(《灵枢》第七十四)

（3）面部：

庭者，首面也；……面王以下者，膀胱子处也。（《灵枢》第四十九）

（4）项：

（邪）中于项则下太阳。《灵枢》第四）

（5）全身：

太阳之脉，其终也，戴眼反折瘛瘲，其色白，绝汗乃出，出则死矣。（《素问》第十六）

太阳之脉，其终也，戴眼反折瘛瘲，其色白，绝皮乃绝汗，绝汗乃终矣。（《灵枢》第九）

（6）膀胱府经脉系统：

圣人南面而立，前曰广明，后曰太冲。太冲之地，名曰少阴；少阴之上，名曰太阳。（《素问》第六）

太阳根起于至阴，结于命门，名曰阴中之阳。（《素问》第六）

太阳根起于至阴，结于命门，命门者，目也。（《灵枢》第五）

太阳根于至阴，结于命门。命门者，目也。阳明根于厉兑，结于颡大。颡大者，钳耳也。少阳根于窍阴，结于窗笼。窗笼者，耳中也。太阳为开，阳明为合，少阳为枢。故开折则肉节渎则暴病起矣。（《灵枢》第五）

风寒伤形，忧恐忿怒伤气；气伤藏，乃病藏，寒伤形，乃应形；风伤筋脉，筋脉乃应。此形气外内之相应也。（《灵枢》第六）

足太阳之本，在跟以上五寸中，标在两络命门。命门者，目也。（《素问》第六）

缺盆之中，任脉也，名曰天突。……六次脉，足太阳也，名曰天柱。（《灵枢》第二）

膀胱出于至阴，至阴者，足小趾之端也，为井金；溜于通谷，通谷，本节之前外侧也，为荥；注于束骨，束骨，本节之后陷者中也，为俞；过于京骨，京骨，足外侧大骨之下，为原；行于昆仑，昆仑，在外踝之后，跟骨之上，为经；入于委中，委中，腘中央，为合，委而取之。足太阳也。（《灵枢》第五十二）

膀胱足太阳之脉，起于目内眦，上额，交巅；其支者，从巅至耳上角；其直者，从巅入络脑，还出别下项，循肩髆内，挟脊，抵腰中，入循膂，络肾，属膀胱；其支者，从腰中下挟脊，贯臀，入腘中；其支者，从髆内左右，别下，贯胛，挟脊内，过髀枢，循髀外，从后廉，下合腘中，以下贯踹内，出外踝之后，循京骨，至小趾外侧。（《灵枢》第十）

是动则病冲头痛，目似脱，项如拔，脊痛，腰似折，髀不可以曲，腘如结，踹如裂，是为踝厥。是主筋所生病者，痔、瘧、狂、癲疾、头項痛，目黃、淚出，鼽衄，項、背、腰、尻、膕踹、腳皆痛，小趾不用。（《灵枢》第十）

足太阳脉气所发者，七十八穴。

两眉头各一。

入发至项三寸半傍五，相去三寸。

其浮气在皮中者，凡五行，行五，五五二十五。

项中大筋两旁，各一。

风府两旁，各一。

侠背以下至尻尾二十一节，十五间各一，五脏之俞各五，六腑之俞各六。

委中以下至足小趾旁，各六俞。（《素问》第五十九）

卷六 心包络三焦系统

一、心包络系统

（一）总述

膻中者，臣使之官，喜乐出焉。（《素问》第八）

（二）心包络的解剖学实体

邪之在于心者。皆在于心之包络，包络者，心主之脉也，故独无腧也。（《灵枢》第七十一）

心主手厥阴心包络之脉，起于胸中，出属心包络，下膈。（《灵枢》第十）

（三）心包络的系统功能

膻中者，臣使之官，喜乐出焉。（《素问》第八）

（四）心包络的经脉系统

缺盆之中，任脉也，名曰天突。……腋下三寸手心主也，名曰天池。（《灵枢》第二）

手心主之本，在掌后两筋之间二寸中，标在腋下下三寸也。（《灵枢》第五十二）

手心主之别，名曰内关。去腕二寸，出于两筋之间，循经以上，系于心包络。心系实则心痛，虚则为头强。取之两筋间也。（《灵枢》第十）

心主手厥阴心包络之脉，起于胸中，出属心包络，下膈，历络三焦；其支者，循胸出胁，下腋三寸，上抵腋下，循臑内，行太阴、少阴之间，入肘中，下臂，行两筋之间，入掌中，循中指，出其端；其支者，别掌中，循小指次指，出其端。（《灵枢》第十）

是动则病手心热，臂肘挛急，腋肿，甚则胸胁支满，心中憺憺大动，面赤，目黄，喜笑不休。是主脉所生病者，烦心，心痛，掌中热。（《灵枢》第十）

二、三焦府系统

（一）总述

三焦者，决渎之官，水道出焉。（《素问》第八）

上焦如雾，中焦如沤，下焦如渎。（《灵枢》第十八）

（二）三焦的解剖学实体

三焦手少阳之脉……布膻中，散落心包，下膈，循属三焦。（《灵枢》第十）

上焦泄气，出其精微慓悍滑疾，下焦下溉诸肠。（《灵枢》第三十二）

上焦出于胃上口，中焦亦并胃中，下焦下溉诸肠。(《灵枢》第十八)(注：《内经》的三焦位于胃部，将胃部分为上焦、中焦、下焦。焦字从隹，从火。“隹”意为“鸟头”“锐头”“尖头”。“隹”与“火”联合起来表示“火苗尖头”。本义：火苗尖头。故三焦的功能从火。)

(三) 三焦府的系统功能

上焦如雾(《灵枢》第十八)：

上焦出于胃上口，并咽以上贯膈而布胸中，走腋，循太阴之分而行，还注手阳明，上至舌，下至足阳明，常与营俱行于阳二十五度，行于阴亦二十五度一周也，故五十度而复大会于手太阴矣。(《灵枢》第十八)

上焦开发，宣五谷味，熏肤、充身、泽毛，若雾露之溉，是谓气。(《灵枢》第三十)

中焦如沤(《灵枢》第十八)：

中焦亦并胃中，出上焦之后，此所受气者，泌糟粕，蒸津液，化其精微，上注入于肺脉，乃化而为血，以奉生身，莫贵于此。(《灵枢》十八)

中焦受气，取汁变化而赤，是谓血。(《灵枢》第三十)

下焦如渎(《灵枢》第十八)：

下焦者，别回肠，注入膀胱而渗入焉。故水谷者，常并居于胃中，成糟粕，而俱下于大肠，而成下焦，渗而俱下，济泌别汁，循下焦而渗入焉膀胱焉。(《灵枢》第十八)

三焦手少阳之脉。(《灵枢》第十)

少阳属肾，肾上连肺，故将两藏。三焦者，中渎之府也，水道出焉，属膀胱，是孤之府也。(《灵枢》第二)

肾合三焦膀胱，三焦膀胱者，腠理毫毛之所应。(《灵枢》第四十七)

一阳为纪(回归年)风寒在下，燥热在上，湿气在中，火游行其间。(《素问》第六十七)

上焦出于胃上口，并咽以上贯膈而布胸中，走腋，循太阴之分而行(《灵枢》第十八)营出于中焦，卫出于上焦。(《灵枢》十八)(注：可见，三焦是免疫系统。)

(四) 三焦府经脉系统

三焦者，上合手少阳，出于关冲，关冲者，手小指次指之端也，为井金；溜于液门，液门，小指次指之间也，为荥；注于中渚，中渚，本节之后陷者中也，为俞；过于阳池，阳池，在腕上陷者之中也，为原；行于支沟，支沟，上腕三寸两骨之间陷者中也，为经；入于天井，天井，在肘外大骨之上陷者中也，为合，屈肘而得之；三焦下腧在于足大趾之前，少阳之后，出于腘中外廉，名曰委阳，是太阳络也，手少阳经也。三焦者，足少阳太阴之所将，太阳之别也，上踝五寸，别入贯腨肠，出于委阳，并太阳之正，入络膀胱，约下焦，实则闭癃，虚则遗溺，遗溺则补之，闭癃则泻之。(《灵枢》第二)

缺盆之中，任脉也，名曰天突……五次脉，手少阳也，名曰天牖。(《灵枢》第二)

手少阳之本，在小指次指之间上二寸，标在耳后上角下外眦也。(《灵枢》第五十二)

三焦手少阳之脉，起于小指次指之端，上出两指之间，循手表腕，出臂外两骨之间，上贯肘，循臑外，上肩，而交出足少阳之后，入缺盆，布膻中，散落心包，下膈，循属三焦；其支者，从膻中上出缺盆，上项系耳后，直上出耳上角，以屈下颊至䪼，其支者，从耳后入耳中，出走耳前，过客主人前，交颊，至目锐眦。（《灵枢》第十）

是动则病耳聋浑浑焞焞，嗌肿，喉痹。是主气所生病者，汗出，目锐眦痛，颊痛，耳后、肩、臑、肘、臂外皆痛，小指次指不用。（《灵枢》第十）

三焦者，上合手少阳，出于关冲，关冲者，手小指次指之端也，为井金；溜于液门，液门，小指次指之间也，为荥；注于中渚，中渚，本节之后陷者中也，为俞；过于阳池，阳池，在腕上陷者之中也，为原；行于支沟，支沟，上腕三寸两骨之间陷者中也，为经；入于天井，天井，在肘外大骨之上陷者中也，为合，屈肘而得之；三焦下腧在于足大趾之前，少阳之后，出于腘中外廉，名曰委阳，是太阳络也，手少阳经也。三焦者，足少阳太阴之所将，太阳之别也，上踝五寸，别入贯腨肠，出于委阳，并太阳之正，入络膀胱，约下焦，实则闭癃，虚则遗溺，遗溺则补之，闭癃则泻之。

手少阳脉气所发者三十二穴：鼽骨下各一。

眉后各一。

角上各一。

下完骨后各一。

项中足太阳之前各一。

侠扶突各一。

肩贞各一。

肩贞下三寸分间各一。

肘以下至手小指次指本各六俞。（《素问》第五十九）

卷七　奇经八脉系统

（一）任脉

任脉之气所发者，二十八穴，喉中央二。

膺中骨陷中各一。

鸠尾下三寸，胃脘五寸，胃脘以下至横骨六寸半一，腹脉法也。

下阴别一。

目下各一。

下唇一。

龂交一。

足之少阴，上系于舌，络于横骨，终于会厌。两泻其血脉，浊气乃避。会厌之脉，上络任脉，取之天突，其厌乃发也。（《灵枢》第六十九）

缺盆之中，任脉也，名曰天突。

任脉之别，名曰尾翳。下鸠尾，散于腹。(《灵枢》第十)

(二) 冲脉

冲脉气所发者，二十二穴。侠鸠尾外各半寸，至齐寸一。(《素问》第五十九)

冲脉任脉皆起于胞中，上循背里，为经络之海，其浮而外者，循腹右上行，会于咽喉，别而络唇口，血气盛则充肤热肉，血独盛者澹渗皮肤，生毫毛。今妇人之生有余于气，不足于血以其数脱血也，冲任之脉，不荣口唇，故须不生焉。(《灵枢》第六十五)

冲脉于脐左右之动脉。(《灵枢》第五十二)

夫冲脉者，五脏六腑之海也，五脏六腑皆禀焉。其上者，出于颃颡，渗诸阳，灌诸精；其下者，注少阴之大络，出于气街，循阴股内廉入腘中，伏行骭骨内，下至内踝之后属而别。其下者，并于少阴之经，渗三阴；其前者，伏行出跗属，下循跗，入大趾间，渗诸络而温肌肉。故别络结则附上不动，不动则厥，厥则寒矣。(《灵枢》第三十八)

冲脉者，十二经之海也。(《灵枢》第六十二)

冲脉者，十二经之海，其腧上在于大杼，下出于巨虚之上下廉。(《灵枢》第三十三)

冲脉者，起于气街，并少阴之经，挟脐上行，至胸中而散。(《素问》第六十三)

冲脉起于关元，随腹直上。(《素问》第三十七)

冲脉气所发者，二十二穴。侠鸠尾外各半寸，至齐寸一。

侠齐下旁各五分，至横骨寸一，腹脉法也。

足少阴舌下。

厥阴毛中急脉各一。

手少阴各一。

阴阳蹻各一。

手足诸鱼际脉气所发者。(《素问》第五十九)

任脉者，起于中极之下，以上毛际，循腹里，上关元，至咽喉，上颐循面入目。(《素问》第六十)

冲脉任脉皆起于胞中，上循背里，为经络之海，其浮而外者，循腹右上行，会于咽喉，别而络唇口。(《灵枢》第六十五)

缺盆之中，任脉也，名曰天突。一次，任脉侧之动脉足阳明也，名曰人迎；二次脉，手阳明也，名曰扶突；三次脉，手太阳也，名曰天窗；四次脉，足少阳也，名曰天容；五次脉，手少阳也，名曰天牖；六次脉，足太阳也，名曰天柱；七次脉，颈中央之脉，督脉也，名曰风府。

任脉之别，名曰尾翳。下鸠尾，散于腹。实则腹皮痛，虚则痒搔。取之所别也。(《灵枢》第十)

(三) 督脉

督脉者，起于少腹以下骨中央。女子入系廷孔，其孔溺孔之端也。其络循阴器，合篡间,绕篡后,别绕臀,至少阴与巨阳中络者合,少阴上股内后廉贯脊属肾。

与太阳起于目内眦,上额交巅,上入络脑,还出别下项,循肩髆内。侠脊抵腰中,入循膂络肾。

其男子循茎下至篡,与女子等,其少腹直上者,贯脐中央,上贯心,入喉上颐,环唇上系两目之下中央。(《素问》第六十)

督脉气所发者,二十八穴。

项中央二。

发际后中八。

面中三。

大椎以下至尻尾及旁十五穴。

至骶下凡二十一节脊椎法也。(《素问》第五十九)

项中央二。

发际后中八。

面中三。

大椎以下至尻尾及旁十五穴。

至骶下凡二十一节脊椎法也。(《素问》第五十九)

督脉之别,名曰长强。挟膂上项,散头上,下当肩胛左右,别走太阳,入贯膂。实则脊强,虚则头重,高摇之,挟脊之有过者。取之所别也。(《灵枢》第十)

督脉、任脉,各四尺五寸,二四八尺,二五一尺,合九尺。凡都合一十六丈二尺,此气之大经隧也。(《灵枢》第十七)

四、带脉

足少阴之正,至腘中,别走太阳而合,上至肾,当十四椎出属带脉;直者,系舌本,复出于项,合于太阳,此为一合。成以诸阴之别,皆为正也。(《灵枢》第十一)

脉癫疾者,暴仆,四肢之脉皆胀而纵,脉满,尽刺之出血,不满,灸之项太阳,灸带脉于腰相去三寸,诸分肉本输。(《灵枢》第二十二)

阳明者,五藏六府之海也,主润宗筋,宗筋主束骨而利机关也,冲脉者,经脉之海也,主渗灌溪谷,与阳明合于宗筋,阴阳揔宗筋之会,会于气街而阳明为之长,皆属于带脉,而络于督脉。(《素问》第四十四)

上循喉咙,入颃颡之窍,究于畜门。其支别者,上额,循巅,下项中,循脊,入骶,是督脉也。(《灵枢》第十六)

五、蹻脉

蹻脉者,少阴之别,起于然骨之后。上内踝之上,直上循阴股,入阴,上循胸里,入缺盆,上出人迎之前,入頄,属目内眦,合于太阳,阳蹻而上行,气并相还,则为濡,目气不

荣，则目不合。（《灵枢》第十七）

阴蹻、阳蹻，阴阳相交，阳入阴，阴出阳，交于目锐眦。（《灵枢》第二十一）

足阳明有挟鼻入于面者，名曰悬颅。属口，对入系目本，视有过者取之。损有余，益不足，反者益其。足太阳有通项入于脑者，正属目本，名曰眼系。头目苦痛，取之在项中两筋间。入脑乃别阴蹻、阳蹻，阴阳相交，阳入阴，阴出阳，交于目锐眦，阳气盛则瞋目，阴气盛则瞑目。（《灵枢》第二十一）

蹻脉从足至目，七尺五寸，二七一丈四尺，二五一尺，合一丈五尺。

黄帝曰：病而不得卧者，何气使然？岐伯曰：卫气不得入于阴，常留于阳则阳气满，阳气满则阳蹻盛，不得入于阴则阴气虚，故目不瞑矣。黄帝曰：病目而不得视者，何气使然？岐伯曰：卫气留于阴，不得入于阳。留于阴则阴气盛，阴气盛则阴蹻满，不得入于阳则阳气虚，故目闭也。（《灵枢》第八十）

目中赤痛，从内眦始，取之阴蹻。（《灵枢》第二十三）

阴阳蹻各一。手足诸鱼际脉气所发者。凡三百六十五穴也。（《素问》第五十九）

黄帝曰：病而不得卧者，何气使然？岐伯曰：卫气不得入于阴，常留于阳。留于阳则阳气满，阳气满则阳蹻盛，不得入于阴则阴气虚，故目不瞑矣。

黄帝曰：病目而不得视者，何气使然？岐伯曰：卫气留于阴，不得行于阳，留于阴则阴气盛，阴气盛则阴蹻满，不得入于阳则阳气虚，故目闭也。（《灵枢》第八十）

邪客于足阳蹻之脉，令人目痛，从内眦始。刺外踝之下半寸所各二痏，左刺右，右刺左，如行十里顷而已。（《素问》第六十三）

阴阳蹻四穴。（《素问》第五十八）

六、维脉

阳维之脉令人腰痛，痛上怫然肿。刺阳维之脉，脉与太阳合端下间，去地一尺所。（《素问》第四十一）

飞阳之脉令人腰痛，痛上怫怫然，甚则悲以恐。刺飞阳之脉，在内踝上五寸，少阴之前，与阴维之会。王冰注：飞阳之脉，是阴维之脉也。（《素问》第四十一）

跋

《中医理论体系》已经写完了。中华民族的传统医学——中医药，是东方智慧的结晶，是东方文明的一个标志。认识世界并不止于西方还原论的方法，特别是在用西方还原论机械论方法无法应对人体疾病的时候，需要换一个角度，换一种思路，换一种方法，客观地描述生命活体的正常状态和异常状态。中医用整体论的方法，运用阴阳五行模型对人体生命的正常状态和异常状态的整体水平的表型进行了系统的描述，对人体生命活动异常的状态从整体水平的阴阳表型入手采用整体论“黑箱”调节方法，在五千年的实践中积累了丰富的经验，形成了中医学系统知识，达到了人们对医学“安全、有效、简便、价廉”的要求。故中医学是东方文化的一颗璀璨的明珠。

原创于2 000年前的中医学总是从健康的视角看待疾病，把疾病看成是正邪斗争的表型和机体自我修复的表型，注重平衡，着力增强机体的抗损伤能力，注重整体生态平衡，是世界健康医学的范本。学习、借鉴、研究开发中医药，保护和改善人体内外环境，使人类摆脱流行性功能性疾病和功能病变阶段的器质性疾病的困厄，无疑是未来世界医学科学的方向。正如钱学森预言，对中医理论和实践真正理解了，总结了以后，要影响整个科学技术，引起科学革命。相信中医药对未来世界医学将产生革命性的影响，造福于全人类。

徐振林

2014年12月6日于中国温州

编后记

20世纪80年代，著名科学家钱学森指出："中医的理论和实践我们真正理解了，总结了以后，要影响整个科学技术，引起科学革命。"这是钱学森先生从世界科学发展的战略高度提出的。进入新世纪后，中国社科院中医药国情调研组组长陈广其先生通过中医药国情调研后指出，中医药是中国古代文化和文明各项成就中历史最悠久、系统最完整、应用最普及的，没有中医药的复兴就不可能有中华文化的真正复兴，而没有中华文化的真正复兴就不可能有中华民族的全面复兴。这是从中华民族全面复兴的战略高度提出的。不论从自然科学发展的战略高度，还是从社会科学发展的战略高度，阐明中医理论体系都是十分必要的。从战国时期《黄帝内经》成书2 400年至今还没有一本阐述中医理论体系的专著，可见阐述中医理论体系是有一定难度的，但是在中华民族伟大复兴的时代，我们继承浙南中医经方大师们的遗志，研究中医理论体系，阐明代表中华文明的中医药学的基本概念、基本原理、宗旨、价值观、世界观（宇宙观）、方法论、中医解剖学、中医生理学、中医病因学、中医病理生理学（病机学）、中医诊断学（病证学）、中医治疗学、中药学、中医方剂学、中医养生学、中医临床传染病学、非传染性慢病学、辨证论治体系，及中医药治病求本的原理是责无旁贷的。

从中华文明史上看，中医药学在两千年前就已经是一门成熟的科学学科，其标志是战国时期《黄帝内经》构建的整体论中医学的基础理论体系的形成，至东汉时《伤寒杂病论》（分为《伤寒》《金匮》两书）构建的中医传染病临床和非传染病慢病临床理论体系和《神农本草经》构建的中药学理论体系的形成，这展示了中华文明悠久的发展史。但是，历代有很多中医学家，为何中医理论体系至近代还未阐明，以致自西医药进入中国后，产生了中医不科学之争？从历史上看，《黄帝内经》阐明中医基本概念、价值观、宇宙观、方法论等基础理论体系的奠基之作《素问》五运六气七篇大论被师藏秘而不宣，至唐代由王冰发现面世以后，本来中医理论体系可以阐明，但是，当时的中医权威们没有通过考证，各抒已见，纠缠于七篇大论是否为《内经》原文而争议不休，以致后世对《内经》全书、《伤寒》、《金匮》、《本经》的理论体系渊源不能解释，直至近代中医理论体系尚未阐明，使人们不理解中医学的价值观、宇宙观、方法论，不知晓中医治病的原理，以致中医倍受打击。虽然新中国成立后，党中央、中央人民政府保护、扶植中医药，使中医的生存有了保障，但是作为一门科学学科的理论体系却未阐明，使中医药至今仍面临着后继乏人、后继乏术、全盘西化的危险。

浙南中医经方派大师吴国栋、谷振声、许国华等老师早已看清中医学面临的危机，他们指导学生通读通解《内经》《伤寒》《金匮》《本经》，并指导我在20世纪80年代完成并由上海科学技术文献出版社出版《内经五运六气学》一书，为恢复五运六气的本来面目作出努力，为编写《中医理论体系》奠定基础。但是由于我一直忙于中医临床工作，无暇坐下来编写本书。在新千年国内反中医逆流沉渣泛起之时，我反思中医学之所以至今倍受打击、排挤，是因为中医理论体系至今尚未阐明的缘故，以致中医的理论和实践没有让人们理解，没有得到总结。网友们提议由我编写《中医理论体系》，最后由我主编、由温州循证医学研究所中医研究室撰稿《中医理论体系》一书，初稿完成后，即在互联网上逐篇公布，以征询意见，最后书稿回到了一直以来地扶助、支持中医学理论体系研究的上海科学技术文献出版社。出版社医学编辑部编辑们呕心沥血，对书稿提出了诸多珍贵的意见，在本书出版之际对此我深表感激，感谢上海科学技术文献出版社对中医药事业的一贯支持。

由于本书是依据《内经》《伤寒》《金匮》《本经》四大中医经典著作编写的，有一些观点可能与现行中医教材观点不一致，读者可以提出商榷。只有百花齐放才是经典中医学的春天。使中医药学后继有人、后继有术是我们共同的心愿。请广大读者不吝赐教，提出宝贵意见。

主编　徐振林

2016年3月31日于温州